最新！
アロマセラピーの すべてがわかる本

アロマスクールイシス代表
アロマエキスパート

小野江里子

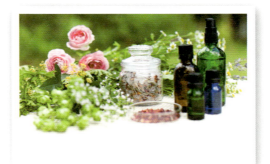

ソーテック社

ご利用前に必ずお読みください

アロマセラピーは、古代から伝わる伝統療法であり自然療法のひとつです。使用する精油（エッセンシャルオイル）は大地の恵みである植物から芳香成分を抽出したものです。それは、五感の中でも嗅覚と触覚を通じ、心・精神・体に働きかけます。精油を上手に使うことは、健康を保ち、病気にならないための予防、心と体の健康と美容にとても役立つので、セルフコントロール（自己管理）を上手に行い、健康で豊かな毎日をすごすためのものとして利用してください。

ただし、アロマセラピーは決して医療行為ではなく、精油は医薬品ではありません。妊娠中の人や持病のある人など、健康状態が気になる人は、必ず事前に医師や専門家に相談のうえ、本書の注意事項をよく読んで、正しくお使いください。本書の内容には、正確を期するよう万全の努力を払いましたが、記述内容に誤り、誤植などがありましても、その責任は負いかねますのでご了承ください。またトリートメントをはじめ、本書で紹介している内容ならびに精油を使用して生じた損傷や負傷、そのほかすべての問題における責任を負うことはできません。重ねてご了承ください。

はじめに

「自分自身を幸福にすること。
　それは、人生の喜び、豊かさを実現させる」
アロマセラピーと出逢い、植物が私に教えてくれた大切な言葉です。

　この世に命を授かり、私たちはいつでも笑顔で幸福でいたいと願っているはずです。しかし現実は、人間関係など何かしらのストレスを抱えています。また人生の経験によって、それぞれ感情に「痛み」を感じていることも多いでしょう。自分が幸福か？ 楽しいか？　を決めているのは心ではなく脳です。他人ではなく、自分自身が決めているのです。

　「木漏れ日が美しい森林」「花が咲き乱れる草原」「鳥のさえずり」といった自然の恵みや美しさに触れるとき、心がとても安らぎ、リフレッシュします。大地の恵みである植物、そのエネルギーがぎっしり詰まっている精油（エッセンシャルオイル）は、脳へと働きかけ、感情をコントロールすることができます。たとえば、ちょっと気持ちが沈んでいるとき、ドーパミンが分泌されるグレープフルーツの香りを嗅ぐと、1日を明るく前向きな気持ちですごすことができます。いつでも気軽に使える精油は、地球からの素晴らしい贈り物です。「香りがいいから楽しむ」というのもひとつの方法ですが、贈り物1つひとつの作用を理解し、自分にあうものを日常生活に取り入れることで、心を癒し前向きな気持ちを持つことができます。それによって自分を高め、自信が満ちあふれ、どんなことも成し遂げることができるという強い心を持つことさえ可能です。

　精油は、脳がコントロールしている心、精神、体、肌のケアを行うことができ、人それぞれの「痛み」による傷をあらゆる方向から修復することができます。本来あるべき自分らしさや感受性を自然な方法で引き出し、人生を輝かせるチカラを秘めているのです。

　本書は、科学的根拠のある精油の使い方をわかりやすい図解とともに紹介しています。健康や美容面だけでなく、ビジネスなどあらゆるシーンにアロマセラピーを正しい方法で応用できるよう、多方面にわたり使用方法を紹介しています。本書を通じ、香りを味方につけ、あなたがいつも笑顔で幸福でありますように。そして、あなたの周囲の人々にも幸福の波動が広がり、日本中が豊かさと幸福で満たされますように。

　　　　　　　　　　　　　　　　　　　　　　　　　　　　　小　野　江　里　子

本書の使い方

Chapter 1では「アロマセラピーの基礎知識」、Chapter 2では「精油のブレンド方法」、Chapter 6では「お家でできるアロマトリートメント」、Chapter8では「脳内神経伝達物質とアロマセラピー」を紹介しています。またChapter3、7に出てくる作用（ex. 抗菌、抗ウイルス……）についてはChapter3の147、148頁で解説しています。

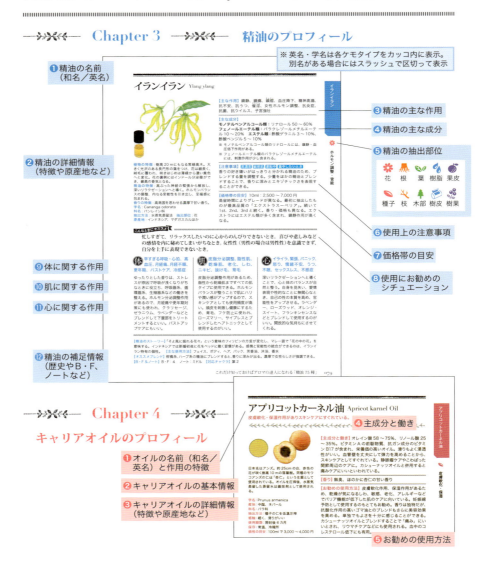

Chapter 5 クラフトレシピ

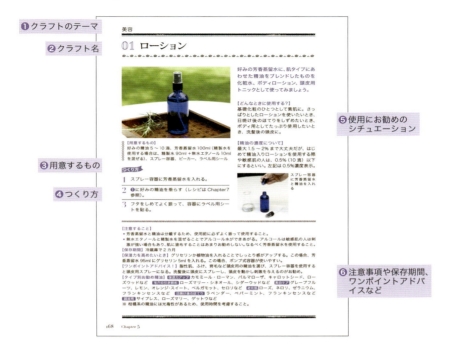

- ❶ クラフトのテーマ
- ❷ クラフト名
- ❸ 用意するもの
- ❹ つくり方
- ❺ 使用にお勧めのシチュエーション
- ❻ 注意事項や保存期間、ワンポイントアドバイスなど

Chapter 7 症状別レシピ

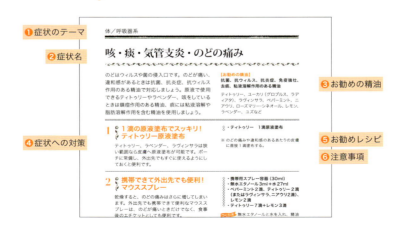

- ❶ 症状のテーマ
- ❷ 症状名
- ❸ お勧めの精油
- ❹ 症状への対策
- ❺ お勧めレシピ
- ❻ 注意事項

目次

はじめに

━━━✥━━━ Chapter 1 ━━━✥━━━
必ず押さえておきたい「アロマセラピーの基礎知識」

01 アロマセラピーとは？ 016
　大地のめぐみがたっぷり！「アロマセラピーの定義」
　香りで心身が一瞬に変化する！「香りのメカニズム」
　アロマセラピーの主な作用

02 芳香療法の歴史 029
　香りは神聖なもの！「古代エジプトではミイラづくりにも使われていた」
　神と人をつなげる数々の香り！「イスラエルの聖なる香りとオイル」
　4体液説の提唱と初の薬草書！「古代ギリシア・ローマの華やかなバラ生活」
　現代の精油の抽出方法がはじまった！
　　「古代イスラム・香料貿易と錬金術師・アヴィケンナ」
　香りの文化が花開いた！「中世ヨーロッパ・香り文化の急成長！」
　アロマセラピー誕生！「18世紀〜現代」

03 これからのアロマセラピー 037
　アロマセラピーで医療費削減！「進む高齢化社会と現状」
　アロマでできる！「健康寿命を延ばす3つのステップ」
　0.15秒でできる！「アロマでできる認知症予防」
　朝の目覚めをスッキリ！　活動的な毎日を！「朝のアロマ習慣」
　質のいい睡眠で朝までぐっすり！「夜のアロマ習慣」

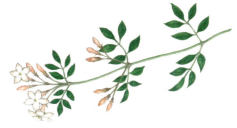

Chapter 2
人生に豊かさと潤いがプラスされる「精油とブレンド方法」

01 精油（エッセンシャルオイル） 046
植物のエネルギーがたっぷり詰まっている！「精油」
精油とアロマオイルって違うの？「正しい精油の選び方」
使い方を間違うとキケン！「精油の取り扱い方法」
素晴らしい作用の反面、毒にもなりうる！「精油とトリートメントの禁忌」
植物の命が愛おしくなる！「精油の抽出方法」
植物の見た目で効能がわかる？「植物の抽出部位と特徴」
古代から続く薬草治療の原点？「特徴類似説」
西洋薬にはない！ ひとつの精油に複数の作用がある「精油の魅力」

02 ブレンドとは？ 068
香りが奏でるハーモニー
ブレンドファクターとブレンド比率
ブレンド上級者に必須！「香りのノート」
世界にひとつ「オリジナルフレグランスづくり」

Chapter 3
これだけ知っておけばアロマの達人になれる「精油 75 種」

01 チャクラと精油の関係 078
チャクラとオーラ

イランイラン 079
ウィンターグリーン 080
ウコン 081
オレガノ 082
オレンジ・スイート
　＆オレンジ・ビター 083
カモミール・ジャーマン 084
カモミール・ローマン 085
カルダモン 086
キャロットシード 087
クラリセージ 088
グレープフルーツ 089

クローブ 090
コパイバ 091
コリアンダー 092
サイプレス 093
サンダルウッド 094
シダーウッド・アトラス 095
シナモン 096
ジャスミン 097
ジュニパー 098
ジンジャー 099
ゼラニウム 100
セロリ 101
タイム・リナロール 102
ティトゥリー 103
ニアウリ・シネオール 104
ネロリ 105
バジル・メチルチャビコール 106
パチュリー 107
パルマローザ 108
ヒソップ 109
プチグレン 110
ブラックペッパー 111
フランキンセンス 112
ベティバー 113
ペパーミント 114
ヘリクリサム 115
ベルガモット 116
ベンゾイン 117
マージョラム・スイート 118
マンダリン 119
ミルラ（没薬） 120
メリッサ 121
ヤロウ 122

ユーカリ・グロブルス 123
ユーカリ・シトリオドラ 124
ユーカリ・ラディアタ 125
ライム 126
ラヴィンサラ（ラベンサラ） 127
ラバンジン 128
ラベンダー 129
ラベンダー・ストエカス 130
ラベンダー・スパイク 131
レモン 132
レモングラス 133
ローズ（ローズ・アブゾリュート） 134
ローズ（ローズ・オットー） 135
ローズウッド 136
ローズマリー・カンファー 137
ローズマリー・シネオール 138
ローズマリー・ベルベノン 139
ローレル 140
青森ヒバ 141
クスノキ（樟） 141
クロモジ（黒文字） 142
ゲットウ（月桃） 142
サンショウ（山椒） 143
スギ（杉） 143
トドマツ（椴松） 144
ニオイコブシ（匂辛夷） 144
ハッカ（和薄荷） 145
ヒノキ（檜） 145
ホウショウ（芳樟） 146
ユズ 146

● **主な作用と意味** 147

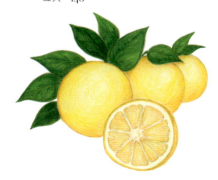

Chapter 4
体質にピッタリのオイルが見つかる！「キャリアオイル20種」

01 キャリアオイル（植物オイル） 150
   アロマセラピーに欠かせない「キャリアオイル」
   脂肪酸について
   植物油について

   アプリコットカーネル油 155
   アボカド油 155
   アルガン油 156
   ウィートジャーム油 156
   オリーブ油 157
   カメリア（ツバキ）油 157
   グレープシード油 158
   スイートアーモンド油 158
   セサミ油 159
   月見草油
      （イブニングプリムローズオイル） 159

   ヘンプシード油 160
   ボリジ油 160
   マカダミアナッツ油 161
   ローズヒップ油 161
   ココナッツ油 162
   シアバター 162
   ホホバ油 163
   アルニカ油 163
   カレンデュラ油 164
   セントジョンズワート油 164

Chapter 5
天然素材・手づくりで安心！「クラフトづくり」

01 アロマセラピー関連の3つの法律 166
   留意することと3つの法律

02 クラフトづくりの基本 167
   計測容器
   保存容器

   01 ローション 168
   02 フェイシャル＆ボディオイル 169
   03 ミツロウクリーム 170
   04 クレイパック 171
   05 ハーバルソープ 172
   06 バスソルト 173

07 ジェル　173
08 シャンプー＆ボディソープ　174
09 湿布　174
10 吸入　175
11 うがい　175
12 マスク　175
13 フレグランス　175
14 超音波式のディフューザー　176
15 （ルーム・掃除用）スプレー　176

Chapter 6
プロ並みのケアをしよう！「お家でできるアロマトリートメント」

01　アロマトリートメントの効果　178
タッチングのもたらす驚きのパワー
タッチングとオキシトシン
「タッチング」と「香り」による痛みのゲートコントロール
アロマトリートメントの素晴らしさ

02　実践！　アロマトリートメント　185
トリートメントの注意事項
トリートメントの基本手技
キレイと健康を加速する「セルフケア」
大切な人へ行う「他者へのケア」

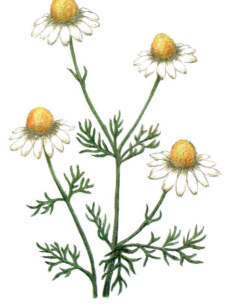

Chapter 7
こんなに対応できる！
「アロマでできる165の症状レシピ」

01　症状別レシピをはじめる前の10の心得　202

02　体 呼吸器系＆免疫系　203
呼吸器系のしくみ

咳・痰・気管支炎・のどの痛み　204
風邪・インフルエンザ　205
発熱・節々の痛み　206
帯状疱疹・単純疱疹
　（ウイルス性疾患）　206

03　体 筋肉・関節系　207
疲労時の筋肉・関節周辺の
メカニズム

筋肉痛・肩こり・腰痛　209
関節痛
　（膝、ひじ、リウマチ、腱鞘炎など）　210
捻挫・打撲・ぎっくり腰　211

04　体 心 循環器系　212
自律神経について
全身の血液循環とリンパ循環

冷え性　214
むくみ　215
静脈瘤　215
動悸・頻脈・血圧　216
疲労感・だるさ・頭痛　217

05　体 心 泌尿器系　218
腎臓と尿

膀胱炎　219

06　体 心 消化器系　220
消化管と消化器の構造

消化不良・食欲不振・食欲過多　222
胃痛　223
排便・便秘　224
肝臓の疲れ　225

07　体 心 生活習慣病　226
生活習慣病のメカニズム

生活習慣病予防　227

08　体 心 ダイエット　229
食欲のメカニズム
ダイエットを成功させるマインド

ダイエット　231

09　体 心 花粉症　232
花粉症のメカニズム

花粉症　233

10　心 ストレス　235
心の状態は脳が支配する
ストレスとセロトニン

疲弊　237
呼吸が浅い　238
気持ちのコントロール　239

11　肌 皮膚　241
皮膚のメカニズム
美肌の5原則「うなはたけ」

しわ　242
敏感肌　243
オイリー肌・硬化肌　244
ニキビ　245
美白・しみ　246
老化肌　247
日焼け・唇　248
目の疲れ　249

12　頭皮・髪　250
毛髪と頭皮のメカニズム

ダメージ髪・白髪　251

13　口腔　253
口腔のメカニズム

口腔ケア　254

14　女性のライフスタイルとトラブル　255
女性ホルモンのメカニズム
アロマセラピーでできること

月経痛　258
月経不順・無月経・妊活　259
月経前症候群（PMS）　260
出産・産後　261
更年期　262

15　男性のライフスタイルとトラブル　263
男性ホルモンのメカニズム

身だしなみ　265
メンタル　266

16　家族のケア　268
赤ちゃん・子どものケア

赤ちゃん・乳幼児　269
シルバー世代　270

17　家庭の空間　271
掃除に役立つ精油と基材

掃除　272

18　応急手当・外出時・災害時　274
精油の救急箱

応急手当　275
外出時　277
災害時　278

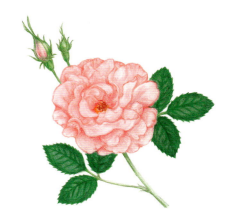

Chapter 8
あなたの魅力をさらに高める！
「脳内神経伝達物質とアロマセラピー」

01　香りで脳内神経伝達物質をコントロール　280

脳の機能を120%香りで引き出そう！
体全体に大きな影響を与えている脳内神経伝達物質とは？
香りが「感情」に与える影響

02　香りでアップする！　3つの脳内神経伝達物質活用術　287

達成感・快楽をもたらす！「ドーパミン」
精神を安定させる「セロトニン」
闘志をみなぎらせる「ノルアドレナリン」
脳のパフォーマンスを高めるドーパミン、ノルアドレナリン、
　セロトニンのバランス
ドーパミン・ノルアドレナリン・セロトニンのバランスを保つ！
　15のシーン別アロマレシピ

● **索引**　297

あとがき

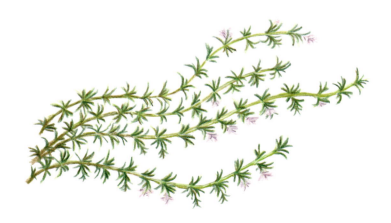

参考文献

- アロマトピア118号（フレグランスジャーナル社）
- 美しい脳図鑑　木村泰子著　篠浦伸禎監修（笠倉出版社）
- からだのしくみ　水野嘉夫監修（新星出版社）
- 徹底図解　脳のしくみ―脳の解剖から心のしくみまで（新星出版社）
- 植物油の事典～料理に、美容に、植物油を自分で楽しむ～　山田豊文、青木敦子、登石麻恭子監修（毎日コミュニケーションズ）
- マイ・キャリアオイル・バイブル　三上杏平著（牧歌舎）
- チャクラを活かす―あなたの生命エネルギーの流れをコントロールし、バランスを整える　パトリシア・マーシア著、吉井知代子翻訳（産調出版）
- スピリットとアロマテラピー―東洋医学の視点から、感情と精神のバランスを取り戻す　ガブリエル・モージェイ著、前田久仁子翻訳（フレグランスジャーナル社）
- ナチュラルテストステロン―男性更年期とハーブの活用　スティーブン・ハロッド・ビューナー著、飯島慶子翻訳（フレグランスジャーナル社）
- エッセンシャルオイル総覧〈2007〉　三上杏平著（フレグランスジャーナル社）
- アロマの香りが認知症を予防・改善する　浦上克哉著（宝島社）
- ビジュアルガイド精油の科学―イラストで学ぶエッセンシャルオイルのサイエンス　長嶋司著（フレグランスジャーナル社）
- アロマテラピーを学ぶためのやさしい精油化学　E・ジョイ・ボウルズ著、熊谷千津翻訳（フレグランスジャーナル社）
- 脳のなかの匂い地図　森憲作著（PHP研究所）
- ファラオの秘薬―古代エジプト植物誌　リズ・マニカ著（八坂書房）
- ハーブ＆スパイス館―Herb & spice book（小学館）
- 日本の森から生まれたアロマ　稲本正著（世界文化社）
- 症状別アロマケア実用ガイド アロマを家庭の薬箱に！　楢林佳津美著（BABジャパン）
- 心を癒すアロマテラピー―香りの神秘とサイコアロマテラピー　ジュリア・ローレス著、林サオダ翻訳（フレグランスジャーナル社）
- アロマテラピー―〈芳香療法〉の理論と実際　ロバート・ティスランド著、高山林太郎翻訳（フレグランスジャーナル社）
- 香りの生理心理学　S.ヴァン・トラー、G.H.ドッド著、印藤元一翻訳（フレグランスジャーナル社）
- Essential Oil Safety: A Guide for Health Care Professionals　ロバート・ティスランド著（Churchill Livingstone）
- ケモタイプ精油事典（NARD JAPAN）
- 実用百科ホリスティックハーブ医学　デビッド・ホフマン著、松永直子翻訳（フレグランスジャーナル社）
- 花のもつ癒しの魅力―フラワーヒーリング図鑑　アン・マッキンタイア著、飯岡美紀翻訳（産調出版）
- ハーブ大全　リチャード・メイビー著（小学館）
- 脳内物質仕事術　樺沢紫苑著（マガジンハウス）

Chapter 1

必ず押さえておきたい
「アロマセラピーの基礎知識」

植物のエネルギーをたっぷり取り入れることができるアロマセラピー。古代から現在、そして未来へと引き継がれる香りの魅力、香りがもたらすさまざまな作用を、わかりやすい図解とともに解説します。

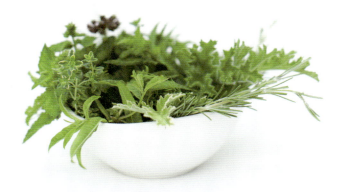

01 アロマセラピーとは？

5,000年以上昔、古代エジプトでは「"香り"は神への捧げもの」とされ、医療、宗教、身だしなみなど、日常生活のさまざまな場面で「芳香植物」が使用されていました。現在では、科学の発達とともに香りが認知症予防や改善などに有用なことがわかり、大きな注目を浴びています。古代からの伝承の知恵である「アロマセラピー」、まずはそのメカニズムを見ていきます。

大地のめぐみがたっぷり！「アロマセラピーの定義」

🌿 アロマセラピーの定義

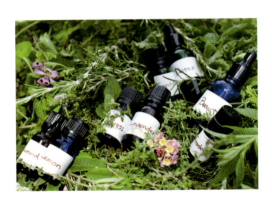

アロマセラピー（Aromatherapy）とは、アロマ（香り：Aroma）とセラピー（療法：Therapy）をあわせた言葉で、芳香療法という意味になります。

もう少しわかりやすくいうと、アロマセラピーは、植物から芳香成分を抽出した精油（エッセンシャルオイル）を使って、心・精神・体を健康に保つための自然療法のひとつなのです。

道を歩いていて、ふとキンモクセイの香りがして癒されたり、冬至にはユズをお風呂に浮かべて香りを楽しんだり、ニンニクの香りを嗅いで食欲がわいたりといった、香りによる心身の変化を経験したことがあると思います。これらも広い意味では「アロマセラピー」といえるでしょう。

アロマセラピーでは、精油の香りを嗅ぐことで脳に刺激を与えて心を癒し、内分泌腺を刺激することでホルモンの分泌を促します。ほかにも香りを楽しむだけでなく、精油を植物オイルで希釈（薄めること）したものを使うボディやフェイシャルトリートメント（マッサージ）など、使い方はさまざまです。

このように大地の恵みがたっぷり詰まった植物のエネルギーを体内に取り込む療法、これこそがアロマセラピーなのです。

アロマセラピーとアロマテラピー

　アロマサロンの看板や雑誌などで、「アロマセラピー」や「アロマテラピー」という言葉を見かけたことがあるかと思います。さて、「どちらが正しいのだろう」と思ったことはありませんか？

　「アロマセラピー」は英語、「アロマテラピー」はフランス語です。どちらが正しいということではなく、イギリスとフランスでは精油の使用方法に違いがあります。

　フランスでは医師が身体の症状を診断し、精油を使って治療をする場合があります。数は多くありませんが、自然治癒力を高めるために精油を薬の代わりに処方しています。一方イギリスでは、病気の予防や健康、美容のために日常生活の中で精油を取り入れています。

　植物から抽出した精油は、国が違うと使い方も異なるのです。日本では精油を薬として使用することは禁じられていますが、医療分野で症状の緩和ケアとしてアロマセラピーが取り入れられていたり、リラクゼーションだけでなく幅広い分野で活用されています。

　精油は日常生活に取り入れることで、病気の予防はもちろん、健康や美容面に素晴らしい有用性をもたらしてくれるのです。

　本書では、英語表現の「アロマセラピー」を使用してお話ししていきます。

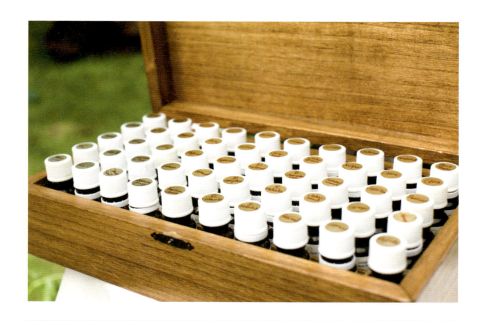

香りで心身が一瞬に変化する！
「香りのメカニズム」

🌿 生命維持に大切な「嗅覚」

　人間を含むすべての動物にとって、嗅覚は生命を維持するうえでなくてはならない最も大切なものです。
　甘いバラの香りを嗅いで優雅な気持ちになったり、腐った食べ物の嫌なニオイを瞬時にキャッチして食べずにすむのも、嗅覚が働いてくれるおかげです。嗅覚は哺乳類だけでなく、魚類、鳥類、両生類にも備わっています。敵か仲間か、毒ではないかなどの危機を回避したり、フェロモンなどの匂い物質で異性を探したりといった子孫繁栄にも、嗅覚はフル回転します。
　このように、嗅覚は私たちの心を変化させ、生命の危機に対しての防御機能を働かせてくれるなど、本能的なことと密接にかかわっています。

🌿 嗅覚のしくみ

　「この香りは好き！」「この香りは苦手……」など、香りの好みは人それぞれです。その香りの好みを判断しているのは脳です。一体どのようなメカニズムで脳は香りを判断しているのでしょうか。
　香りは揮発性の分子なので、空気中を漂います。息を吸うと、空気中に漂っている香りの分子は空気と一緒に鼻に入ります。鼻の奥にある副鼻腔の頂上には、特別な粘膜を持つ嗅上皮があります（右上図）。この嗅上皮は切手1枚ほどの面積しかありませんが、特殊な粘液を分泌するボーマン腺があり、嗅上皮の表面で粘液を分泌しています。
　嗅上皮には、片側5,000万個ほどの嗅細胞が並んでいます。嗅細胞は、嗅粘膜の表面に特殊な嗅毛を10〜30本ほど出しており、ボーマン腺から分泌された粘液がこれらの嗅毛を覆っています。この粘膜は香りのもととなっている揮発性の物質を嗅毛に吸着させやすくし、効率よくとらえられるようになります。嗅毛には、これらの物質に対する受容体たんぱく質が豊富にあり、粘液に溶けた香り物質（芳香成分）をとらえます。香り物質をとらえると、嗅細胞が興奮して香りを電気信号へと変換し、大脳辺縁系へと伝えられます（右下図）。嗅覚がほかの感覚系と大きく異なるのは、感覚情報の伝達方法です。視覚、聴覚、味覚などは視床を経由して大脳皮質の感覚野に入りますが、嗅覚はまず海馬や扁桃体に情報が送られます。

◆ 嗅覚のしくみ

香りの情報は、「❶鼻腔 ⇒ ❷嗅上皮 ⇒ ❸嗅神経 ⇒ ❹嗅球 ⇒ ❺大脳辺縁系の海馬・扁桃体」というルートで伝えられます。嗅細胞の隙間を埋めるように支持細胞が並んでいます

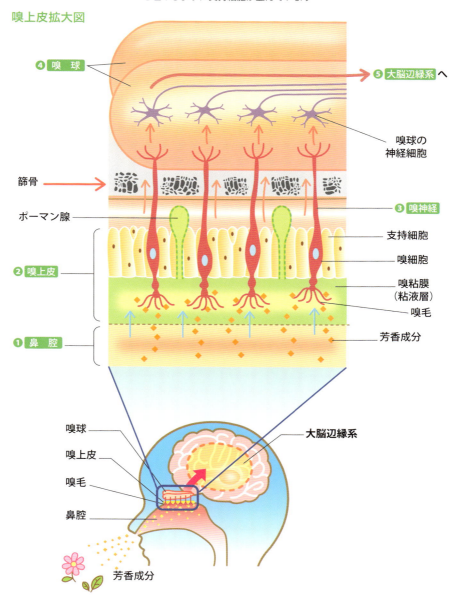

嗅上皮拡大図

一瞬で心身が変化する香りの不思議

香りは嗅神経（きゅうしんけい）を通じて、脳の「大脳辺縁系（だいのうへんえんけい）」に伝えられます。この大脳辺縁系の中には、海馬（かいば）と扁桃体（へんとうたい）という本能的な情動や行動、記憶にかかわりのある部位があり、香りは嗅神経を通じてダイレクトに海馬を刺激することがわかっています（右図）。五感（視覚、触覚、聴覚、嗅覚、味覚）の中でも、嗅覚の刺激は脳へと伝わる速度が非常に早く、その速度はなんと0.15秒です。リラックスするいい香りを嗅いで、"心地いい"と0.15秒で脳が判断するということです。ちなみに、手をつねって"痛い"と脳が感じるまでには0.9秒かかります。脳へ刺激を与えるのは、触覚よりも嗅覚のほうが断然早いのです。

・香りの分子と匂いセンサー

嗅細胞の嗅毛には、匂いを感じるセンサー（匂い分子の受容体）が並んでいます。受容体は匂い分子の立体構造を判断するために、ポケット型の立体構造をしています。鍵と鍵穴の関係と同じで、匂い分子がポケット型の立体構造の鍵穴にはまると、嗅覚細胞内で反応が起きます。匂い分子は約40万種あるといわれています。

人は、数千から1万種類ほどの匂いを嗅ぎ分けることができるといわれていますが、匂いの受容体（鍵穴）は数百種類程度しかありません。鍵と鍵穴は1対1ではなく、鍵穴が大雑把にできていて、鍵穴に鍵がはまるというよりは、匂い分子が鍵穴に入りさえすれば、匂いセンサーが反応するしくみになっています（下図）。

◆ 匂い分子と匂いセンサー（イメージ）

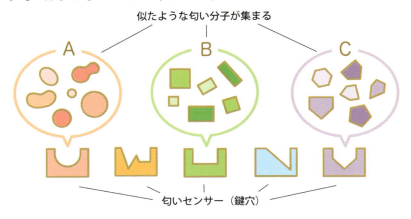

匂い分子1つひとつにセンサーがあるわけではなく、似たような匂い分子を持つものは同じ匂いセンサーに集まり、センサーが反応します

◆ 大脳辺縁系の位置と嗅覚にかかわる部位

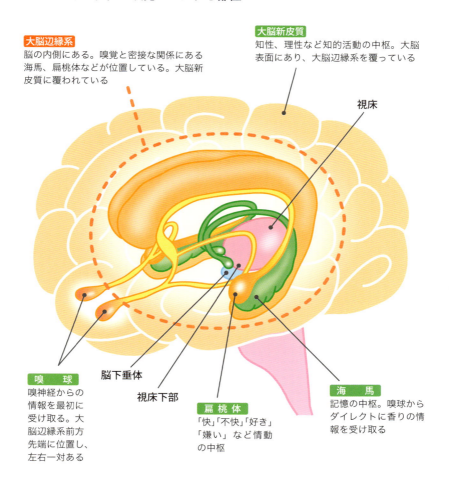

嗅覚はとても敏感な感覚であり、興奮を生じさせるために必要な刺激の最小値である「閾値（いきち）」が低いので、弱い香りにも反応しやすいのが特徴です。また嗅覚は順応しやすい感覚でもあり、同じ香りを継続的に嗅いでいるとその香りを感じにくくなります。一方で、ひとつの香りへの感度が低下しても、ほかの香りへの感度は低下しないのが嗅覚の特徴でもあります。

・電気信号に変換される香りの情報ルート

　嗅毛で得た香りの情報は、電気信号（インパルス）に変換されます。この情報は、嗅細胞から伸びる軸索を介して脳へと伝えられます。この軸索は、鼻腔の上の篩骨を貫き、同じ香りの情報を持つほかの嗅細胞から伸びる軸索と束になり糸球をつくります。糸球は片側約2,000個あり、これが嗅球の中に入って、脳へと情報が送られます。嗅球は左右の鼻の穴にひとつずつあります。

◆ 糸球と嗅球

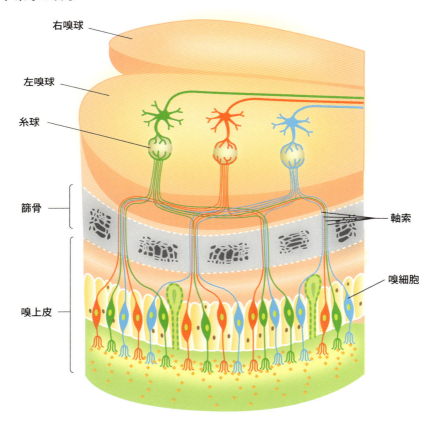

嗅球にある糸球は、よく似た匂い分子を持つものが集まり、脳へと情報が送られます。
篩骨は、鼻の骨。手や足の骨に比べると骨密度が低く、軽石のようにスカスカしています

🌿 香りが3大欲求（睡眠・食欲・性欲）を刺激する理由（わけ）

・香りはダイレクトに本能的欲求を司る大脳辺縁系を刺激する

香りの情報はダイレクトに大脳辺縁系へと伝わります。大脳辺縁系は古い脳といわれ、私たちの先祖が発達させてきた部位のひとつです。また、本能の座ともいわれ、3大欲求である食欲・睡眠・性欲をコントロールする部位でもあります。この部分は、尾状核（びじょうかく）（表情・態度）、側坐核（そくざかく）（行動力・やる気）、海馬（記憶・学習）、扁桃体（快・不快・認知）をあわせてひとつの機能を形成しています。海馬と扁桃体は、嗅神経から嗅繊維を直接受け入れています。

・香りが記憶や感情を変化させるしくみ

大脳辺縁系の海馬は記憶、扁桃体は感情を司る部位です。この部位は嗅神経が直結しており、香りを嗅ぐことでダイレクトに刺激を受けます。香りを嗅いで感情が変化したり、ふいに昔の記憶が蘇ることがあるのは、香りが直接海馬と扁桃体を刺激しているからです。

◆ 大脳を構成する3つの層

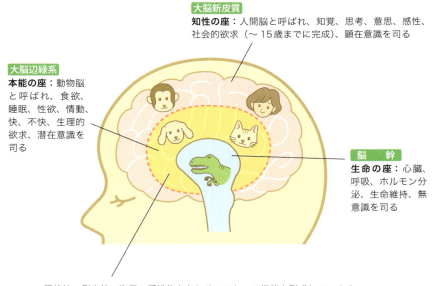

尾状核、側坐核、海馬、扁桃体をあわせてひとつの機能を形成しています

・香りによる記憶保持力のアップ

　記憶というのは、「短期保存される記憶」と「長期保存される記憶」に分かれます。香りとともに記憶をすることで、その記憶が長期保存されることがわかっています。

　たとえば、見た目にも楽しめ、味もおいしいオードブルが2つ運ばれてきました。ひとつは、食欲をそそるいい香りがしたもの。もうひとつは、香りがまったくしないもの。香りがあるほうが記憶として長期保存されるため、どんな見た目の料理だったか？　どんな味だったか？　を詳細に長い間記憶にとどめておくことができるのです。日常生活のさまざまシーンで香りを活用すると、記憶に残る思い出づくりができるようになります。

🌿 香りで知的プロセスが刺激される理由(わけ)

　香りは大脳辺縁系だけでなく、人間とサルしか持っていない大脳新皮質にも刺激を与えます。嗅球からの香りの情報は、大脳新皮質に覆われるように存在する梨状皮質(りじょうひしつ)を経由して大脳新皮質を刺激することがわかっています。大脳新皮質は、知覚、思考、意思などを司る部位なので、香りを嗅ぐことによって知的プロセスにも影響を与えます。

・香りを嗅ぐことで仕事効率がアップ

　香りが知的プロセスにどのような影響を与えるか？　香りを拡散したときと、香りがない状態で、オペレーターのキーボードのストライク数、ミス率を調べた実験があります。香りがあるほうがキーボードのストライク数もアップし、ミス率が低下することがわかりました。香りがあることで仕事効率がアップしたといえます。

🌿 香りとホルモン分泌の関係

　香りは大脳辺縁系にある海馬や扁桃体と深い関わりがあることがわかりました。では、大脳辺縁系に伝えられたあと香りの電気信号はどこへ行き、どのような働きをするのでしょうか。

・生命維持に欠かせない部位を刺激する

　大脳辺縁系へ伝わった信号は、視床、視床下部(ししょう・ししょうかぶ)、脳下垂体へと伝わります。「視床下部」は、ホルモンなどの内分泌系や自律神経をコントロールし、呼吸、体温、消化、睡眠などを調整する中枢となるところです。そして脳下垂体も、内分泌系を調整する

ホルモンを分泌するなど、副腎皮質などに影響を与えます。香りは記憶や感情のほかに、内分泌系にも大きな影響を与えるのです。

・香りによって9割の人が変化する脈拍数

リラックス作用のあるラベンダーの香りを嗅ぐ前と後で、30秒ずつ脈拍数を測ってみましょう。まずは普通の状態で脈拍を測ります。次に、ティッシュにラベンダーを1滴垂らして嗅ぎます。2、3分してからもう1度脈拍を測ってみましょう。香りを嗅いだあとの脈拍数が3～5下がる人がほとんどです。30秒で3～5の脈拍が下がるということは、1分にすると6～10の脈拍が下がったということになります。

これは、活動状態から横になると脈拍は10下がるといわれているため、身体がゆったり、のんびりとした休息状態になっていることを意味します。ラベンダーには鎮静作用があるため、香りを嗅ぐことで副交感神経が優位となります。気持ちが高ぶっているとき、イライラしているときなどは、気持ちを落ち着かせ安定させるためにもラベンダーの香りを嗅ぐのがお勧めです。ラベンダー以外の鎮静作用のある精油にも同じ効果があります。香りを嗅ぐだけで、瞬時に体に変化が起こることがわかります。

まとめ 香りの流れ

◆脳の中の香りのルート

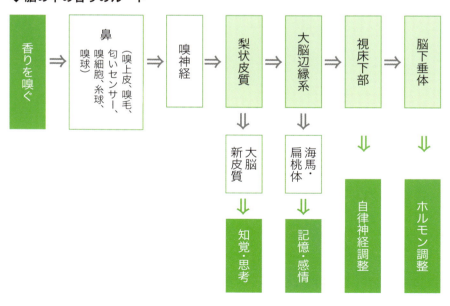

まとめ 香りがもたらす感情と行動の変化

ここまでで、香りが脳へ刺激を与えることがわかりました。私たちは、「うれしい」「幸せ」「楽しい」などの感情を抱き、「仕事」「家事」「育児」「掃除」「ショッピング」「娯楽を楽しむ」といった行動をします。感情や行動をコントロールしているのは脳です。つまり、香りを嗅ぐことで脳に刺激が与えられ、脳内が変化するのです。香りを嗅ぐことで起こる感情や行動をまとめてみましょう。

◆ 感情や行動を変化させる「香りのパワー」

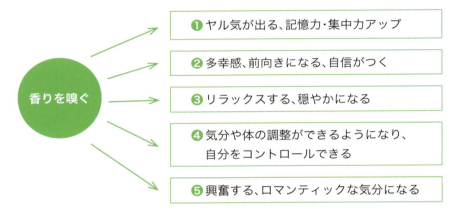

香りを嗅ぐ
① ヤル気が出る、記憶力・集中力アップ
② 多幸感、前向きになる、自信がつく
③ リラックスする、穏やかになる
④ 気分や体の調整ができるようになり、自分をコントロールできる
⑤ 興奮する、ロマンティックな気分になる

アロマセラピーの主な作用

精油の体内への3つのルート

精油の主な体内への取り込み方法は、次の3つがあります。

Ⓐ 「呼吸」を介して、血液へと取り込まれ全身を巡る
Ⓑ 「嗅覚」を介して、脳へと電気信号で送られる
Ⓒ 「皮膚」や「粘膜」から浸透し、血液へと取り込まれ全身を巡る

精油の分子は非常に小さいため、香りを嗅ぐことで精油の分子を体内に浸透させることができます。3つの主な体内へのルートを確認しておきましょう(右図)。

◆ 香りの3つの体内へのルート

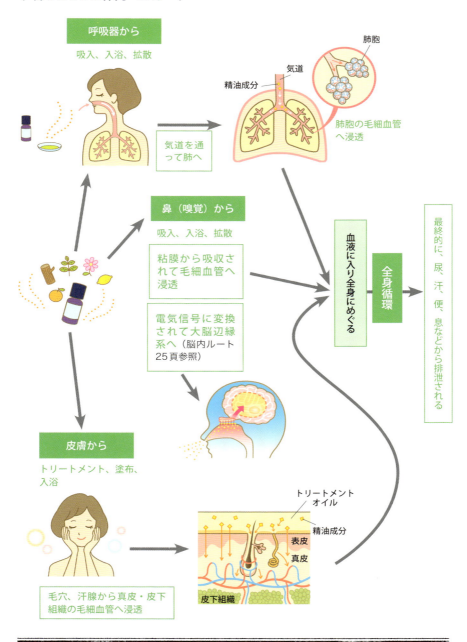

🌿 アロマセラピーの3つの作用

❶ 体に対する働き

　精油には、次の4つの作用をはじめ、体に対するさまざまな作用があります。ボディやフェイシャルトリートメントなどで使用することで精油成分が皮膚より浸透し、素晴らしい有用性を発揮します。

- Ⓐ 体内にウイルスや細菌が侵入してきた際にウイルスの侵入を防ぐ抗ウイルス作用
- Ⓑ 血液やリンパ液など体液全体の流れを促してくれる体液循環促進作用
- Ⓒ 痛みをやわらげる鎮痛作用
- Ⓓ 副交感神経を優位にし、胃や腸の働きを正常に戻す自律神経調整作用　など

❷ 肌に対する働き

　精油には、次の3つの作用をはじめ、肌に対するさまざまな作用があります。ニキビ、乾燥、しわ、くすみ、リフトアップ対策はもちろん、アレルギーなどでバリア機能を高めたいときにも有用で、スキンケアとしてとても役立ちます。香りがあることで、リラックスしながらケアすることができるため、ストレスケアをしながら、美容効果をアップさせることができます。

- Ⓐ 毛穴の詰まりが原因のニキビなどに有用な殺菌作用
- Ⓑ 皮膚の生まれ変わりを促してくれる細胞成長促進作用
- Ⓒ 皮膚からの水分蒸発を防ぎ柔軟な肌にする保湿作用　など

❸ 心に対する働き

　香りは目に見えないものです。目に見えないものゆえに、目に見えない心や精神に作用するチカラがあります。実際に精油を嗅ぐことで、脳内にセロトニンやドーパミンなどのさまざまな脳内神経伝達物質が分泌されることがわかっています。心は脳でコントロールされているため、脳内の状態を香りで変化させることで前向きな気持ちになったり、落ち着くといった、心や精神状態に変化をもたらすことが可能になります。体に現れる症状は心や精神状態と深く関係しているため、心や精神のケアはとても大切です。

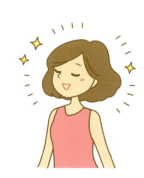

02 芳香療法の歴史

先ほど、5,000年以上昔、古代エジプトでは「"香り"は神への捧げもの」とされていたとお話ししましたが、植物と香りの歴史も、5,000年前の古代エジプト時代までさかのぼります。古代から現在に至るまで、植物や香りは常に人々から愛され、日常生活には欠かせない大切なものとして利用されてきました。古代の叡智ともいえる植物と香りの歴史を振り返ってみましょう。

香りは神聖なもの！
「古代エジプトではミイラづくりにも使われていた」

紀元前3,000年ごろ、古代文明発祥の地であるエジプトでは、香りは生活の中でとても重要な役割を担っていました。香りは主に神への捧げもの、神と人々の心をつなげるツールに用いられたり、魔除けや病気やケガの治療、身だしなみ、性行為の際にも使用されていました。

Perfume の意味

パフュームとはラテン語の「Perfume（香り）」という意味です。「Per」は英語で「through（～を通す）」、「fume」は英語で「to smoke（煙）」という意味があります。芳香成分のある植物を燃やし、立ち上った煙と香りとともに、人々は願いや祈りを込めていたということが想像できます。

神に捧げる香りは一般の人にも浸透していた

エジプトの人々は神々をとても大切にしていました。特に太陽神Ra（ラー）は人々に強い影響を与え、人気がありました。人々は太陽神Raに対して、香煙に乗って魂が天国へと導かれるように1日3回祈りを捧げていたといいます。日の出とともにフランキンセンス（乳香）、正午にはミルラ（没薬）、日が沈むときにはキフィを焚く習慣がありました。

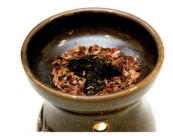
再現したキフィを焚いている様子

キフィ（前頁図）とは、干しブドウをワインに漬けて1晩寝かせたものに、ミルラ、ジュニパー、シナモン、ローズ、レモングラスなどを含む約16種類の芳香植物を混ぜたもので、その香りを楽しんでいました。当時、香りは王（ファラオ）や神官といった人々だけでなく、広く民衆の間でも使われていました。

ミイラづくりにも香りが使われていた

エジプトといえばミイラが有名ですが、ミイラづくりの際にも芳香成分を含む植物が使われていました。エジプトでは、現世は来世への通過点という死生観があり、死後の肉体を保存するということは、来世での生活に欠かせないものでした。人々は死者の魂がミイラに宿ることで再生・復活すると考えていたのです。

死体から脳と内臓を取り出しパーム酒で消毒したあと、ミルラや肉桂（にっけい）などの香料を詰め、天然炭酸ソーダの粉末に70日間浸して脱水処理をしました。そして、最後にシダーウッドの芳香成分に浸した包帯で体をグルグル巻きにします。殺菌作用を含むシダーウッドを使うのはミイラを殺菌して保存することだけが目的ではなく、神から来世へ行くための許可を得るために、香りをまとって身を清めていたともいわれています。

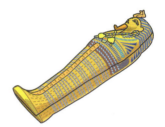

ミイラをづくりにも、香りが使われていました

植物が「軟膏」と「香油」に使われはじめた

エジプトでは香りを楽しむだけでなく、強い日差しから皮膚を守るために香油を使用したり、目を保護するためにフランキンセンスの粉末を使用したりもしていました。ナイル川沿いは植物が豊富で、ミルラ、フランキンセンス、シダーウッド、ヘンナ、ジュニパー、ペパーミント、コリアンダーをはじめ、たくさんの種類の植物が香油や軟膏に使用されていました。

女性はさまざまな植物を入れて軟膏をつくり、外出時には円錐形の軟膏を頭に乗せていました。女性たちは太陽の日差しで溶けた軟膏の香りを漂わせ、香りを楽しんでいました。

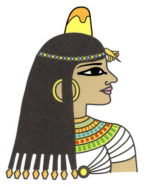

強い紫外線から守るため、フランキンセンスの粉末でアイラインを描き、円錐型の軟膏を頭にのせている女性

神と人をつなげる数々の香り！
「イスラエルの聖なる香りとオイル」

　イスラエルは旧約聖書の舞台です（紀元前1,500〜紀元前300年ごろ）。「旧約聖書」の「出エジプト記」にもさまざまな香りが登場します。

🌿 旧約聖書の「モーゼの出エジプト記」

　モーゼがイスラエルの民を率いてエジプトを脱出する場面では、次のようなくだりが出てきます。
　「あなたは、香を焚くために壇をつくる。それは、アカシヤの材でつくらなければならない」
　「主はモーゼに仰せられた。"あなたは香料、すなわち、ナタフ香、シェヘレテ香、ヘルベナ香、これらの香料と純粋な乳香を取れ。これはおのおの同じ量でなければならない。これをもって香を、調合法にしたがって、香ばしい聖なる純粋な香油をつくりなさい"」
　このように、神への捧げものとして聖なる香りの調合が行われていました。この場面からも、香りは神と人をつなげる役割を担っていたことがわかります。

🌿 新約聖書の「イエス・キリスト誕生」

　イエス・キリスト誕生の際には、アロマセラピーでよく使うフランキンセンス（乳香）が登場します。新約聖書のマタイ福音書2章には次のようなくだりがあり、イエス・キリストが誕生した際、イエス・キリストは献げられた3つの品からフランキンセンスを選んだといわれています。
　「東方の三使者はひれ伏して幼子を拝み、宝の箱を開けて、黄金（偉大な証人のシンボル）、フランキンセンス（偉大な預言者のシンボル）、ミルラ（偉大な医者のシンボル）を献げた」

　現在も、フランキンセンスはユダヤ人が儀式の際に焚く大切な香りのひとつであり、安息日には欠かさず供物として捧げられています。

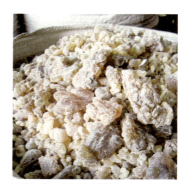

フランキンセンスの樹脂

4体液説の提唱と初の薬草書!
「古代ギリシア・ローマの華やかなバラ生活」

🌿 植物の研究が進みバラが好まれた華やかな時代

　古代ギリシア（紀元前9〜紀元前4世紀ごろ）の哲学、美術、文学、科学は、ヨーロッパ文化の源として、古代から現在まで歴史上に大きな影響を与えています。ギリシア人は、エジプト人から香料の製造方法や使用方法などを学びました。ギリシア神話の女神が登場する際に香りが描写されていたこともあり、やはり香りは神のものとして考えられていたようです。アレキサンダー大王（紀元前356年〜紀元前323年）は、東方遠征で中央アジア、インドまでも支配し、広大な帝国を築きました。このころ、ハーブやスパイスがたくさん流通しはじめ、次第に香りは神だけのものではなく、人々の生活にも取り入れられるようになりました。

　ローマ帝国時代（紀元前7〜5世紀頃）初期は、ギリシアから香料などが伝わりました。貿易も栄え海外から金銀が流入するようになると、生活が派手になっていきます。古代ローマでは華やかな香りのバラが好まれ、生活にバラが密着していました。また、晩餐会やさまざまな儀式でもバラが使われており、宮殿内の泉にはバラが浮かび、バラ入りのワイン、バラの首飾りや枕、洗濯にもバラ水が使われるほど、古代ギリシアとローマ時代はバラが大人気でした。

🌿 医学の父・ヒポクラテスによる「4体液説」の提唱

　「医学の父」と呼ばれているギリシア人ヒポクラテスは、「人間の身体を治療するには、人間全体についての知識が必要である」と書き残しています。それまでは医学は魔術と区別されていませんでしたが、ヒポクラテスは病気を化学的にとらえて西洋医学の基礎をつくりました。食べ物を「熱」「冷」「乾」「湿」の4つの性質に分け、病気が「血液」「粘液」「黄胆汁」「黒胆汁」の4種類の体液の混合により起こるという「4体液説」を唱えました。また「生活している場所の自然環境が健康に影響をおよぼす」こと、「植物の見た目の特徴と含まれる作用が類似している」こと、「芳香植物による入浴やマッサージなどを積極的に治療に取り入れる」など、芳香植物の重要性も説いていました。

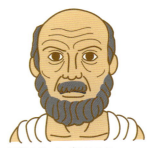

医学の父・ヒポクラテス

🌿 薬草医学の父・ディオスコリデスによる「薬草書」の編さん

　医師であるディオスコリデスは、軍医として各地を回り、約700種類の植物や薬物効果を記した「薬草書（マテリア・メディカ）」をまとめました。この本は数千年間に渡り、重要な薬学の参考書となりました。

現代の精油の抽出方法がはじまった！「古代イスラム・香料貿易と錬金術師・アヴィケンナ」

🌿 東西貿易で貴重で効果なスパイスと香り

　十字軍の時代（5〜11世紀）、ローマ帝国が滅び、ローマ時代の文化を引き継いだのはイスラム文化圏でした。イスラムはアジア大陸とヨーロッパ大陸を結ぶ位置にあり、東西の交流網として重要な役割を担っていました。

　東洋から西洋へは、コショウ、シナモン、白檀（サンダルウッド）、クローブ、ナツメグ、沈香（じんこう）、ムスクなどが運ばれ、西洋から東洋へは、アンバーやシベット（ジャコウネコの分泌物で、香料として使われる）などが運ばれていました。特にスパイスは金と同じ価値があるとされ、高価で貴重なものでした。

🌿 錬金術師・アヴィケンナによる「水蒸気蒸留法」の発見

　医師、化学者、哲学者であるアラブ人のアヴィケンナ（980〜1036年）は、金以外の金属から金をつくるという錬金術の過程でバラを使っていたところ、バラから精油とバラ水が抽出できるということを発見しました。これが、現在の精油の抽出方法である「水蒸気蒸留法」（56頁参照）のきっかけです。また錬金術による香水も登場しました。それまでの植物をアルコールに混ぜたものとは違い、植物本来の香りを楽しむことができたので、人々から好まれることとなりました。

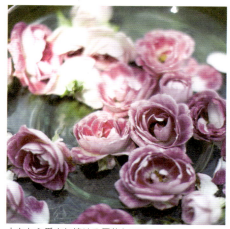
人々から愛され続ける優美なバラ

香りの文化が花開いた！
「中世ヨーロッパ・香り文化の急成長！」

　香りの文化が急成長したのが中世ヨーロッパ時代（6～17世紀）です。十字軍の遠征（11～12世紀頃）により、アラビアの蒸留技術、精油、蒸留水、スパイスなどがヨーロッパにもたらされました。

🌿 すべてのはじまり「ラベンダー水」

　ドイツのベネディクテン派の尼僧ヒルデガルトが、12世紀ごろ発明したといわれているのが「ラベンダー水」です。その後、フランスやイギリスなどでもラベンダー水がつくられるようになり、修道院ではラベンダーだけでなく、多くのハーブが育てられるようになりました。

🌿 若返りの香水「ハンガリーウォーター」

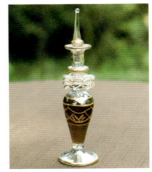

再現したハンガリーウォーターは、化粧水として利用できます

　ローズマリー、ローズ、ペパーミント、レモンピールなどをアルコール水に浸してつくるハンガリーウォーターは、「若返りの媚薬」として有名です。その効力はすさまじく、ハンガリー王妃（当時70歳）がハンガリーウォーターを使ったところ、痛風が治って肌も若返り、隣国ポーランドの年下の王から求婚されたといわれています。

🌿 書物ができることで発展したアロマセラピー

　16世紀に入ると、ドイツの医師によって「新完全蒸留読本」や「植物読本」といった書物に書き記され、植物療法が体系づけられるようになりました。

🌿 大流行したペストにも効果が

　イギリスでペストが大流行した際、香水工場で働く人々はペストにかかりづらかったといわれています。香水づくりには、殺菌消毒作用の高いアルコールやハーブが使われていたからだと考えられています。

アロマセラピー誕生！
「18世紀〜現代」

古代から植物や香りは人々の生活に密着していましたが、「アロマセラピー」という言葉が誕生し日本の人々にも知られるようになったのは、過去の長い歴史を振り返ってみるとついこの前のことです。

🌿 戦争による「化学薬剤」と「薬草治療」の分離

18世紀以降は、戦争よる負傷者が大勢出ました。そこで、大量の負傷兵を治療するために、ものすごいスピードで外科手術と化学薬剤が発展していったのです。西洋医学が盛んになっていく中で、「化学薬剤を使用する医師」と「薬草で治療する医師」の2つに分かれるようになりました。第二次世界大戦では薬を製造することもできなかったため、負傷兵の傷の手当として「ティトゥリーの精油」が使われていたともいわれています。

🌿 アロマセラピーの父・ルネ＝モーリス・ガットフォセによる「アロマセラピー」のはじまり

1920年代、アロマセラピーという言葉がフランス人の化学者ルネ＝モーリス・ガットフォセにより誕生しました。ガットフォセは、研究中に火傷を負いましたが、近くにあったラベンダーの精油に手を浸けたところ火傷はみるみる治り、跡形も残らなかったことに驚きました。そして、ガットフォセは精油の研究に夢中になり、「アロマセラピー（芳香療法）」という言葉をつくったのです。ガットフォセの著書「ガットフォセのアロマテラピー」（ルネ＝モーリス・ガットフォセ著、ロバート・ティスランド編著、フレグランスジャーナル社刊）はバイブルとして多くの人に親しまれてきました。

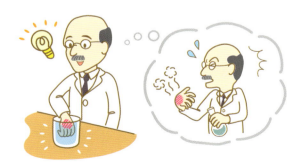

ラベンダーは原液で皮膚に塗布ができます。鎮静、鎮痛作用があり、火傷や日焼けなどに有用です

🌿 アロマセラピーの可能性を追求した医学博士ジャン・バルネ

　軍医であったフランス人医師ジャン・バルネは、第二次世界大戦中に負傷兵の治療として精油を利用し、素晴らしい結果をおさめました。多くの臨床からアロマセラピーの大きな可能性を確信し、精油をさまざまな症状に使用することで研究を進めていきました。1964年には「芳香療法」という本を出版し、アロマセラピーが人にどのような影響を与えるかを研究した第一人者ともいわれています。このジャン・バルネの研究が、フランスやベルギーでアロマセラピーが医療として発展したきっかけとなったともいわれています。

🌿 アロマセラピーが日本に広く浸透したのは 1985 年

　日本における香りの歴史は、仏教伝来とともにはじまります。平安時代、紫式部の「源氏物語」には、女性たちが香りをまとい登場しています。そして16世紀ごろオランダから香水が持ち込まれ、社交界に広がりました。明治時代には、香料として使う石鹸をつくるために、ハッカ油が抽出されるようになりました。「アロマセラピー」という言葉が広く浸透したのは、1985年に出版されたイギリス人のロバート・ティスランド著「The Art of Aromatherapy（芳香療法の倫理と実践）」（フレグランスジャーナル社刊）がきっかけでした。ロバート・ティスランドは、ガットフォセやジャン・バルネの書籍をはじめ、芳香療法に関するさまざまな文献を研究し、精油を深く研究した人として有名です。1977年、アロマセラピーの基礎と精油の使用方法をまとめた最初の著書が「The Art of Aromatherapy」です。

　日本にアロマセラピーが紹介されてからそれほど長い年月は経っていませんが、癒し、健康、美容のニーズが高まる時代とともに、多くの人にアロマセラピーが浸透し注目が集まっています。

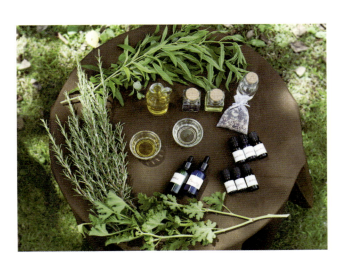

03 これからのアロマセラピー

時代の流れとともにアロマセラピーの有用性についても研究が進んでいます。今までは「癒し」と「女性」のイメージが強かったアロマセラピーも進化しつつあり、高齢化社会へのニーズが高まっています。楽しく・心地よく実践しながら、心身の健康の維持や認知症予防にも役立つ、まだあまり知られていない未知なるアロマセラピーの利用価値について見ていきましょう。

アロマセラピーで医療費削減！「進む高齢化社会と現状」

3人にひとりは65歳以上の時代がやってくる

2016年9月の総務局統計によると、65歳以上の高齢者は3,461万人で、総人口に占める割合は約27.3％、総人口の4人にひとりは高齢者という状況は過去最高となりました。男女別にみると、男性は約1,499万人（男性人口の約24.3％）、女性は約1,962万人（女性人口の約30.1％）と、男性より女性のほうが463万人多くなっています。そして、総人口に対する高齢者の割合は上昇を続け、2035年には65歳以上の割合が33.4％、75歳以上の人口割合が20％となり、3人にひとりは65歳以上、5人にひとりが75歳以上になると予想されています。

医療費負担を軽減させるアロマセラピーに期待

高齢化社会と医療費は密接な関係にあります。私たちがケガをしたり病気になると、医療費の一部を国が負担してくれます。私たちが年齢を重ねるとともに体の衰えを感じるのは自然な現象です。高齢化が進むとケガや病気などで医療費を必要とする人が増加し、国の医療費負担が増えていってしまいます。そこで国は、国の医療費負担の軽減について、新たな財源の確保や個人の医療費負担を増やすことで対策をとってきました。

ところがそれでは切りがないので、国は医療費の削減対策として、ケガや病気にならない、つまり医療費を必要としない対策が注目されています。その中で、嗅覚が脳を刺激することによる記憶力低下の改善や認知症発症の予防が注目され、アロマセラピーの医療分野への進出が目立ってきています。

アロマでできる!
「健康寿命を延ばす3つのステップ」

🌿 平均寿命と健康寿命

　健康寿命とは、健康上問題がない状態で日常生活を送れる期間のことです。平均寿命と健康寿命の差は、男性で8.73歳、女性で12.08歳の差があります（2021年厚生労働省による）。ということは、男女ともに人生最後の約10年間は、誰かのお世話になるなど介護が必要になる生活を送っているということです。今後、高齢化社会が進むにつれてさらに平均寿命が延び、健康寿命との差が大きくなると、国や個人の医療費だけでなく、介護費の増加が懸念されます。私たち1人ひとりが健康に対する意識を高め、そして知識を深めながら実践していくことで健康寿命が延び、毎日を健やかにすごすことができます。

◆ 平均寿命と健康寿命の差

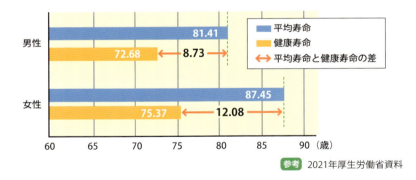

参考 2021年厚生労働省資料

🌿 病気にならないための予防アロマ

　自然療法のひとつであるアロマセラピーは体にやさしいばかりでなく、植物のエネルギーに触れ、香りを嗅ぐことで嗅覚が刺激されます。嗅覚は脳の記憶を司る部位と直結しているため、香りを嗅ぐことで癒されると同時に記憶力を保持する部位を刺激することができます。つまり日々脳を刺激することが、認知症や老化の予防につながるのです。私たちの心身をコントロールしているのは脳であるため、いつまでも若々しい身体づくりには、アロマセラピーはとても素晴らしい効能があるといえます。

🌿 健康寿命を延ばす3つのステップ

STEP1 免疫力を上げよう！

精油には、抗ウイルス、殺菌、免疫強壮作用のあるものが多く含まれています。芳香浴やうがいなどに精油を取り入れるだけでも、ウイルスに強い体づくりができます。

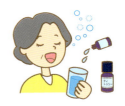

STEP2 「痛み」からの解放！

年齢を重ねると関節周り、特に体重を支えている膝に痛みを感じる人が多くなります。変形性膝関節炎（へんけいせいしつかんせつえん）についていえば、男性よりも女性のほうが痛みを抱えている人の割合が多く、60代の女性の約40％、80代では約80％にもなります。

「痛み」は日常生活で大きな支障をきたし、特に膝の場合は歩くことに影響を与えます。歩く振動は脳へ伝わるので、歩く速度は認知症発症の進行と大きく関係しているといわれているほどです。「痛み」から解放されるということは、脳の活性化にもつながるのです。この場合、鎮痛作用、抗炎症作用を含む精油が有用となります。

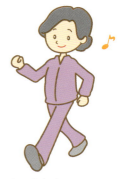

歩く速度が遅くなると認知症発症確率が7倍高まるという論文があります

STEP3 脳内リズムを整えよう！

健やかな毎日を送るためには、1日を規則正しいリズムですごすことが大切です。太陽が昇るとともに目覚めて活動モードに入り、日が沈むとともに休眠モードに入るというのが理想的です。私たちは地球の24時間の周期にあわせ、体温、血液、ホルモン分泌など、基本的な働きを1日のリズムで変化させています。このリズムを「サーカディアンリズム」といいます。このサーカディアンリズムは体内時計により刻まれていますが、体内時計が乱れると身体のリズムも乱れてしまいます。年齢を重ねるごとに、サーカディアンリズムが乱れやすくなり、不眠、活力不足などさまざまな症状につながるのです。

朝目覚めたら脳を活性化する作用のある精油、そして就寝前にはリラックス作用のある精油を利用することで、サーカディアンリズムと脳内リズムを整えることができます。

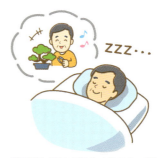

睡眠前に精油を導入することで深い睡眠を得られます（個人差あり）

0.15秒でできる！
「アロマでできる認知症予防」

　2014年、テレビ番組にて「アロマセラピーで認知症の予防・改善ができる」という特集があり、アロマセラピーの認知症予防のための有用性が広く世間に知られるようになりました。テレビで紹介された精油はまたたく間に在庫切れとなり、入手困難になるほどブームになりました。「アロマセラピーで認知症の予防・改善ができる」という研究を発表したのは、鳥取大学医学部教授の医学博士であり、日本認知症予防学会理事長でもある浦上克哉氏です。昼にローズマリー・カンファーとレモンを2対1、夜に真正ラベンダーとオレンジ・スイートを2対1の割合で使用することを提唱しています。

　前述した「一瞬で心身が変化する香りの不思議」でもお話ししましたが、香りを嗅いで脳内が刺激を受けるまでの時間は約0.15秒です。嗅覚を通じ、一瞬で脳内を活性化させることができる！　生活リズムを崩さずに記憶力も改善できる！　テレビでは伝えられていない、アロマでできる認知症予防・改善策を見ていきましょう。

🌿 65歳以上の4人に1人が発症している認知症とは？

　2013年厚生労働省は、全国で認知症にかかっている人が462万人、認知症まではいかなくても、老化による物忘れの度あいが高いといった軽度認知障害の症状がある人は約400万人存在すると発表しています。軽度認知障害の人も含めると、65歳以上の4人に1人が認知症の症状があるということになります。

　最近では高齢者によるさまざまなニュースが取りあげられていますが、その多くが認知症を伴うものです。原因のひとつに、ライフスタイルの変化があります。特に生活習慣病の増加や、便利な24時間型社会への変化、コンピューターやネット社会におけるリアルな人間関係のコミュニケーション不足、脳を使わない生活といったことが主な原因といわれています。

　認知症には、「アルツハイマー型」「血管性」「レビー小体型」「前頭側頭型」などいろいろな種類があります。脳は、体温、呼吸、ホルモン分泌、臓器の働き、感情のなどあらゆる活動をコントロールしている司令塔です。その脳の細胞がいろいろな原因で死んだり働きが悪くなって障害が起き、生活するうえで支障をきたす症状のことを認知症といいます。認知症は20～30年かけて脳の中で病理的変化が起きることで、ゆっくり進行していきます。認知症への対応は症状が出てからではなく、30代から予防をしておくことで、将来の発症を抑えるといった効果が期待されています。一般

的に、30代、40代のころは認知症を意識することはないかもしれませんが、仕事が忙しく、体の疲れも溜まりやすい世代です。アロマセラピーを取り入れることでリラクゼーションを体感できると同時に、認知症予防にもなる方法を知っておきましょう。

認知症予防に有用な精油

認知症の症状が見られる人には、嗅覚機能が低下するという報告があります。嗅神経は、記憶を司る「海馬」と直結しているため（21頁図参照）、記憶力の低下と嗅覚機能の低下は密接な関係にあると考えられます。脳内にはさまざまな神経伝達物質がありますが、その中で「アセチルコリン」は、学習、記憶、睡眠、目覚めに深くかかわる物質です。このアセチルコリンの不足は、認知障害などの症状を引き起こすといわれています。実際にアルツハイマー病の人の脳内では、アセチルコリンの不足が認識されています。このアセチルコリンを減らす働きをするのが「アセチルコリンエステラーゼ」という酵素です。この「アセチルコリンエステラーゼの活動を阻害することで、アセチルコリンを不足させない・増やす」ことが重要です。

精油には、アセチルコリンエステラーゼの活動を阻害する成分が含まれているものがあります。それらの精油を使用することで認知症予防をすることが可能です。

◆ 芳香成分とアセチルコリンのシナプス相関図

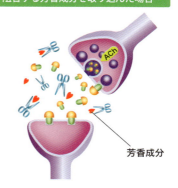

アセチルコリンエステラーゼの働き
- AChEがアセチルコリンの働きを阻害する

アセチルコリンエステラーゼの働きを阻害する芳香成分を取り込んだ場合
- アセチルコリンエステラーゼの働きを阻害する芳香成分を取り入れることで、アセチルコリンを不足させない、増やすことができる。よって、記憶・学習力を取り戻すことができる

🌿 アセチルコリンエステラーゼを阻害する成分を含む精油

リモネンを多く含む精油	レモン、グレープフルーツ、オレンジ・スイート、ベルガモット、マンダリン、ライム
1.8シネオールを多く含む精油	ユーカリ・グロブルス、ユーカリ・ラディアタ、ニアウリ、ローズマリー・シネオール、ラヴィンサラ、ローレル
テルピネン-4-オールを含む精油	ティトゥリー
α-ピネン、β-ピネンを含む精油	ジュニパー、サイプレス、フランキンセンス、ラヴィンサラ、ユーカリ・グロブルス、ローズマリー・シネオール
γ-テルピネンを含む精油	ペパーミント、ティトゥリー
リナロールを含む精油	ラベンダー、ローズウッド
α-テルピネンを含む精油	ティトゥリー

ローズマリー・カンファーについて ローズマリーの精油には、「シネオール」「カンファー」「ベルベノン」の3種類があります。この中のカンファーには、ケトン類に含まれる神経毒性成分があります。トリートメントで使用する際には注意が必要ですが、神経毒性があるからこそ神経細胞を刺激して効果が得られるともいえます。つまり、ローズマリー・カンファーは認知症改善にとても有用性があるのです【参考:「アロマの香りが認知症を予防・改善する」浦上克哉著:宝島社刊】。

ラベンダー、ローズウッドについて モノテルペンアルコール類のリナロールによりドーパミンが活性化するという報告もあり、リナロールを含むラベンダー、ローズウッドも認知症予防に効果があると考えられています。

　上記の精油の中から、午前中は交感神経が優位になり活動的な1日をすごせるような精油、そして夕方以降は副交感神経が優位になりゆったりリラックスできる精油を選んで、サーカディアンリズム（39頁参照）を上手に整えましょう。

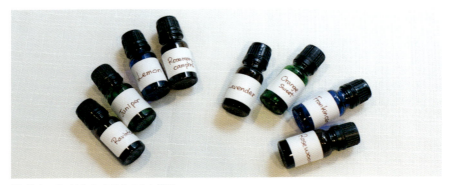

朝（左）・夜（右）にお勧めの主な精油

朝の目覚めをスッキリ！　活動的な毎日を！
「朝のアロマ習慣」

　朝はスッキリと目覚め、明るく活動的な1日をすごしましょう。朝は、頭脳明晰化作用や強壮作用などがあり、交感神経が優位になる精油を選びます。

◆ 朝にお勧めの精油

- ローズマリー・カンファー
- ローズマリー・シネオール
- グレープフルーツ
- ペパーミント
- ジュニパー
- ラヴィンサラ
- ティトゥリー
- レモン　など

高血圧の人は、ローズマリー・カンファー、ローズマリー・シネオール、ペパーミントの使用は注意が必要なので、専門家に相談しましょう

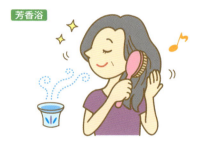

芳香浴

香りを楽しみながら朝の身支度をしましょう！
濃度はお部屋の広さにあわせて調整しましょう

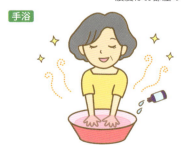

手浴

熱めのお湯を洗面器に入れ、その中に精油を1、2滴たらしてよく混ぜます。その中に両手を入れて、香りを楽しみながらしばらく手浴を楽しみましょう。手が温まることで全身ポカポカになります

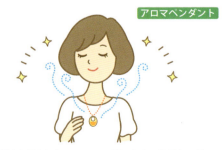

アロマペンダント

精油を垂らしたアロマペンダントをつけると、外出先でも手軽に香りを楽しむことができます。柑橘系の精油には光毒性が含まれるため、肌に密着するような装着のしかたは避けましょう

質のいい睡眠で朝までぐっすり！
「夜のアロマ習慣」

質のいい睡眠を得るためにも夕方から夜にかけては、副交感神経が優位になりゆったりとリラックスできる精油を選びます。

◆ 夕方～夜にお勧めの精油

- オレンジ・スイート
- ラベンダー
- ローズウッド
- フランキンセンス
- ティトゥリー
- ベルガモット　など

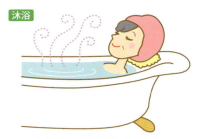

バスソルト（173頁参照）をつくり、リラックスしながらバスタイムを楽しみましょう

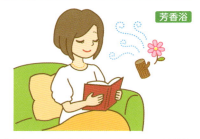

香りを楽しみながら好きなことをするとα波が分泌され、脳内がリラックスモードになります

睡眠前は脳内をα波に！

α波とは、脳内がリラックスしている状態に出る脳波のことです。睡眠前に脳内をα波で満たすことで入眠しやすくなり、深く質のいい睡眠をとることができます。睡眠30分～1時間前にはα波の状態をつくることが大切です。

α波にするポイントは、「好きなこと・心地いいことをすること」。ゆったりとした音楽を聴いたり読書をしたり、上記のお勧めの精油を焚きながらやってみましょう。寝る前にテレビを見たりパソコン作業をすると、β波が出て脳が活動的になるので避けましょう。

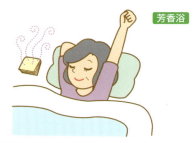

睡眠前に深呼吸を10～13回ほどしてみましょう。精油は、ティッシュに1、2滴垂らして枕元に置くだけでも、十分に香りを楽しむことができます。リラックス度がさらに高まり、質のいい睡眠をもたらしてくれます

Chapter
2

人生に豊かさと潤いが
プラスされる
「精油とブレンド方法」

植物の生命力、特徴、正しい精油の使用方法、香りが奏でる無限に広がる世界を解説します。専門的な内容となりますが、この章をしっかり押さえて、あなたの人生に豊かさと潤いをプラスしましょう。

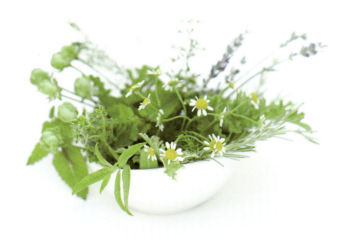

01 精油（エッセンシャルオイル）

アロマセラピーで使用する精油のチカラは、植物の生命エネルギーが濃縮されていてとてもパワフルです。精油のもととなる植物の特徴、精油の正しい使い方や性質について知識を深めることで、精油を日常生活に取り入れやすくなります。大自然のギフトでもある植物。植物の魅力をたっぷり見ていきましょう。

植物のエネルギーがたっぷり詰まっている！「精油」

精油とは？

アロマセラピーでは、精油を使用します。精油とは、植物の中にある芳香成分だけを抽出したオイルです。ハーブから抽出される精油は薬理成分の集合体であり、植物の持つ生命エネルギーが凝縮されたものです。体・肌・心などに有用な作用がありますが、症状によっては使用上に注意が必要な薬理作用が含まれることもあります。現在、日本で入手可能な精油は200種類ほどあります。

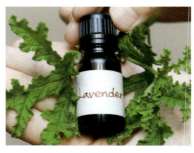

植物の恵みがたっぷり詰まっている精油

ハーブって何？

ハーブの英語表記であるHerbは、「草」や「野草」を意味するラテン語Herba（ヘルバ）が語源となっています。特定の植物名ではなく、ローズマリー、ラベンダー、ペパーミントなどの多数の植物の総称です。ハーブというと香りを放つ植物のイメージがありますが、香りがなくても薬理成分を含む植物であればハーブと呼びます。

香料、薬、染料、ドライフラワーなど、昔から生活のいろいろなシーンに欠かせない存在で人々から親しまれています。香りを楽しんだり、料理に用いたり、健康維持に役立てたりと、使い方はさまざまです。日本にもユズ、シソ、ワサビ、ミョウガ、ドクダミ、ヒノキなど、たくさんのハーブが存在しています。

🌿 植物と人間の関係

私たち人間は呼吸をしているとき、酸素を取り込んで二酸化炭素を排出しています。酸素は人間の生命維持や栄養分となるエネルギーをつくり出すのに必要不可欠なもの。その酸素をつくり出しているのは植物です。植物は人間が吐き出している二酸化炭素を吸い、酸素をつくり出して放出します。人間の生命が維持できるのは植物のおかげであり、人間と植物は共生しているのです。

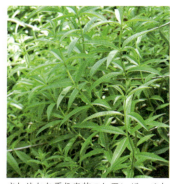

さわやかな香りを放つレモンバーベナ

たとえば、自然が豊かでたくさんの木々に囲まれた場所を歩いていると、とても気持ちがよく気分がスッキリするでしょう。なぜそのような気分になるのかというと、植物から放出されているα-ピネン（森林の香り）の香り成分を吸い込むことで、副交感神経が優位になって血圧が安定し、血流量の増加、免疫力の強化など、体にいい変化が起こっているからです。

🌿 植物の香りの偉大なチカラ

植物は光合成をすることで生命を維持しています。人間のように脳や神経がないので、自分で考えて生命維持に必要な栄養をつくり出しているわけではありません。植物はいったん根づくと、自分の意志で住家（根づいた場所）を変えることができません。気温や湿度の変化がある場合、私たちは洋服を着たり脱いだりして環境の変化に対応できますが、植物はそういうわけにはいきません。気温や湿度の変化だけではなく、害虫が襲ってくることもあります。

植物は空気中の二酸化炭素を吸収し、土から水とミネラルを吸い上げて、太陽のエネルギーによる光合成で生命を維持し成長しています。この中で、植物は一次代謝産物として、自分の身体をつくるための糖質、たんぱく質、脂質などの物質をつくります。そして二次代謝産物として、生命を維持するための重要な物質を合成しています。それは、傷を治したり、有害な菌や虫から身を守ったり、花粉を運んで子孫を増やしてもらうよう虫などを引き寄せたり、多くの働きをしています。この二次代謝産物に精油となる芳香成分が含まれています。植物は自らのためにこの二次代謝産物をつくり出しているのであって、決して人間への作用を前提に芳香成分をつくり出しているわけではありません。しかし、人間と植物は共生していること、人間も植物も細胞を持っているという共通点からも、人間は植物から多くの恩恵を受け、植物のもたらす香りにとても反応します。

◆ 植物の光合成と二次代謝産物

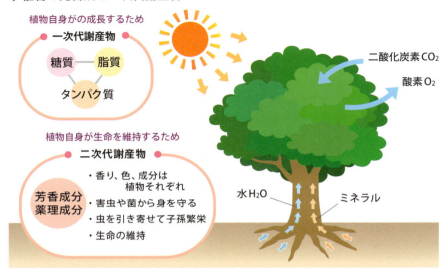

植物は何億年という年月をかけて進化し、生き残る方法をつくり出してきました。植物の一部である芳香成分や薬理成分を精油として用いることで、人間にも素晴らしい作用をもたらしてくれます

同じ植物でも香りが違うのはなぜ？

　同じ種類のラベンダーでも、香りに微妙な違いを感じることがあります。前述したように、精油は天然の植物の芳香成分のみを抽出したオイルです。ですから、原料となっている植物の生育環境、収穫時期、栽培方法、蒸留時間、蒸留するときの状態によって香りが異なります。

　たとえば同じ種類のラベンダーでも、標高1,600m以上に自生している野生のものと、有機栽培されたものとでは、明らかに香りが異なります。標高が高いということは自然環境も厳しくなるので、ラベンダーはその環境に耐えて生き抜くために必要な成分を生み出します。栽培されているラベンダーはその必要がないので、自生しているものと比べると、香りや成分が異なってくるのです。また同じ場所で育った植物でも、気温や湿度の変化によって香りや含まれる成分が異なります。ワインでたとえるならば、ボジョレー・ヌーボーの香りや味が毎年違うのと同じイメージです。さらには、ラベンダーの花が7分咲いたときに収穫するのか、つぼみの状態のときに収穫するのか、収穫してすぐに蒸留するのか、しばらく乾燥させてから蒸留するのか、条件が異なれば精油になったときの香りも違うものになります。

🌿 ケモタイプとは?

　精油は、薬理成分の集合体です。同じ種類の植物でも産地や収穫時期によって香りが異なるということは、含まれている成分が異なるということになります。香りや含まれている成分が微妙な違いであれば、精油名は同じになります。もし香りや含まれている成分が大幅に異なるのであれば、精油のおよぼす作用も異なるため、この場合は成分ごとに精油名の表記が変わります。同じ種類の植物だけど成分によって精油名が別表記になるものを「ケモタイプ(Chemotype：化学種という意味)」と呼びます。

　ケモタイプの代表的な精油には、ローズマリー、タイムなどがあります。ローズマリー(学術名：Rosmarinus officinalis)は産地によって、含まれる成分にシネオールが多いものは「ローズマリー・シネオール」、カンファー成分が多いものは「ローズマリー・カンファー」、ベルベノン成分が多いものは「ローズマリー・ベルベノン」として表記されます。精油に含まれる成分も異なるため、使用用途も異なります。

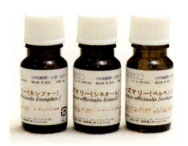
学術名が同じで、主要成分が異なるローズマリー3種

精油とアロマオイルって違うの?
「正しい精油の選び方」

🌿 必ず100%天然の精油を使用する

　「香り」には、「❶ 天然香料」「❷ 合成香料」、天然と合成香料をあわせた「❸ 調合香料」の3種類があります。アロマセラピーで使用する精油は、植物から抽出した天然香料です。合成香料と比べると香りの抽出時間もかかり、貴重なものになります。

　さらに天然香料は、「Ⓐ 植物性」「Ⓑ 動物性」の2種類に分かれます。香水などのフレグランス系に使用される動物性の天然香料は数種類しかありませんが、植物性は約200種類が存在します。また食品に使用される動物性香料(カツオ、ホタテなど)は、約400種類ほどが存在します。

　合成香料は、「Ⓐ 単離香料」「Ⓑ 純合成香料」の2種類に分かれます。単離香料は天然香料からある成分だけを抜き出したもので、純合成香料は天然資源や単離香料を原料に合成されたものです。この2つをあわせると約3,500種類の合成香料がありま

す。

　現在、香りがあるオイルは、「精油」「アロマオイル」「フレグランスオイル」といったさまざまな呼び方をされています。アロマオイル、フレグランスオイルは、合成香料を使用したり、天然香料をエタノールで希釈しているものが多くあります。

　天然香料である精油を使用していても、「アロマオイル」と表現することで香りが配合されたオイルということが伝わるため、あえて「アロマオイル」という表現をしている場合もあります。天然香料と合成香料とで何が違うかというと、香りが人へ与える有用性が異なります。天然香料は嗅覚を通じてダイレクトに脳へ刺激が伝わります。香りを嗅ぐことで脳内神経伝達物質が変化し、感情の変化や内分泌系へ刺激を与えることで体調も変化します（286頁）。しかし、合成香料を嗅いでも脳への刺激はほとんどなく、脳内神経伝達物質が変化することもありません。

　たとえば、ラベンダーの精油（天然香料）を嗅いでリラックスして脈拍数が下がることはあっても、ラベンダーの合成香料を嗅いで脈拍数や感情、体調の変化が見られることは、一般的にはあまりありません。アロマセラピーで使用するオイルには、「アロマオイル」ではなく「精油」という表記があり、100％天然のものを選ぶようにしてください。

🌿 購入するときは、原材料と学名を確認する

　精油には、「原材料」「学名」「抽出部位」などがボトルに記載されていたり、別紙で添付されていたりします。日本語で一般的に「ラベンダー」とされる精油は、学名が「Lavandula angustifolia/officinalis」になりますが、同じ「ラベンダー」でも学名が「Lavandula grosso」の場合は含まれる成分が異なるため、香りや適切な使用方法も異なってきます。記載されている原材料をきちんと確認して、間違えて購入しないように注意してください。

　また精油は、和名のほかに英語名で表記されることもありますが、英語名は国によって異なることが多いので注意しましょう。同じ英語圏のアメリカとイギリスでも、表現する英語名が違うことがあります。また同じ和名でも学名が異なる精油も存在するなど、とても複雑です。

　たとえば、「シダーウッド」と呼ばれる精油には、学名が「Juniperus virginiana（バージニアン・ヒノキ科）」と、「Cedrus atlantica（アトラス・マツ科）」

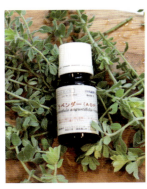

これが一般的に「ラベンダー」と呼ばれる真正ラベンダー（学名：Lavandula angustifolia）

の2種類あります。この2つは原材料が違う植物なので、まったく別の精油です。特に海外で精油を購入する際は、原材料の英語表記だけでなく、学名も確認するようにしましょう。

🌿 遮光ビンに入っていることを確認する

精油は天然のものなので、少しずつ劣化していきます。保管時に紫外線の光から守るためにも、遮光ビンに入ったものを選ぶようにします。

使い方を間違うとキケン！「精油の取り扱い方法」

精油は薬理成分の集合体です。体に有用な成分がたくさん含まれていますが、粘膜が荒れる成分や毒性の成分を含んでいることもあります。次の注意事項を守り、安全に使用しましょう。

◆ 精油を安全に使用するための13個の注意事項

注意事項	理　由
❶ 原液は直接肌に塗布しない	ラベンダー、ティトゥリー、ラヴィンサラは、狭い範囲であれば原液でそのまま皮膚に塗ることができますが、それ以外の精油は必ず植物オイルなどで3％以下に希釈して使用しましょう。肌の弱い人は、ラベンダー、ティトゥリー、ラヴィンサラでも希釈して使用するようにしましょう
❷ 精油は絶対に飲まない	海外では内服事例もありますが、精油によっては微量に神経毒性を含むものや皮膚刺激を引き起こすものがあります。自分の判断で飲むようなことは非常に危険なので、絶対にやめましょう。子どもが誤って飲まないように、手の届かないところに保管するようにします。もし誤って飲んでしまった場合には、牛乳や水をたくさん飲んで体内から精油を排出させてください。万が一体調がすぐれないときは、肝臓や腎臓に支障をきたす場合があるので、速やかに医師の診察を受けましょう

注意事項	理　由
❸ 1日に使用できる精油の量を守る	大人が1日に使用できる精油は5～6滴（1滴0.05ccの場合）です。海外の使用例では、より多くの滴数表示がされていることもありますが、体が精油を代謝できる量はかぎられています。日本人の場合、5～6滴までが適量とされています
❹ アレルギーテストをする	はじめて使用する精油は10倍くらいに希釈して、体質にあうかどうか腕の内側の皮膚に塗布してアレルギーテストをしてから使用するようにします。もし赤く発疹ができたり、痒みが生じたりした場合は、すぐに流水で洗い流して使用するのを控えてください
❺ 使用期限と保管場所に気をつける	精油は天然のものなので、安全に使用するには使用期限があります。柑橘系の精油は、開封後6カ月以内、そのほかの精油は開封後1年以内に使い切りましょう。精油は光にあたると劣化が進むので、直射日光があたらないように木箱などに入れて保管しましょう。劣化した精油、キャリアオイルを使用すると、皮膚が荒れる原因にもなり身体によくありません。キャリアオイルは、酸化臭がしはじめたら思い切って捨てましょう
❻ 火気やカーテン周りでの使用に注意	精油には引火性があります。火気のあるところでの使用に注意しましょう。また、精油を拡散するときに使うキャンドル式のアロマ拡散器は、カーテンなど燃えやすいものの近くで使用しないようにします
❼ 光毒性と光感作に注意	柑橘系の精油の中には、皮膚に塗布した状態で紫外線にあたると炎症などを起こす光毒性と、アレルギーを起こす光感作を含むものがあります。紫外線にあたる前の使用は避けましょう（55頁参照）
❽ 精油は薬ではない	精油には、体や心、皮膚を健やかにする作用がたくさんありますが、決して薬ではありません。不十分な知識で急性の疾患などに使用すると、取り返しのつかないことになる可能性もあります。アロマセラピーの知識を深めていくと精油の力に頼りがちになりますが、急性の疾患や医師の診断が必要と思われるときは病院で診察を受けましょう
❾ 通院中、投薬中の人は、必ず担当医に相談してから使う	精油には、薬の成分を妨げるものが含まれている場合があります。通院中、投薬中の人は、担当医の了承を得て精油を使用するようにします

注意事項	理　由
❿ 妊娠・授乳中は特に 　精油選びに 　気をつける	心身がデリケートになる妊娠中は、精油が大きなサポートになる一方で、通経作用（月経を通じさせる作用）のある精油もあります。また、妊娠中安心な精油を使用しても、通常では起こらない反応が起きることもあります。妊娠中は十分に注意をして精油を選びましょう。また授乳中の場合、精油を使用してから2時間以内は授乳をするのを避けてください
⓫ 乳児、幼児、子ども、 　高齢者への利用の 　注意点	成長過程の子どもは嗅覚が大人よりも鋭いので、外からの影響を受けやすい傾向があります。乳児（0〜1歳）は、原則として芳香浴以外の使用は避けるようにします。芳香浴をするにしても通常の大人の10分の1くらいの時間にして、使用する精油はティトゥリー、ラベンダーのみにしましょう。幼児（1〜7歳）は、濃度の薄い芳香浴に、トリートメント（植物油15ccに精油1〜2滴希釈）までとしましょう。子ども（8〜14歳）と65歳以上の年配者は大人と同じ方法ですが、精油の濃度を半分にしておきましょう
⓬ ペットへの利用	ペットは体の大きさや代謝の特徴が人と異なるため、人と同じように精油を使用することはできません。使用することでペットの具合が悪くなるケースもあるので、精油を使用するのは避けましょう。芳香蒸留水を薄めたものをコームにスプレーし、ブラッシングをするくらいは大丈夫です。ただしグルーミングをするため、香りの強い芳香蒸留水は避けます
⓭ 精油ボトルの取り扱い方	精油ボトルには、精油が1滴ずつ垂れるようにドロッパーと呼ばれる中柱がついています。各メーカーによりドロッパーのタイプは異なります 空気穴のあるドロッパー　　粘性の強い精油 空気穴が上になるようにしてボトルを45度傾けて使用します　　皮膚温でボトルを温めると精油が垂れやすくなります

素晴らしい作用の反面、毒にもなりうる！
「精油とトリートメントの禁忌」

　精油は、さまざまな有用な作用がありますが、実は症状や体調によっては使用しないほうがいい場合も多くあります。通院中や薬を内服している場合や体調がすぐれない場合は、医師や専門家に相談してから使用するようにします。

◆ 症状別 使用を控えたほうがいい精油一覧

症　状	使用を控えたほうがいい精油 （エッセンシャルオイル）	理　由
高血圧	ローズマリー（特にカンファー）、ユーカリ・グロブルス	循環促進作用が高く、血流が急激に上がることで、脳出血などの恐れがあるため
妊娠中	妊娠初期・中期・後期と、すべての期間において使用に際しては十分に注意します。 《妊娠中安心して使用できる精油》 柑橘系の精油、ローズウッド、フランキンセンス	通経作用、神経毒性などが含まれる精油があるため。 体も敏感になりやすいので、すべての精油使用に注意が必要です
授乳中	上記の《妊娠中安心して使用できる精油》以外は控えます。 また精油を使用してから最低2時間は授乳を控えるようにします	神経毒性などが含まれる精油があるため。体も敏感になりやすいので、すべての精油使用に注意が必要です
月経過多、 多量月経	クラリセージ、ジュニパー、ペパーミント、マージョラム、ミルラ、ローズマリーなど	一時的に月経量が増えるため
光毒性	ベルガモット、ライム、オレンジ・スイート、オレンジ・ビター、マンダリン、レモン、グレープフルーツ、ユズ（柑橘系は水蒸気蒸留の精油のみ使用可能）など	ラクトン類のフロクマリンが含まれるため
皮膚刺激	ウィンターグリーン、カルダモン、クローブ、シナモン、ゼラニウム、ブラックペッパー、ペパーミント、ベルガモット、メリッサ、ヤロウ、レモングラス、サンショウ、ユズ、ヒノキなど	皮膚刺激がある成分が含まれているため

症　状	使用を控えたほうがいい精油 （エッセンシャルオイル）	理　由
てんかん	ユーカリ・グロブルス、ローズマリー（特にカンファー）、ペパーミント、ラベンダー・ストエカスなど	神経毒性が含まれるため
腎臓疾患	ジュニパー	体液循環促進作用があるので、一時的に腎臓に負担がかかるため
集中したいとき	イランイラン、クラリセージ、ジャスミン、ネロリ、ベンゾインなど	鎮痛作用が高く、集中困難になるため
飲酒前後	基本的にアルコールが残っているときのトリートメントは避けます。 また、トリートメント後は通常よりも酔いやすくなるので注意が必要です。 特にクラリセージは使用を控えます	吐き気に襲われることがあるため
薬を内服中	担当医に相談してから使用するようにします。 《薬を内服中に安心して使用できる精油》 ローズウッド、フランキンセンス	ケースによっては薬と相対する作用の精油があるため

光毒性と光感作について

・光毒性とは？

　光毒性とは、精油を皮膚に塗り、紫外線にあたることで起こる皮膚の炎症のことをいいます。精油を皮膚に塗っただけでは炎症は起きませんが、紫外線のエネルギーを吸収した成分が、皮膚に色素沈着や炎症反応などを起こします。そのため、反応が出るのは皮膚に塗布した部分のみです。光毒性を起こさせる成分はラクトン類のフロクマリンで、紫外線の光線を蓄積する働きがあり、ある程度蓄えた光を一斉に放出することで、皮膚がダメージを受けてしまいます。太陽の光だけでなく、日焼けサロンの紫外線でも同じ反応が起こるので注意が必要です。

・光感作とは？

　光感作とは、皮膚に塗った感作（アレルギー）を持つ精油の成分が体内に入り、紫外線にあたることでアレルギー反応が出ることをいいます。塗布した皮膚以外にも症状が現れることがあり、少量でも反応が出る場合があります。

植物の命が愛おしくなる！
「精油の抽出方法」

🌿 芳香成分が含まれる植物の部位と濃度

　植物の芳香成分は、「油胞（ゆほう）」「油道（ゆどう）」「油質（ゆしつ）」「腺毛（せんもう）」といった特別な組織に蓄えられます。それらは植物によっても違いますが、主に「果皮（かひ）」「葉」「花」「根」といった部位にあります。そしてそれらの部位には、約1～3%くらいの芳香成分が含まれていて、植物の芳香成分だけ抽出したものが精油になります。

◆ 植物中に含まれる芳香成分と精油ボトル

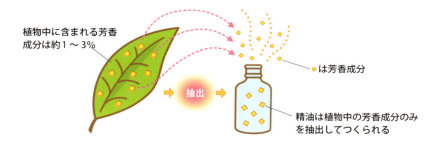

🌿 最も多く使われている「水蒸気蒸留法」

　精油の抽出方法はいくつかありますが、多くの精油が水蒸気蒸留法によって抽出されています。蒸留釜に植物を入れて火を焚き、蒸気を発生させ加熱します。熱と圧力によって芳香成分が含まれる細胞壁が壊されると、芳香成分が蒸気とともに放出されます。この蒸気をパイプに集めてパイプを冷やすと、水蒸気は液体となります。この液体は「精油」と「水」に分離されます。精油と水の比重は、0.9：1と精油のほうが軽いため精油は上部に浮き、下部には芳香蒸留水（ハーブウォーター、フローラルウォーター）が溜まります。

　ラベンダーを蒸留した場合には、上部にラベンダーの精油、下部にラベンダーウォーター（蒸留水）ができます。植物によって蒸留の時間、圧力、温度が違います。抽出された精油は、冷暗所で芳香成分が安定するまで保管されます。この保管期間も植物によって違います。

　このほかに、釜に直接蒸気を注入する「パーコレーション法」があります。種や木

などの堅い部位から精油を抽出するときに長時間かかっていたものが、3分の1くらいの時間で蒸留することができます。==同じ植物を水蒸気蒸留法とパーコレーション法で蒸留した場合、香りが異なります。==

◆ 水蒸気蒸留法

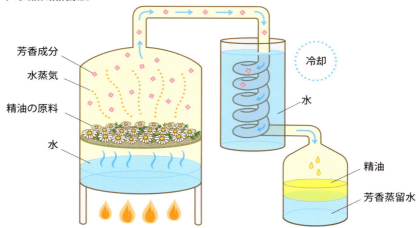

植物を短時間に高温や高圧で蒸留すると、精油の量は多く採れますが、揮発の遅い成分が含まれないなど、成分や品質に影響をおよぼしてしまいます。植物にあわせた丁寧な蒸留が、いい品質の精油を生み出します

◆ 蒸留時間と抽出成分

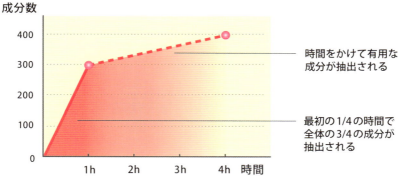

たとえば、400種類の成分を含む精油が4時間かけて抽出されるとします。400種類のうち300種類は蒸留を開始してから1時間で抽出され、残りの100の成分はそこから3時間かけてじっくり抽出されます。残り3時間かけてじっくり抽出される成分に、薬理効果が高く有用なものが含まれているといわれます。蒸留時間は植物により異なります

🌿 水蒸気蒸留法で抽出できない場合には「冷浸法（アンフルラージュ法）」

　動物性の脂肪に芳香成分を吸着させる伝統的な方法です。水蒸気蒸留法では、植物に含まれる芳香成分が重たすぎて抽出できない植物（バラやジャスミンなど）に使用します。

　木枠で囲まれたガラス板の上に牛脂や豚脂を塗ります。脂に櫛でスジを入れ、花の香りが接する面積を多くします。そして、脂の上に花びらを敷き詰め、芳香成分を脂に吸着させます。1〜2日ごとに花びらを取り替える作業を繰り返し、飽和状態になって芳香成分を吸収できなくなると、「ポマード」と呼ばれる芳香物質を含む固まりができます。そして、そのポマードとエタノールを混ぜて1日撹拌し、香りをエタノールに移します。さらにエタノールを蒸発させることで、芳香成分のみを取り出すことができます。こうして得られた花の芳香成分は「アブソリュート」と呼ばれます。

◆ 冷浸法（アンフルラージュ法）

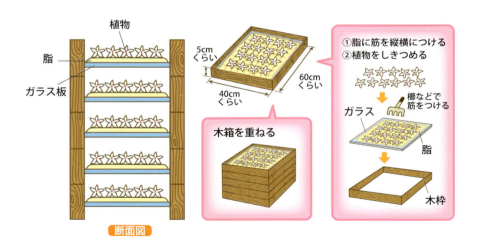

- 1段の花の量は約200g
- 花は3〜6日間置く
- ガラス板は、何重にも重ねる

冷浸法を工業的に簡単にした「有機溶剤法」

　石油エーテルやヘキサンなど、揮発性有機溶剤を用いて芳香成分を抽出する方法です。手間のかかる冷浸法を工業的にアレンジした抽出方法です。ローズ、ジャスミン、フランキンセンスなどの花や樹脂の芳香成分に有機溶剤を加えて、芳香成分を溶かし出したあとに溶剤を蒸発させると「コンクリート」と呼ばれる芳香成分が含まれる固まりが残ります。コンクリートにエタノールを加えて冷却し、不要物質を取り除き、さらにエタノールを除去したものが精油となります。花から得られたものを「アブソリュート」と呼び、樹脂などから得たものを「レジノイド」と呼びます。

「圧搾法（あっさくほう）」

　柑橘系の果皮から精油を抽出する方法です。漏斗（ろうと）型をしたおろし金のような機械に果皮を押しあてる方法です。昔は、果皮を手でつぶして海綿（かいめん）に果汁を吸収させたり（海綿法）、釘を刺した樽の中に果実を入れて転がし、果皮に傷をつけて果汁を抽出していました（エキュエル法）。加熱していないため自然のままに近い香りがしますが、酸化しやすいのが特徴です。現在は柑橘系の果皮でも水蒸気蒸留法で抽出される精油もありますが、香りも含まれる成分も圧搾法とは異なります。

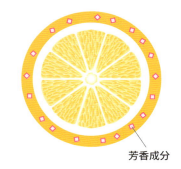

◆ 果皮に芳香成分が含まれる

芳香成分

自然の植物に近い香りが抽出される「超臨界流体抽出法」

　超高圧の二酸化炭素ガスを利用して、芳香成分を抽出する方法です。水蒸気蒸留法よりも自然の植物に近い香りが抽出される方法といわれていますが、コストもかかるためこの方法で製造されている精油は多くありません。植物に100気圧の圧をかけると霧状になるので、それを集めます。水蒸気蒸留法では得られない成分も抽出できるため、より自然の植物に近い香りになります。こうして得られた芳香成分は「エキストラクト」と呼ばれます。

植物の見た目で効能がわかる？
「植物の抽出部位と特徴」

🌿 精油の抽出部位

　レモンの精油は果皮の部分から、ラベンダーの精油は葉と花の部分から抽出されるように、芳香成分は植物のさまざまな部位に存在しています。中には同じ植物でも、異なる部位から抽出されると違う精油になる場合があります。植物はラテン語の学術名で表示されますが、学術名だけでなく、芳香成分が抽出される部位を表すことで精油を特定することができます。

　たとえば「ネロリ」「オレンジ・ビター」「プチグレン」という3種類の精油がありますが、この3つの精油はすべてオレンジ・ビター（学名：Citrus aurantium）という同じ植物から抽出されます。ネロリは花から、オレンジ・ビターは果皮から、プチグレンは小枝や葉から抽出されます。このように抽出部位が異なると、精油名も異なるのです。学名を覚えるのも大変ですが、精油が抽出される部位は精油をブレンドする際に役立つので、しっかり覚えましょう。

◆ 精油の抽出部位

抽出部位	精油
果皮	オレンジ、グレープフルーツ、ベルガモット、マンダリン、レモン、ユズ、ライム、サンショウ
葉	ウィンターグリーン、パチュリー、ユーカリ、レモングラス、ゲットウ、クロモジ、スギ、トドマツ、ハッカ、ホウショウ、ニオイコブシ、モミ、ニアウリ、ラヴィンサラ
花	イランイラン、カモミール、クローブ、ジャスミン、ネロリ、ヤロウ、ローズ、ヘリクリサム
葉と花	クラリセージ、ゼラニウム、ペパーミント、マージョラム、メリッサ、ラベンダー（花のみもあり）、ローズマリー、タイム、バジル、ラバンジン
樹脂	コパイバ、フランキンセンス、ベンゾイン、ミルラ
木	サンダルウッド、シダーウッド、ローズウッド、青森ヒバ、クスノキ

抽出部位	精油
樹皮	シナモン
樹果	ジュニパー、ブラックペッパー
樹果と葉	サイプレス
種子	カルダモン、コリアンダー、キャロットシード、ブラックペッパー

古代から続く薬草治療の原点？
「特徴類似説」

　精油は植物のさまざまな部位から抽出されますが、同じ部位から抽出される精油には共通の特徴があります。紀元前5世紀ごろ、古代から続いていた呪術的医療とは異なる、健康や病気を自然の現象と考えた「科学に基づく医学」の基礎をつくりあげたのが、「医学の父」と呼ばれたギリシア人のヒポクラテスです（32頁）。そのヒポクラテスが、植物の形や色、生息する場所などによって特徴となる点が、その植物の作用を表していると唱えたものが「特徴類似説」といわれています。

　たとえば、ハーブのアイブライト（学名：Euphrasia officinalis）は、eye（目）bright（輝く）という名からも想像がつくように、目に対してのさまざまな効能のあるハーブとして知られています。アイブライトは白く小さな花で、花びらには赤い筋が入っていて、まるで目が充血したように見える花です。昔からアイブライトの浸出液（熱湯を注いで濾した液）は、花粉症や結膜炎で目が充血したときに洗浄液として使用されています。現在では、サプリメントも数多くあります。

　特徴類似説をすべての植物とその作用にあてはめるのは難しいかもしれませんが、古代の人々は、この特徴類似説を薬草治療にあてはめていたのかもしれません。

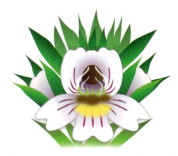

充血した目のようにも見える「アイブライト」は、目薬として利用されてきました

精油の抽出部位ごとの特徴

精油の抽出部位	部位から連想されるイメージ	主な特徴・作用
果皮	**果皮表面の凸凹、色** 黄色、太陽、ニキビ、セルライト	明るく前向きな気持ちになる、消化器系、ニキビ・セルライトに働きかける
葉	**葉の形** 刃物 **香り** スッキリ、シャープ	ウイルス、細菌、真菌を殺す作用、免疫強壮、頭脳明晰化
花	**花粉を飛ばす** 子孫繁栄、生殖器	ホルモンバランス調整、催淫作用、保湿作用
葉と花	葉と花の両方の特徴を持つ	花と葉の作用のほかに鎮痛作用があり、消化器系に働きかける
樹脂	**木の幹から滲みでる樹脂** 血が滲み出る、体液が出る	潰瘍、水虫などのジクジクとした滲出性疾患に働きかける
木	**大きな木の幹** ゆるがない、安定感、栄養や水分を届ける通路	心・呼吸器の安定、水分代謝に関係する泌尿器に働かける
種子	**土にまくことで次の生命が誕生** エネルギッシュ、成長	活性化、肝臓・副腎・腎臓への強壮作用

◆ ラベンダーの成分分析表

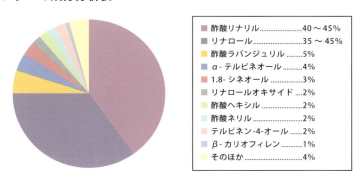

- 酢酸リナリル……………………40〜45%
- リナロール………………………35〜45%
- 酢酸ラバンジュリル………5%
- α-テルピネオール………4%
- 1,8-シネオール………3%
- リナロールオキサイド……2%
- 酢酸ヘキシル………………2%
- 酢酸ネリル…………………2%
- テルピネン-4-オール………2%
- β-カリオフィレン……………1%
- そのほか……………………4%

精油を成分分析すると、さまざまな作用のある成分が含まれていることがわかる

西洋薬にはない！
ひとつの精油に複数の作用がある「精油の魅力」

精油の持つ複数のチカラとその理由

　精油は薬理成分の集合体です。日本では精油は薬ではないので、医師が症状を見て精油を処方するということはありませんが、医療としてアロマセラピーが行われているフランスでは、精油を薬の代わりに処方する場合があります。

　たとえば不眠症の人には、西洋薬の場合、一般的に鎮静作用のある薬と、胃に負担がかからないように胃薬が処方されます。一方アロマセラピーの場合、鎮痛作用のあるリナロールが含まれているラベンダーや、アンジェリカ酸が含まれているカモミール・ローマンなどを使用します。またラベンダーやカモミール・ローマンには、自律神経を整えることで胃の働きを正常に戻す作用があり、鎮静作用と健胃作用の両方が含まれることになります。ラベンダーの精油を成分分析すると（前頁下図）、鎮痛作用、殺菌作用、抗ウイルス作用など、さまざまな作用が含まれています。このように、西洋薬と違ってひとつの精油の中に複数の作用が含まれているのが特徴です。

2種類以上の元素が化学結合で結びついた純物質

　アロマセラピーの知識を深めていくと、「モノテルペン」「アルコール類」という用語や化学式を目にすることが増えます。精油を安全に、より効果的に使用するためにも知っておきたい化学の基礎知識をお話ししておきます。

　精油にはさまざまな成分が含まれますが、精油成分は「有機化合物」です。有機化合物とは、炭素（C）を含む大部分の化合物のことで、精油の成分がつくられます。光合成から得られた炭素（C）、水素（H）、酸素（O）の3つの元素が結合して変化します。元素の並び方や結合のしかたによって香りに変化が生じ、数々の香りがつくり出されます。それらはいくつかの香りのグループに分類され、グループごとに共通の特徴があり、その中の1つひとつの固有成分にも薬理作用が含まれます。

精油成分の香りとグループ

❶ テルペンで分類

　テルペンとは5つの炭素と8個の水素がつくイソプレン骨格（C_5H_8）を持つグループです。イソプレン骨格が何個つながるかで、さらに細かいグループに分かれます。

◆ イソプレン単位（C5H8）

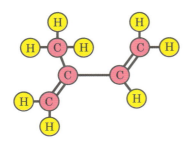

Ⓐ イソプレン骨格が2つつながったものは、モノテルペン（$C_{10}H_{16}$）グループ
Ⓑ イソプレン骨格が3つつながったものは、セスキテルペン（$C_{15}H_{24}$）グループ
Ⓒ イソプレン骨格が4つつながったものは、ジテルペン（$C_{20}H_{32}$）グループ

精油の成分により、炭素や水素の数に変化があります。イソプレンの骨格がいくつつながるかでグループが分かれ、グループごとに香りにも変化があります。また、炭素も水素も目には見えないものですが、分子が大きくなれば重さも重くなります。炭素を10個持つモノテルペンよりも、炭素を15個持つセスキテルペン、さらに炭素を20個持つジテルペンの順で分子が重くなります。

たとえば、オレンジ・スイートの精油は約90％がモノテルペンでできていて、とても軽い成分なので揮発する速度が速く、香りが素早く漂うのが特徴です。また、ミルラの精油はモノテルペンよりも重いセスキテルペンが約90％含まれているため、揮発する速度も遅くなります（次頁上図）。

❷ 官能基で分類

イソプレン骨格のように、炭素と水素だけで構成されたものを「炭化水素」といいます。この炭化水素に各種の「官能基」という目印になるものがつくと、その目印ごとにグループに分かれます。

たとえば「-OH」という官能基があれば「アルコール類」、「-CHO」であれば「ケトン類」などです。同じ官能基を持つ成分は、似た性質を持ちあわせます。

❸ ❶（テルペン：イソプレン）と❷（官能基）を合体

❶と❷を合体して完成するのが、次頁の表です。精油の成分を分類することで、作用の特徴や揮発の速度を理解することができます。

それぞれの成分がどのグループに入るかは、おおむね成分名の語尾で判断できます（判断できないものもあります）。

◆ イソプレン単位によるグループ名と特徴

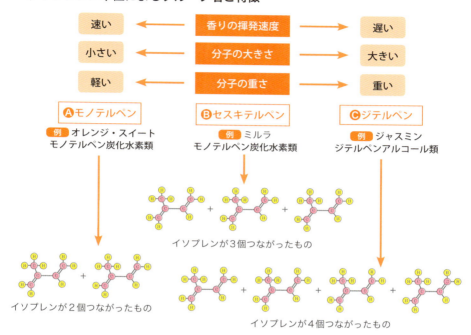

◆ 精油成分のグループと特徴

成分グループ名	代表成分	主な作用	注意事項・特徴
炭化水素 語尾の特徴 -ene（エン）			
モノテルペン炭化水素類 精油 柑橘系、サイプレス、ジュニパーなど	α-ピネン、β-ピネン、γ-テルピネン、フェランドレン、ミルセン、リモネン、カンフェンなど	抗菌、抗ウイルス、うっ滞除去、強壮、コーチゾン様、組織再生	酸化しやすい。高濃度での使用は皮膚刺激がある。柑橘系、森林の香りがするものに多く含まれる
セスキテルペン炭化水素類 精油 ミルラ、カモミール・ジャーマン、パチュリーなど	カマズレン、β-カリオフィレン、ゲルマクレンD、コパエン、セドレン、サンタレン、パチュレン、ビサボレン、ファルセネンなど	抗アレルギー、抗掻痒、抗喘息、抗炎、うっ滞除去、血圧降下、鎮痛、抗痙攣	香りが強く、少量での使用することが多い。含まれる成分によって作用が異なる精油となる

成分グループ名	代表成分	主な作用	注意事項・特徴
アルコール 官能基 -OH　語尾の特徴 -OH/オール			
モノテルペンアルコール類 精油 ゼラニウム、パルマローザ、ローズウッド、ラベンダーなど	ゲラニオール、シトロネロール、ツヤノール4、テルピネオール、テルピネン-4-オール、ネロール、ラバンジュロール、ボルネオール、メントールなど	抗真菌、抗ウイルス、免疫調整、鎮静、精神高揚、駆虫	ゲラニオールは、皮膚弾力、皮膚軟化作用がありスキンケアに向く
セスキテルペンアルコール類 精油 サンダルウッド、パチュリーなど	カジノール、カロトール、グロブロール、サンタロール、セドロール、パチュロールなど	抗真菌、うっ血除去、エストロゲン様	エストロゲン様作用が含まれるので妊娠中、授乳中、婦人科系疾患で薬を内服している場合は使用禁止
ジテルペンアルコール類 精油 ジャスミン、クラリセージなど	スクラレオール、インフィトール、フィトールなど	エストロゲン様、うっ滞除去、静脈強壮	エストロゲン様作用がセスキテルペンアルコールよりも強い。注意事項はセスキテルペンアルコールと同じ
アルデヒド 官能基 -CHO　語尾の特徴 -al/アール、-aldehyde/アルデヒド			
アルデヒド類 精油 レモングラス、メリッサ、ゼラニウムなど	アセトアルデヒド、シトラール、クミンアルデヒド、ネラール、シトロネラールゲラニアールなど	抗ウイルス、免疫強壮、抗炎、血圧降下、鎮痛、鎮静、解熱、粘膜・皮膚刺激	皮膚刺激やアレルギー反応が出る可能性もあるので、高濃度、長時間の使用は禁止。低濃度で使用する。使用上注意が必要な精油が多いので、アルデヒドが含まれる精油は覚えておくこと
オキサイド 官能基 O-　語尾の特徴 -ole/オール、-oxide/オキサイド			
オキサイド類 精油 ユーカリ（グロブルス、ラディアタ）、ローズマリー・シネオール、ニアウリなど	1.8シネオール、カリオフィレンオキサイド、スクラレオールオキサイド、リナロールオキサイド、ローズオキサイドなど	去痰、抗カタル、粘膜溶解、抗ウイルス、抗菌、免疫強壮	去痰、抗カタル作用にすぐれているため、呼吸器系のケアに向く。インフルエンザ、風邪、花粉症の症状の予防・ケアに向いている

使用上注意が必要な個所は、本書で紹介している精油以外も記載しています。

成分グループ名	代表成分	主な作用	注意事項・特徴
ケトン 官能基 >C=O 語尾の特徴 -one/オン			
ケトン類 精油 ペパーミント、セージ、ローズマリー・カンファーなど	カンファー、カルボン、フェンコン、ツヨン、ピペリトン、プレゴン、ベルベノンなど	粘膜溶解、去痰、免疫強壮、脂肪溶解、肝臓強壮、胆汁分泌促進、抗ウイルス、抗真菌、瘢痕形成	神経毒性があるので、妊婦、授乳中、乳幼児の使用不可。低濃度で使用すること
フェノール 官能基 -OH ※ベンゼン環に-O（水酸基）が結合している 語尾の特徴 -ol オール			
フェノール類 精油 クローブ、シナモン、タイム（チモール）など	オイゲノール、チモール、カルバクロールなど	抗菌、免疫強壮、コーチゾン様、抗真菌、抗ウイルス、肝毒性、皮膚刺激	皮膚刺激や肝毒性があるため、短期間・低濃度で使用すること
フェノールエーテル 語尾の特徴 -ol オール			
フェノールエーテル類 精油 フェンネル、バジル、アニス、タラゴン、イランイランなど	オイゲノールメチルエーテル、アネトール、サフノール、メチルカビコール（エストラゴール）など	肝毒性、皮膚刺激、神経毒性、鎮静、抗痙攣、鎮痛、エストロゲン様	フェノール同様使用上注意が必要。フェンネル、バジル、アニス、タラゴンなどに含まれる ※発がん性のあるサフノールを含む精油はアロマセラピーには使用しない
エステル 官能基 -COOR 語尾の特徴 ○○○酸-yl イル			
エステル類 精油 クラリセージ、ジャスミン、カモミール・ローマンなど	アンゲリカ酸イソブチル、安息香酸メチル、蟻酸ゲラニル、蟻酸リナリル、酢酸リナリル、酢酸オイゲノール、サルチル酸メチルなど	鎮静、鎮痛、抗痙攣、抗炎、抗ウイルス、抗真菌、血圧降下	神経系へ鎮静作用が優れている。花の精油に多く含まれている。アルコール類と酸が反応して生成される
ラクトン 官能基 -CO-O- 語尾の特徴 特になし			
ラクトン類 精油 柑橘系の精油、ジャスミンに微量含まれる	クマリン、ジャスミンラクトン、ジャスモン、フロクマリンなど	フロクマリンには光毒性、クマリンは肝毒性、粘膜溶解、去痰、抗凝血、免疫強壮	フロクマリンが含まれる柑橘系の精油は塗布後紫外線にあたらないように注意する。水蒸気蒸留法で抽出されたフロクマリンフリーの柑橘系の精油もある

02 ブレンドとは？

花の香りには「優雅さ」が、樹脂の香りには「平穏さ」があるように、香りには個性があります。その個性がどのように混ざりあうかで、さまざまな香りの世界をつくりあげているのです。その世界は、私たちを理性では対応できない無意識の領域へといざない、新たな世界への扉を開かせてくれます。無限に広がる香りの世界の、知っておくと便利な法則を見ていきましょう。

香りが奏でるハーモニー

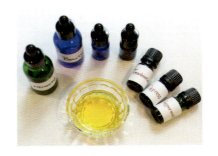

精油にはさまざまな作用が含まれるので、数種類の精油をブレンドして使用すると香りの相乗効果を生み出すことができます。香りはブレンドした比率によって異なるため、同じ精油をブレンドしても香りに奥深さを出したり、華やかさと安定感といったような相反する印象を持たせることも可能です。また、精油を選ぶ人が違えば使用する香りの目的も違い、できあがる香りも異なります。嗅覚は大脳辺縁系という本能的なことを司る部位と深いかかわりがあるため、数種類をブレンドしてできあがる香りは潜在的メッセージが秘められます。よって自分にとって本当に必要な香りとなり、香りが奏でる美しいハーモニーを楽しむことができるのです。

◆ 作用を高める6つのブレンド術

ポイント	理由
❶ 目的を決める	精油をブレンドするとき、ブレンドしたものをどのような目的で使用するのかということがポイントになります。同時に自分自身と向きあい、今の自分の状態を知ることも大切です。たとえば、あなたが便秘に悩み、便秘に有用な精油を数種類ブレンドしてオイルをつくりたいとします。便秘になる原因が自律神経の乱れによるものなのか、筋力の低下によるものなのか、原因によって選ぶ精油が異なります。また香りの作用も、体に対する作用から選ぶのか、精神に対する作用から選ぶのかというのもポイントになります。自分自身が今どのような状態なのかを把握したうえで、ブレンドする目的を決めましょう

ポイント	理由
❷つくるものを決める	精油をブレンドしてつくれるものには、オイル、クリーム、スプレーなどさまざまなものがあります。目的が決まったら、どのような方法でアプローチをしていくのかを考えると、何をつくったらいいのかが定まります（Chapter5参照）
❸使用する時間帯を考える	次に使用する精油を選びたいところですが、その前につくったものを使用する時間帯を考えましょう。朝か夜のどちらに使用するのか、大まかな時間でかまいません。柑橘系の精油にはラクトン類のフロクマリンが含まれ、塗布後に紫外線を浴びるとシミになる可能性があるので、昼間の使用は避けるようにします（フロクマリンフリーの精油もあります）。また頭脳明晰化作用や循環促進作用などが強い精油をブレンドすると交感神経が高まって眠れなくなることもあるので、夜間の使用は注意が必要です
❹候補となる精油を選ぶ	❸まで決まったら、Chapter3の「精油75種類」を参考にして香りを嗅いで、好きな香りのものを2〜3種類選びましょう。ここで気をつけたいのは、あくまでも好きな香りを選ぶことです。たとえば、いくら自分の心身に素晴らしい作用があると思われる精油でも、香りがあまり好きになれなかったら選ばないようにしましょう。「この香り好き！」と直感で感じるものは、自分の心と体がその香りを必要としている証拠なのです
❺香りのバランスを決める	選ぶ精油は、それぞれ違う部位から抽出されたものにしましょう。たとえば、3つの精油をチョイスする場合、果皮から抽出したグレープフルーツ、花と葉から抽出したラベンダー、樹脂から抽出したフランキンセンスというように、抽出部位を変えると香りのバランスがよくなります
❻ブレンド比率を決める	精油には、香りを強く感じるものと軽く感じるものがあります。また毒性や刺激が強いものもあります。数種類をブレンドするときにはすべての滴数を同じにするのではなく、ブレンドファクター（次項参照）を参考にして、できあがる香りや作用のバランスを考えましょう

ブレンドファクターとブレンド比率

ブレンドファクターとは？

　精油を数種類ブレンドする場合、すべてを同じ比率（滴数）で混ぜあわせるのではなく、精油の濃度や皮膚刺激など、安全性を考慮することが大切です。たとえば、禁

忌の多いユーカリ・グロブルス、狭い範囲なら原液塗布できるラベンダー、光毒性が含まれるレモンの3種類を合計15滴ブレンドするとします。3種類を5滴ずつブレンドするのではなく、ユーカリ2滴、ラベンダー9滴、レモン4滴といった比率でブレンドして楽しみます。この比率を計算するための精油に与えられた数値を「ブレンドファクター」（以下B・F）といい、イギリス人のアロマセラピーのパイオニアとして名高いロバート・ティスランドが考案しました。

各精油のB・F

- B・Fは1〜7で表示される
- 数値が低い精油 刺激などがあるため、少なめに使用する
- 数値が高い精油 多めに使用していい

◆主な精油のB・F（各精油B・Fは、Chapter3を参照）

B・F	精油名
数値が低い 1〜2	ウィンターグリーン、カモミール（ローマン・ジャーマン）、ウコン、オレガノ、カルダモン、クローブ、コリアンダー、シナモン、ジンジャー、ジャスミン、セージ、ブラックペッパー、ペパーミント、ヘリクリサム、メリッサ、ヤロウ、ユーカリ（グロブルス・シトリオドラ）、レモングラス、ローズマリー（カンファー、シネオール、ベルベノン）、ネロリ、ベンゾイン、ミルラ、ユーカリ・ラディアタ、ハッカ、サンショウ、モミ、クスノキなど
中間 3〜5	オレンジ（スイート・ビター）、キャロットシード、クラリセージ、グレープフルーツ、コパイバ、サイプレス、ジュニパー、ゼラニウム、タイム、ティトゥリー、バジル、ベルガモット、マージョラム、マンダリン、レモン、ローズ（オットー・アブゾリュート）、シダーウッド、ニアウリ、フランキンセンス、プチグレン、パルマローザ、ライム、青森ヒバ、ヒノキ、スギ、ユズ、クロモジ、ゲットウ、トドマツ、ラバンジン、ホウショウなど
数値が高い 6〜7	サンダルウッド、ラベンダー、ローズウッドなど

クラフトづくりに必要な精油の滴数の求め方

- **50ml ホホバオイルに、2%の濃度でトリートメントオイルをつくる場合**

  使用する精油 ラベンダー、グレープフルーツ、クローブ（各精油の1滴は0.05cc）

  ① **各精油のB・Fを確認する**
  ラベンダー＝7、グレープフルーツ＝4、クローブ＝1

  ② **全体の滴数を求める**
  50ml × 2%（0.02）＝ 1ml
  ⇒ 1ml ÷ 0.05cc（1滴の精油の量）＝ 20滴
  ⇒ 合計20滴の精油を入れることができる

  ③ **各精油のB・Fをもとに、ラベンダー、グレープフルーツ、クローブを7：4：1の割合で合計20滴にする。**

  ラベンダー 20 × 7/12 ＝ 11.67 ⇒ 11滴
  グレープフルーツ 20 × 4/12 ＝ 6.67 ⇒ 7滴
  クローブ 20 × 1/12 ＝ 1.67 ⇒ 2滴

  ※ 合計20滴にするのにあと2滴必要なため、少ない滴数の精油に1滴ずつ足します。ただし、B・Fの数値が低い精油ばかりを3種類選ぶ場合には、合計滴数は20滴ではなく、60％ほどに抑えて合計滴数を出します。この場合は合計12滴（20滴 × 60％）となります。

B・F覚え方のコツ

すべての精油のB・Fを覚えるのは大変なので、まずは数値の低いものだけ覚えるようにしましょう。

- 作用が強い精油
- 皮膚刺激のある精油
- 花から抽出した精油
- 甘い香りの精油　　　　など

クラフト別・精油ブレンド濃度

精油をさまざまな基材で希釈することで、トリートメントオイルやクリームなどのクラフトづくりができます。クラフトづくりの際、精油をブレンドするときにB・Fが必要となりますが、クラフトによって使用する精油の濃度が異なります。直接肌に使用するものも多いので、濃度を確認のうえ、クラフトづくりを楽しみましょう。

◆ 各種クラフトに対する精油の滴数

クラフト	最大濃度	50ccに対する滴数	基材
トリートメントオイル（ボディ、フェイス、ヘア）	〜3%	〜30滴	植物オイル
液体シャンプー ボディソープ	〜3%	〜30滴	無添加シャンプー、無添加ボディソープ
クリーム	〜3%	〜30滴	ミツロウと植物油、ジェルなど
歯磨き粉	〜3%	〜30滴	クレイと水
パック	0.2%	2滴	クレイと水とハチミツ
ローション	〜2%	〜20滴	ハーブ蒸留水（肌の強い人は、アルコールと水）
ルームスプレー	2〜5%	20〜50滴	アルコールと水
香水	15〜30%	150滴〜300滴	アルコールと水

※ 最大濃度なので、肌が弱い人は薄めにして使用する

ブレンド上級者に必須！「香りのノート」

　精油は揮発性のオイルですが、空気中に揮発する速度（香り立ち）には差があります。分子量が小さくて軽い成分は香り立ちが早く（揮発性が高く）、分子量が大きくて重い成分は香り立ちが遅く（揮発性が低く）なります。この揮発する速度を「ノート」という言葉を使って表現し、トップノート、ミドルノート、ベースノートの3種類に分けられます。

◆ ノート別精油分類表

ノート	特徴	精油
トップ	さわやかで軽い香り。すばやく漂う。香りの持続は2〜3時間。主に柑橘系や葉などの精油	オレンジ、カルダモン、グレープフルーツ、ティトゥリー、ベルガモット、マンダリン、ペパーミント、ユーカリ、レモン、レモングラス、ライム、ハッカ、ユズ、ラベンダー、ラヴィンサラ、クローブ　など

ノート	特徴	精油
ミドル	揮発速度はトップとベースの間。香りの持続時間は3～4時間。主に葉、花などの精油。ミドルでもトップ、ベースノートよりの香りもある	イランイラン、コパイバ、サイプレス、ジンジャー、ジャスミン、ゼラニウム、パチュリー、ジュニパー、メリッサ、ローズウッド、ローズ、ネロリ、フランキンセンス、プチグレン　など
ベース	重い香りで遅く漂う。香りの持続時間は5、6時間。主に木、樹脂、根からの精油	サンダルウッド、シダーウッド、パチュリー、ベンゾイン、ミルラ　など

※ 各精油のノートはChapter3を参照

🌿 バランスのいい香り

　精油をブレンドするときに大切なことは「香りのノート」をバランスよく配合することです。たとえば、トップノートの精油だけを3種類ブレンドすると全体的に軽い感じの香りとなり、香りに深みや締りがなくなります。トップ：ミドル：ベース＝2：2：1を目安にしましょう。

🌿 香りの分類

　「B・F」や「香りのノート」とは別に、香りを系統別に分類することもできます。特に香水づくりなどでは、この分類ごとに期待される効果があります。

◆ 香りの系統別の特徴

香りの系統	特徴
シトラス・グリーン系	さわやか・若々しさ、ナチュラル、草、イキイキとしたイメージ。レモンなどの柑橘系、サイプレスやジュニパーなど
フローラル系	女性らしさ、やさしさ、優雅で上品なイメージ。ローズ、ゼラニウム、ローズウッドなど
スイート系	甘く、かわいいイメージ。ベンゾイン、マンダリンなど
ウッディ系	安心感、自然、ドライなイメージ。サンダルウッド、シダーウッドなど
ハーバル系	自然、草原、さわやかで明るいイメージ。ラベンダー、ユーカリ、ローズマリーなど
スパイシー系	刺激的、元気なイメージ。カルダモン、シナモン、クローブ、ブラックペッパーなど

世界にひとつ
「オリジナルフレグランスづくり」

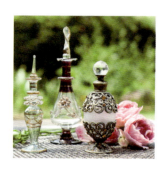

　フレグランスとは、香水（パフューム）、パルファン・ド・トワレのように、香りを身につけるために使用する製品の総称です。フレグランスはアルコールに香料を希釈しますが、その香料の割合（賦香率）によって区別されています。賦香率が高い順に、==香水（パフューム） ＞ パルファン・ド・トワレ ＞ オード・パルファン ＞ オード・トワレ ＞ オーデ・コロン==になります。

　現在フレグランスに使用されている香料の約90％が合成香料（香料については49頁参照）ですが、天然香料が入っている香水もたくさんあります。アロマセラピーの知識を深めていくうえで、植物から抽出した天然の香料（精油）をブレンドして香水づくりをしてみましょう。できあがった香水は、未知の世界へとあなたを導いてくれるかもしれません。世界でひとつのオリジナルフレグランスの誕生です。

◆ フレグランスの種類と賦香率

フレグランス	賦香率	持続時間	特徴
香水（パフューム）	15～30％	5～10時間	賦香率が1番高いので、香りが長続きし華やか。価格が高い
パルファン・ド・トワレ	10～20％	約5時間	香水より賦香率が低いが、香水と同じような使い方をする。価格が低め
オード・パルファン	5～10％	3～4時間	カジュアルに香りを楽しめる
オード・トワレ	約5％	2～3時間	数時間ほんのり香る
オーデ・コロン	約2～5％	1～2時間	スポーツやシャワー後に香りを楽しめる

🌿 イメージどおりの香水をつくる6つのステップ

　賦香率の1番高い香水（パフューム）を精油でつくるには、約10種類の精油をブ

レンドしていきます。ブレンドする精油の数に決まりはありませんが、種類を増やし、ブレンドの比率を変えることで、個性豊かな香水ができあがります。2〜3種類の精油でブレンドオイルなどをつくるのとは違い、最初は少し難しく感じるかもしれません。香水を身にまとうということは、香りで自分自身を表現することです。あなたのイメージにふさわしい香水づくりをするために、とっておきの方法をご紹介します。

STEP1 香水を使用するシーンや時間帯をイメージする

昼間の勤務中に使用するのか、夜のパーティーで使用するのかによって、自分自身の見せ方が変わってきます。まずは香水を使用する時間帯、そして使うシーンをイメージします。その後、自分をどう表現したいか、どのように見られたいかをイメージしてみましょう。たとえば、テキパキ仕事をこなしてデキるタイプと、のんびりとして癒し系タイプとでは、人に与える印象が変わってきます。

STEP2 香水をつけたときの感情をイメージする

香水をつけたとき、自分がどのような感情に包まれたいかイメージします。落ち着いてリラックスしたい、明るく前向きな気持になりたい、妖艶な気分になりたいなどです。

STEP3 できあがりの香水の香りをイメージする

できあがった香水は、どのような香りでしょうか。華やかなフローラル系の香りだったり、自然の風を感じるようなさわやかな香りだったり、神秘的でエキゾチックな香りだったり。あなたの好みのタイプの香りも素敵ですが、いつもと違うタイプの香りをイメージするのも楽しいでしょう。

STEP4 香りを嗅ぎ、候補となる精油を決める

とにかくたくさんの香りを嗅いでいきましょう。ピンときたり、「この香り好き!」というのがあれば、候補とします。候補となる精油は数が多くてもかまわないので、この段階では頭では考えず、直感を働かせてみましょう。

STEP5 実際にブレンドする精油を選ぶ

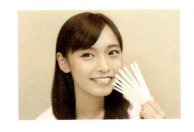

ここまで来たら、ある程度の精油が絞られているはずです。ムエット(試香紙)を使って精油の香りがブレンドされたイメージをつかみます。

ムエットの使い方は、ムエットの先端に精油を1滴たらし、精油名を記載します。1つのムエッ

トに1つの精油です。候補となる精油の数だけムエットをつくり、まずはムエットすべての香りを嗅いで香りを調整します。「この香りをもっと強くしたい」とか「この香りはいらないかも」など、香りの足し算や引き算をします。この場合、精油の持つ作用は気にせずに、香りが好みかどうかで判断します。

STEP6　精油の滴数を決める

　実際に使用する精油と滴数を書き出します。香水づくりに関しては、B・Fで計算する必要はありません。あくまでもできあがりの香りをイメージし、各精油の滴数を決めます。精油と滴数が決まったら、アルコール水に精油を入れてふたをし、1カ月ほど香りが馴染むまで熟成させます。ビンに精油を入れた直後はアルコール臭やトップノートの香りが目立つなど、香りにばらつきを感じますが、数時間もすると香りが変化します。2週間後、3週間後と香りの変化を感じるのも、香水ができあがるまでの楽しみのひとつです。4週間後にはすべての香りが一体となり、あなただけのオリジナル香水が誕生します。

香水づくりに用意するものと注意すること

用意するもの 例 5ccをつくる場合
- 5cc ガラス容器　● 90%アルコール水 4cc（無水エタノール 3.6cc にミネラルウォーター 0.4cc を入れる）　● 精油合計 25 滴（8〜10 種類）

注意すること
- 柑橘系の精油を入れた場合、肌に直接つけないこと
- 1カ月間香りを熟成させている間は、直射日光にあてないこと

香水の"核"と世界で1番いい香り

　プチグレンという精油がミドルノートにありますが、香水のハート（核）といわれています。オレンジ・ビターの小枝や若葉から抽出される精油ですが、プチグレンを入れると香り全体が引き締まり、調和が取れます。
「サンダルウッド：イランイラン：ジャスミン＝3：2：1」のブレンド比率は、調合師の間で「世界で1番いい香り」といわれています。

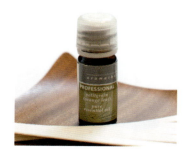

Chapter 3

これだけ知っておけば
アロマの達人になれる
「精油75種」

日常的に使用しやすい精油75種類を厳選。詳細情報はもちろん、対応するチャクラ、精油の特徴が連動されている様子がわかる精油の色を掲載しています。植物本来の姿が再現された美しいイラストとともに解説します。

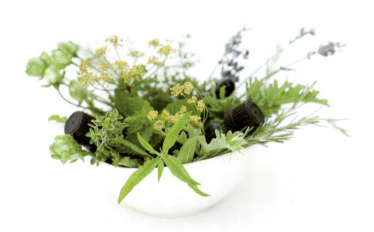

01 チャクラと精油の関係

古代から世界中の宗教で、目には見えない生命エネルギーが集中するところを「チャクラ」、目に見えない個々の全体像を表している光を「オーラ」としてその存在が意識されてきました。人々は、目に見えないチャクラとオーラの活性化には自然の恵み、ひいては宇宙の恵みである植物や鉱石、そして目には見えない香りの力が有用と考えてきました。

チャクラとオーラ

チャクラとは「生命エネルギーが集中するところ」で、「渦巻く色の集合体」であり、「肉体に浸透し、肉体と相互作用をしあっている」といわれています。たくさんのチャクラが存在しますが、古代から主に7つのチャクラが生命力の源で、各チャクラには固有の色があり、生命エネルギーの通る道を記しているといわれています。各チャクラは内分泌系、中枢神経系などの働きに関連しているとされ、チャクラのエネルギー状態が弱まると関連している各部位の状態も弱まり、不調が生じると考えられています。精油を使ってトリートメントすることで、チャクラを刺激して体の不調を整えることができます。

オーラは、「体を囲んで揺れ動く卵型のエネルギーフィールド」で、いくつかの層をなしています。宇宙や自然のエネルギーは、体に取り巻くオーラに流れてからチャクラに入り、チャクラから出てオーラに流れ宇宙へ戻ると考えられています。

◆ チャクラとオーラの色と対応する部位

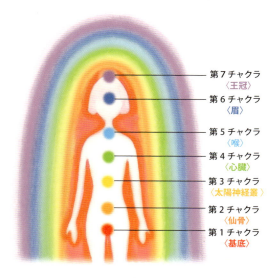

第7チャクラ〈王冠〉
第6チャクラ〈眉〉
第5チャクラ〈喉〉
第4チャクラ〈心臓〉
第3チャクラ〈太陽神経叢〉
第2チャクラ〈仙骨〉
第1チャクラ〈基底〉

※ 各チャクラの特徴をもとに、対応する精油を各精油ページ内【対応チャクラ】に記載しています。

イランイラン Ylang ylang

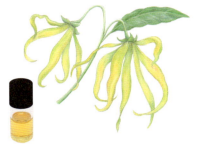

【主な作用】鎮静、鎮痛、鎮痙、血圧降下、精神高揚、抗不安、抗うつ、催淫、女性ホルモン調整、抗炎症、抗菌、抗ウイルス、子宮強壮

【主な成分】
モノテルペンアルコール類：リナロール 50 〜 60％
フェノールエーテル類：パラクレゾールメチルエーテル 10 〜 20％　**エステル類**：酢酸ゲラニル 3 〜 10％、酢酸ベンジル 5 〜 10％

※ モノテルペンアルコール類のリナロールには、鎮静・血圧低下作用がある。
※ フェノールエーテル類のパラクレゾールメチルエーテルには、刺激作用が少し含まれる。

【注意事項】 高濃度 敏感肌 運転中 集中したいとき
香りの好き嫌いがはっきりと分かれる精油のため、ブレンドする量を調整する。少量をほかの精油とブレンドすることで、香りに深みとエキゾチックさを表現することができる。

【価格帯の目安】10ml：2,500 〜 7,000 円
蒸留時間によりグレードが異なる。最初に抽出したものが最高品質の「エクストラスーペリア」。続いて1st、2nd、3rd と続く。香り・価格も異なる。エクストラにはエステル類が多く含まれ、鎮静作用が高くなる。

植物の特徴：樹高 20 m にもなる常緑高木。大きく光沢のある長円形の葉をつけ、花は細長く、絨毛に覆われ、咲きはじめは薄緑から濃い黄色へと変化。花の裏側にはインドール分泌腺ができ、最高の香気となる。
精油の特徴：高ぶった神経の緊張から解放し、深いリラクゼーションへと導く。ホルモンバランスの調整、内なる官能性を引き出し、至福感に包まれる。
香りの特徴：高南国を思わせる濃厚で甘い香り。
学名：Cananga odorata
科名：バンレイシ科
抽出方法：水蒸気蒸留法　**抽出部位**：花
原産地：インドネシア、マダガスカルほか

こんなときにオススメ

忙しすぎて、リラックスしたいのに心からのんびりできないとき。喜びや悲しみなどの感情を内に秘めてしまいがちなとき。女性性（男性の場合は男性性）を意識できず、自分を上手に表現できないとき。

体
早すぎる呼吸・心拍、高血圧、月経痛、月経不順、更年期、バストケア、冷感症

ゆったりとした香りは、ストレスが原因で呼吸が浅くなりがちなときに役立ち、呼吸器系、循環器系、生殖器系などの働きを整える。ホルモン分泌調整作用があるので、月経痛や更年期対策にも使われ、クラリセージ、ゼラニウム、ラベンダーなどとブレンドして下腹部をトリートメントするといい。バストアップケアにもいい。

肌
皮脂分泌調整、脂性肌、乾燥肌、老化、しわ、ニキビ、抜け毛、育毛

皮脂分泌調整作用があるため、脂性から乾燥肌まですべての肌タイプに使用できる。ホルモンバランスが整うことで肌にハリや潤い感がアップするので、スキンケアとしても使用頻度が高い。頭皮を刺激し健康にするため、育毛、フケ防止に使われ、ローズマリー、サイプレスとブレンドしたヘアトニックとして使用するのがいい。

心
イライラ、緊張、パニック、怒り、情緒不安、うつ、不眠、セックスレス、不感症

深いリラクゼーションへと導くことで、心と体のバランスが自然と整う。自身を見失い、愛情表現や性的なことに無関心なとき、自己の性の本質を高め、官能性をアップさせる。ラベンダー、ローズウッド、オレンジ・スイート、フランキンセンスなどとブレンドして使用するのがいい。開放的な気持ちにさせてくれる。

【精油のストーリー】「そよ風に揺れる花々」という意味のフィリピンの方言が変化し、マレー語で「花の中の花」を意味する。インドネシアでは新婚初夜に花をベッドに撒く習慣がある。感情と官能性の統合ができるのは、イランイラン特有の個性。　**【主な使用方法】**フェイス、ボディ、ヘア、パック、芳香浴、沐浴、香水
【オススメブレンド】柑橘系、ハーブ系の精油にブレンドすると、香りに深みが出る。濃厚で女性らしさが強調できる。
【B・F＆ノート】B・F：4　ノート：ミドル　**【対応チャクラ】**第 2

ウィンターグリーン Wintergreen

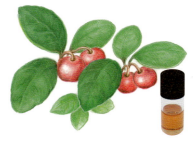

植物の特徴：カナダ、北アメリカに生育するツツジ科の常緑低木。木の幹はブドウ状で、高さ15cmくらい。7〜9月に白い花が咲き、赤い実がなる。精油は葉から抽出されるが、配糖体として存在するので、酵素処理が必要となる。葉を50℃のお湯にひと晩浸してから蒸留する。
精油の特徴：抗炎症、鎮痛、鎮静作用が強く「痛み」の変化が期待できる。医薬品のアスピリンと同じような効果があり、1mlは1.4gのアスピリンに相当する。
香りの特徴：強い清涼感のある樹木の香り。
学名：Gaultheria procumbens
科名：ツツジ科
抽出方法：水蒸気蒸留法　**抽出部位**：葉
原産地：カナダ、北アメリカ、中国、ネパール

【主な作用】抗炎症、鎮静、鎮痛、鎮痙、抗リウマチ、血小板活性抑制、利尿、鎮咳、去痰

【主な成分】
エステル類：サルチル酸メチル 96〜99%
アルデヒド類：ヘキセナール微量

【注意事項】妊娠中　授乳中　乳幼児　皮膚刺激　光感作　敏感肌　血液凝固剤使用中

刺激が強く取り扱いに非常に注意が必要だが、正しく使用することで精油の有用性をとても実感できる。必ず低濃度で使用をすること。濃度は全体の0.5%で使用するのが安全。アスピリンアレルギーの人は注意。スポーツマッサージには、ドーピング剤として指定がある。医薬品との相互作用があるので注意。主成分のサルチル酸メチルは、市販の湿布薬や鎮痛剤にも含まれている成分。鎮痛、鎮痙、抗炎症などにすぐれている。

【価格帯の目安】10ml：2,800〜4,000円

【リウマチ・関節周辺の痛みに】痛みが強い場合は、植物オイル30mlにウィンターグリーン2滴＋サイプレス4滴＋ラベンダー4滴をブレンドしたつくり置き用オイルで、トリートメントするのがお勧め。痛みがありうっ滞している部位にも有用。炎症がなく、熱を持っていない場合ならトリートメント可能。

こんなときにオススメ

ケガやリウマチによる関節、筋肉などの痛みの苦痛から解放されたいとき。特に身体的な不調（痛み）のストレスにより、精神的に弱くなっているとき。強い自分を取り戻したいとき。

体 リウマチ、関節炎、筋肉痛、頭痛、歯痛、捻挫、肩こり、神経痛、むくみ

ウィンターグリーンのテーマは「痛みからの解放」。リウマチなど皮膚に触れるだけでも痛みを感じる場合、トリートメントをするというよりもブレンドオイルをたっぷり塗布し、皮膚によく浸透させていくだけでも有用性を感じることができる。クレイ湿布もお勧めで、ウィンターグリーンのみを1〜2滴使用するだけで十分。むくみケアには、グレープフルーツとサイプレスをブレンドしトリートメントをするといい。呼吸器系にもいいが、刺激が強いため芳香浴のみにする。皮膚刺激も強いため、フェイシャルケアには不向き。ボディのみに使用すること。最初は0.5%ほどの濃度で使用し、多くても1%濃度までにすること。スッキリとした清涼感のある香りのため、柑橘系やフローラル系の香りとも相性がいい。

心 痛みによる苦痛、ストレス、落ち込み、精神的疲労、無気力

痛みからくる精神的苦痛から解放させ、前向きな気持ちになる。ウィンターグリーンの清涼感のあるスッキリとした樹木の香りと柑橘系の明るい気分にさせる精油をブレンドすれば、失いかけていたやる気を取り戻すきっかけとなる。リフレッシュ、頭をスッキリさせたいときにレモンやペパーミントとブレンドして芳香浴するといい。

【精油のストーリー】アメリカンインディアンが薬草として使用していた。アメリカ独立戦争の際には、葉を中国茶替わりにしていて「Teaberry」と呼ばれていた。　【主な使用方法】ボディ、湿布、芳香浴
【オススメブレンド】香りにインパクトがあるので、ブレンドする際は少量にすると、ほかの精油とのバランスが取れる。
【B・F＆ノート】B・F：1　ノート：ミドル　【対応チャクラ】第6

ウコン Termeric

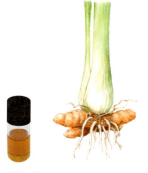

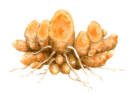
精油は根茎から抽出され、茎内部はオレンジ色

植物の特徴：ショウガ科ウコン属の多年草。精油は根茎を使用。ショウガの根よりも色が濃くオレンジ色。秋ウコンと春ウコンがあり、肝臓解毒は秋ウコンのほうがいいとされている。
精油の特徴：消化器系の働きをよくし、肝臓強壮作用もあり、脂っこいものやアルコールを多く摂取する人には生活習慣病予防にいい。
香りの特徴：独特な苦味・深みのあるショウガのような香り。
学名：Curcuma longa
科名：ショウガ科　**抽出方法**：水蒸気蒸留法
抽出部位：根茎　**原産地**：インド

【主な作用】消化促進、肝臓強壮、浄血、抗炎症、抗菌、抗酸化、去痰、抗カタル、免疫・精神強壮、血糖値降下

【主な成分】
ケトン類：β-ツルメロン 24%、α-ツルメロン 18%、ar-ツルメロン 20%　**モノテルペン炭化水素類**：α-フェランドレン 3%、β-セスキフランドレン 4%
セスキテルペン炭化水素類：ジルジベレン ～4%
オキサイド類：1.8 シネオール ～3%

【注意事項】妊娠中　乳幼児　皮膚刺激　光感作
濃い黄色のため、衣類などに付着しないよう注意する。皮膚刺激が強いため、全体の1%未満の濃度で使用すること。

【価格帯の目安】10ml：3,000～4,500円

こんなときにオススメ

夏バテなどで胃腸が疲れているとき。アルコールや脂っこいものを摂取する傾向にある人は生活習慣病予防に。睡眠を十分にとっているのに眠い、疲れを感じるとき。スッキリ元気になりたいとき。

 夏バテ、消化不良、胃もたれ、倦怠感

二日酔い予防のためのウコンドリンクと同じ作用がある。アルコールや脂っこいものの摂取が多く、肝臓に負担のかかる食生活をしている人は、レモン、ローズマリー・ベルベノンとブレンドし、肝臓周辺（右肋骨あたり）をトリートメントする。睡眠を十分にとっても疲れがとれない場合、ラヴィンサラ、ニアウリ、ティトゥリー、レモンなどとブレンドしてケアする。

 ニキビ、吹き出物、アレルギー

皮膚刺激が強いので、フェイシャルのケアには不向きだが、ボディケアに使用することで体内が解毒されていく。肝臓の働きが活性化されることで改善される皮膚のさまざまな症状に役立つ。左記のレシピで肝臓ケアをしながら、フェイシャルは保湿作用の高いパルマローザ、カモミール・ローマンなどでケアするといい。

 無気力、倦怠感、精神衰弱、否定的

特に何があったわけではないけれど、肝臓の働きの不調による倦怠感が抜けないなどの症状が出たときに使用する。体と心がラクになり、自然とやる気が増し、高揚感、集中力などをもたらしてくれる。ネガティブになりやすいときには、フランキンセンス、コパイバ、サンダルウッドなどのウッディ系と柑橘系をブレンドするといい。

【精油のストーリー】古くから香辛料、染料、薬用として使用されている。ターメリックはウコンの英名、日本ではウコン、ターメリックとして香辛料、精油ともに販売されている。　【主な使用方法】ボディ、湿布
【オススメブレンド】レモン、ローズマリーとブレンドすることで肝臓強壮作用が高まる。香りに苦味があるため、好き嫌いが分かれる。　【B・F＆ノート】B・F：1　ノート：ミドル　【対応チャクラ】第3

オレガノ Oregano

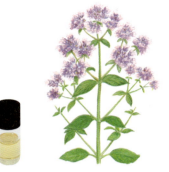

【主な作用】抗菌、抗真菌、抗ウイルス、免疫強壮、駆虫、鎮痛、鎮静、去痰、健胃、通経

【主な成分】
フェノール類：カルバクロール 40%、チモール 22%
モノテルペン炭化水素類：p-シメン 21%、γ-テルピネン 14%、α-テルピネン〜3%
モノテルペンアルコール類：リナロール〜3%

【注意事項】妊娠中 授乳中 乳幼児 皮膚刺激 敏感肌
皮膚刺激が強いため、ブレンドする場合は全体の1%未満になるようにするといい。

【価格帯の目安】10ml：2,500〜4,000円

【便利なオレガノオイル】地中海沿岸では古くから人気のハーブ。プランターでも育てやすいため、生葉をたくさん収穫したらオレガノオイルをつくってみてはいかが？ 水で洗い水分をふいてオリーブオイルに漬け込み、2週間ほど寝かせて香りがオイルに移ったらオレガノをこして完成。ドレッシングや調理オイルなど使い方はいろいろ。スライスしたニンニクと鷹の爪を入れてアレンジしても楽しい。

植物の特徴：30〜70cmの背丈の多年草。葉は小さく、薄紫のかわいい花を咲かせる。オレガノだけでたくさんの種類が販売されており、学名や呼び名を含めて混乱してしまいがちになる。スパイスとして人気が高い。
精油の特徴：ウイルスや病気にならないための強い体力づくり、消化器・呼吸器にいい。
香りの特徴：落ち着いた葉の香り。
学名：Origanum compactum
科名：シソ科
抽出方法：水蒸気蒸留法　**抽出部位**：葉と花
原産地：モロッコ、スペイン、イタリア、トルコ

こんなときにオススメ

風邪やインフルエンザ予防、風邪の早期症状に。免疫力が低下しているとき。咳や痰の症状のとき。胃もたれや食欲がないとき。やる気にみなぎりスッキリした気分、ポジティブな気持ちになりたいとき。

体 虚弱体質、免疫力低下、風邪、インフルエンザ、咽頭炎、気管支炎、胃もたれ

ウイルスの侵入口は喉。外出から戻ったときティトゥリー、ペパーミント入りのマウスウォッシュでうがいをするといい。同ブレンドを無添加ハンドソープに入れることで手洗いのときに抗菌作用がアップする。クレイやソルトで歯磨き粉にもいい。皮膚刺激が強いため、口周辺の皮膚につかないように注意する。

肌 帯状疱疹、ヘルペス、くすみ、透明感

刺激が強いため、フェイシャルケアには不向き。抗酸化作用が期待できるため、解毒作用の高いジュニパーや血液サラサラ作用のあるレモンとブレンドすることで透明感のある肌へと導く。ウイルスが原因の帯状疱疹やヘルペスの症状のときは、ティトゥリー、ラベンダーをブレンドしたローションをつくり塗布する。

心 集中力低下、無気力、倦怠感、うつ、神経的疲労

リラックスもしたいけれど、スッキリと元気になりたいとき。何かに集中して取り組みたいときにα波を出しながら、効率よく物事を進めることができる。朝、ジュニパー、ローズマリー、ペパーミント、ラヴィンサラなどとブレンドして香りを嗅ぐと、スッキリした1日のいいスタートがきれる。集中したいときに芳香浴するのもいい。

【精油のストーリー】由来は、ギリシア語のorus(山)とganus(喜び)の複合語であるOriganum(山の喜び)。古くから薬草、儀式、宗教、料理などさまざまなシーンで使われている。また、王や高貴な人々のミイラづくりに防腐剤としても使用されていた。　【主な使用方法】ボディ、マウスウォッシュ、歯磨き、芳香浴
【オススメブレンド】柑橘系やフローラル調の香りとの相性がいい。　【B・F＆ノート】B・F：1　ノート：ミドル
【対応チャクラ】第3

オレンジ・スイート&オレンジ・ビター Orange sweet & Orange bitter

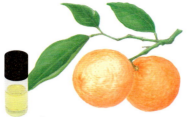

● オレンジ・スイート

【主な作用】抗うつ（特にビター）、精神高揚、鎮静、健胃、消化促進、鎮痛、抗菌、抗ウイルス、鎮痙、アセチルコリンエステラーゼ活性抑制

【主な成分】※ ( ) 内はビター
モノテルペン炭化水素類：リモネン　90〜95%（80〜90%）、α-ピネン〜3%（〜2%）
モノテルペンアルコール類：リナロール〜5%
ラクトン類：フロクマリン微量

※ ビターには、上記の成分の他に精神安定化作用のあるエステル類の酢酸ゲラニル、酢酸ネリル、酢酸リナリル、アルデヒド類のシトラール、シトロネラールなどが含まれる。

【注意事項】 光毒性 皮膚刺激 敏感肌
使用直後には日光にあたらない。使用後、最低6時間は日光にあたるのを避ける。ビターはスイートよりも光毒性が高い。オレンジは多くの人から好まれる香り。注意事項を守れば、使用頻度が高く使いやすい精油。特にアロマセラピー初心者、シルバーケアなどのハンドケアやフットケアなどに向く。

【価格帯の目安】10m：1,000〜3,500 円
※ スイートよりビターのほうが高い。

植物の特徴
樹高10mほどの常緑高木。オレンジの精油には、オレンジ・スイートとビターの2種類がある。ビターの果皮からオレンジ・ビター、葉や小枝からはプチグレン、花からはネロリの精油が抽出される。

精油の特徴
前向きで明るい気持ちにさせてくれる、柑橘系精油の中で鎮静、鎮痛作用が1番高く、消化器系に働きかける。ビターは精神面に働きかける作用が多く含まれる。

香りの特徴
さわやかで甘いオレンジの香り。ビターはスイートよりも苦味がある香り。

学名：Citrus sinensis（スイート）
　　　 Citrus aurantium（ビター）
科名：ミカン科　**抽出方法**：圧搾法
抽出部位：果皮　**原産地**：イタリア、ブラジル、アメリカ、メキシコ、スペイン

こんなときにオススメ

1日の疲れを癒し、翌日から元気にがんばりたいとき。ストレスが原因で寝つきが悪い、熟睡できない、胃腸がすぐれないとき。

体　消化不良、食欲不振、下痢、便秘、腸内ガス、マタニティ、シルバーケア

柑橘系の特徴は、明るい気分にさせ消化器系にうれしい作用がある。オレンジは柑橘系の精油の中で1番鎮静・鎮痛成分が含まれているので、リラクゼーション度が高い精油。ストレスが原因で起こる内臓の不調を正常な状態に戻してくれる。誰もが好む香りで、アセチルコリンエステラーゼ活性抑制（41頁参照）もあるため、シルバーケアとしても使用頻度が高い。

肌　皮脂分泌調整、しわ、乾燥肌、くすみ、むくみ、育毛

毒素を排泄させる作用があるので、スッキリとしないむくみ、くすんだ肌のケアに効果的。コラーゲン形成を促進するので、シワや乾燥肌のケアとしてパルマローザ、ゼラニウム、ローズウッドなどとブレンドするといい。毛根を刺激するため育毛ケアにもお勧め。芳香蒸留水にローズマリー、サイプレスとブレンドし、洗髪後に頭皮にスプレーし頭皮をもみほぐす。

心　落ち込み、精神疲労、不安、イライラ、うつ、否定的、不眠

ストレス状態が長く続き、自分を肯定できないとき、また身体の不調を感じるとき、明るく前向きな気分にさせ自信を取り戻させてくれる精油。睡眠前にラベンダー、フランキンセンスとブレンドして芳香浴をすると寝つきがよく、深い睡眠を得ることができる。ディフューザーがない場合はティッシュで代用し、枕元に置いておくのもいい。

【精油のストーリー】由来は、サンスクリット語で「果物」を意味する Naranj（ナランジ）。古代中国でオレンジの薬効効果が最初に注目され、中国ではオレンジは幸運と繁栄の象徴とされている。
【主な使用方法】ボディ、フェイス、芳香浴、ヘア、香水、湿布、掃除
【オススメブレンド】樹脂・木部、葉や花などの精油。　【B・F＆ノート】B・F：4　ノート：トップ
【対応チャクラ】第3

これだけ知っておけばアロマの達人になれる「精油75種」　083

カモミール・ジャーマン German chamomile

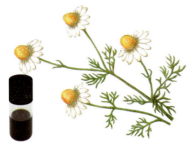

カモミール・ローマンよりも黄色い花芯が高く盛り上がっている

植物の特徴：3〜5月に花を咲かせる草丈50〜70cmの1年草。カモミール・ローマン（次頁参照）との見た目の違いは、黄色い花芯が高く盛りあがっているところ。ハーブティーのカモミールは、ジャーマンを乾燥させたものを使用する。
精油の特徴：精油は濃い青色。アレルギーの痒み、潰瘍、炎症に役立ち、痒みから引き起こる精神的ストレスに働きかける。
香りの特徴：濃厚な薬草感があり、好き嫌いが分かれる香り。
学名：Matricaria chamomilla
　　　　Chamomilla recurtita
科名：キク科
抽出方法：水蒸気蒸留法　**抽出部位**：花
原産地：ハンガリー、エジプト、ブルガリア

【主な作用】抗炎症、抗アレルギー、抗ヒスタミン、抗掻痒、皮膚再生、瘢痕形成、抗菌、抗真菌、抗酸化、抗潰瘍、鎮静、鎮痛、鎮痙、通経

【主な成分】
オキサイド類：ビザボロールオキサイド A10〜40％、ビザボロールオキサイド B〜5％
セスキテルペン炭化水素類：β-ファネッセン 20〜30％、カマズレン 10〜20％、ゲルマクレン D〜10％　**ケトン類**：カンファー 2〜15％
セスキテルペンアルコール類：α-ビザボノール〜10％、ファネソール〜5％
※ ケトン類カンファーには、中枢神経興奮作用がある。
※ ローマンには含まれていないセスキテルペンアルコール類には、エストロゲン様作用がある。

【注意事項】妊娠中　授乳中　キク科アレルギー
独特な香りのため、薄目の濃度で使用すること。腕の内側などに塗布し、アレルギー反応を確認すること。

【価格帯の目安】5ml：7,000〜11,000円

こんなときにオススメ
アトピーなどの疾患で痒みがあるとき。アレルギーの原因へアプローチしたいとき。体のバランスを取り免疫を強壮したいとき。ストレスで消化器系に潰瘍があるときなど、体の症状からくる精神的疲労時。

【体】潰瘍、消化不良、月経不順、月経前症候群、風邪、鼻炎、膀胱炎、花粉アレルギー

精油の濃い青色は、カモミール・ローマンには含まれていないセスキテルペン炭化水素類のカマズレンが含まれているから。カマズレンは、水蒸気蒸留法で抽出する際、熱に反応して変化したもの。咲いている花を手でつぶしても青色は出ないのが特徴。カマズレンはアレルギーなどの症状に有用な作用があり、ローマンには含まれていない。また、女性ホルモンのひとつであるエストロゲンに似た働きをするセスキテルペンアルコール類が含まれ、月経時のトラブルに役立つ。オキサイド類も多く含まれ、免疫系を強壮するので、アレルギー症状中の免疫力低下時にお勧め。アレルギーへのアプローチは、メリッサ、ラヴィンサラ、ニアウリ、ティトゥリー、ベルガモット、ヤロウなどとブレンドし、定期的なオイルトリートメントを行うといい。

【肌】アレルギー、湿疹、皮膚炎、痒み、乾燥肌、傷

アレルギー、湿疹、乾燥肌などによる肌の痒みや痛みにオイルトリートメントを続けると、痒みだけでなく肌質の根本を見直すのに役立つ。保湿作用の高いローズウッド、パルマローザ、フランキンセンスなどとブレンドしトリートメントをすると、乾燥や皮膚炎でバリア機能が低下した肌にいい。根気よくトリートメントを続けることでゆっくりと変化を感じる精油。

【精油のストーリー】Matricaria というラテン語は、「母」を意味する matrix、「子宮」を意味する mater が由来。古代エジプトでは太陽神 Ra に捧げられていたハーブ。　【主な使用方法】ボディ、フェイス、ヘア、湿布
【オススメブレンド】衣服につかないよう注意。香りがとても独特なため、ブレンドする際は少量でバランスを考えながら。　【B・F＆ノート】B・F：1　ノート：ミドル　【対応チャクラ】第2

カモミール・ローマン Roman chamomile

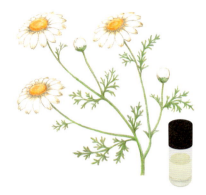

黄色い花芯の高さが低い。葉も蒸留に使用されることがある

【主な作用】鎮静、鎮痛、鎮痙、抗炎症、血圧降下、抗掻痒、抗菌、抗真菌、抗ウイルス、抗アレルギー、駆虫

【主な成分】
エステル類：アンゼリカ酸イソブチル 30〜40％、アンゼリカ酸イソアミル 10〜20％
モノテルペン炭化水素類：リモネン 〜10％、α-ピネン 〜5％ **ケトン類**：ピノカルボン 〜5％
※ ケトン類のピノカルボンには、多量使用すると神経毒性を持つ。

【注意事項】妊娠中 授乳中 キク科アレルギー 集中したいとき
カモミール・ジャーマンとの違いを理解して使用すること。ストレス度あいが高い、精神的なことが起因する痛みなどの症状にはカモミール・ローマン。アレルギー、菌の侵入、炎症、潰瘍などの症状にはカモミール・ジャーマンを使用する。

植物の特徴：6〜7月に花を咲かせる草丈50〜70cmの1年草。カモミール・ジャーマンとの見た目の違いは、黄色い花芯の高さが低いこと。
精油の特徴：リラックス作用が高く、保湿作用もありスキンケアにも役立つ。体の力が抜け、寛容な気持ちにさせてくれる。
香りの特徴：リンゴのような甘くてさわやかな香り。
学名：Anthemis nobilis
科名：キク科
抽出方法：水蒸気蒸留法　**抽出部位**：花
原産地：フランス、モロッコ、ハンガリー

【価格帯の目安】5ml：9,000〜1万5,000円

こんなときにオススメ

イライラやドキドキした状態が続いているとき。精神的、肉体的疲労による心身の緊張から解放されたいとき。保湿作用を高め、ハリと潤いを肌に与えたいとき。

体 神経痛、月経痛、月経不順、月経前症候群(PMS)、神経痛、筋肉痛、胃潰瘍、胃もたれ、消化不良、腸内ガス、炎症

鎮静、鎮痙作用があるため、緊張が続くことによる神経、筋肉、消化器に影響が出る胃潰瘍やコリなどに有用。ジャーマンと比べると直接ホルモンに作用する成分は含まれないが、リラックスし副交感神経を優位にすることで各臓器の働きが正常に戻り、消化器系のトラブルやさまざまな痛みに有用。

肌 乾燥、しわ、しみ、老化肌、湿疹、皮膚炎、痒み

壊れた毛細血管を修復し、弾力を高め、保湿作用もあるので、さまざまな皮膚のトラブルに役立つ。スキンケアで使用頻度が高い。ラベンダー、キャロットシード、パルマローザ、ゼラニウム、フランキンセンスなどとブレンドしフェイシャルトリートメントをするのがお勧め。同ブレンドでつくる乾燥予防のミツロウクリームはリップ、ヘア、ハンドクリームとして万能。

心 精神・肉体の緊張、不安、不眠、怒り、ショック、自己批判、疲労

心身の緊張感を解放させてくれる。また、寝る前に深呼吸をしながら香りを嗅ぐことで深いリラクゼーション効果が得られ、質のいい睡眠を確保することができる。疲労が取り除かれることで、気持ちが寛容になる。ストレスを上手に発散できず、胃腸の調子を崩しやすい人に特に向いている。胃（みぞおち下）の部分をなでるようにトリートメントするといい。

【精油のストーリー】由来は、りんごのような香りがすることから「地面のりんご」という意味のギリシア語 chamaimelon。英国ではチューダー王朝時代、人々はカモミールを床に敷きつめ、ほのかな香りを家の中に漂わせていた。　【主な使用方法】ボディ、フェイス、ヘア、湿布、芳香浴、入浴、沐浴
【オススメブレンド】どの精油とも相性がいい。柑橘系、樹脂や木部の精油とあわせると香りのバリエーションを楽しむことができる。　【B・F＆ノート】B・F：1　ノート：ミドル　【対応チャクラ】第6

カルダモン Cardamon

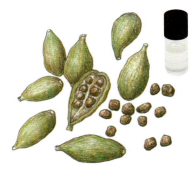

【主な作用】鎮静、鎮痛、鎮痙、抗炎症、神経強壮、免疫強壮、血液循環促進、加温、頭脳明晰、消化促進、去痰、鎮咳、抗菌、抗真菌、抗ウイルス

【主な成分】
オキサイド類：1.8シネオール 30〜40%
エステル類：酢酸αテルピニル 30%、酢酸リナリル〜5% **モノテルペン炭化水素類**：リモネン〜5%、α-ピネン〜5% **モノテルペンアルコール類**：リナロール〜5%
そのほか、ゲラニオール、シトロネラール、パラシメンなど多数の微量成分が含まれる。

【注意事項】 皮膚刺激 敏感肌

【価格帯の目安】10ml：3,500〜7,000円

【カルダモンコーヒー】乾燥させたカルダモンのさやごと煮出したお湯でコーヒーを入れると、ほんのりカルダモンの風味がして美味しい。中近東では歓待のときによく飲まれるコーヒー。コーヒーのカフェインが苦手な場合、タンポポの根をローストしたダンデリオンコーヒーで代用できる。

【カルダモンチャイ】カルダモンのさやを包丁で割り、カルダモンだけを使ってつくるチャイも美味しい。

植物の特徴：インド産のショウガによく似た多年草。背丈は成長すると2〜3mになる。葉は細長く、小さく黄色い花を咲かせる。果実は淡黄緑色、内部に赤褐色で卵形の種子が入っている。精油は種子から抽出される。
精油の特徴：消化器系の症状に役立ち、精神と肉体を活性化させ活力がわいてくる。
香りの特徴：レモンとスパイスがブレンドされた中に少し苦味を感じる香り。
学名：Elettaria cardamomum
科名：ショウガ科
抽出方法：水蒸気蒸留法　**抽出部位**：種子
原産地：インド、スリランカ、カンボジア

こんなときにオススメ

消化器系の不調や夏バテでやる気が出ないとき。緊張・不安・心配事があり集中できず思考力が鈍いとき。エネルギッシュに行動や活動をしたいとき。決意を新たにしたいとき。

体

食欲不振、消化不良、下痢、便秘、鼓腸（腸内ガス）、慢性疲労、冷え、口臭、風邪、気管支炎

疲れが抜けず、やる気が出ないときに活力を与えてくれる精油。口臭の原因にもなる消化器系の状態を整え、もとの正常な状態に保つ。加温作用があるので、冬だけでなく冷房で冷えてしまったときに、ローズマリー、ブラックペッパー、ジュニパーなどとブレンドしてお腹のトリートメントをすることで、根本的な冷え改善だけでなく、病気になりにくい体にすることができる。疲労感が強いときには、オレンジ・スイート、ラベンダー、カモミール・ローマン、ローズウッドといった鎮静作用の高い精油とブレンドし、脳の芯をほぐしてリセットすることも大切。種子から抽出した精油なのでエネルギッシュさがあるが、リラックス作用のエステル類も多く含まれているため、バランスのいい精油。疲れをしっかり取り除き行動力をアップしたいときにいい。

心

無気力、うつ、無関心、ストレス、ショック、心配事、集中力低下、試練、虚無感

香りをかいだとたんに脳がクリアになって活力がわき、全身に生命力がみなぎる。ショックや心配事、何もしたくないという状態から抜け出すとき、循環促進作用のあるジュニパーやローズマリー、前向きで明るい気持ちにさせてくれる柑橘系の精油とブレンドするといい。夏バテしているときにもいい。

【精油のストーリー】インド、ヨーロッパ、中近東で「楽園の穀物」「香りの王様」といわれ、高価だがとても人気があった。古代エジプト人は薫香に使用しており、現在もエジプトではカルダモン入りのコーヒーが愛飲されている。
【主な使用方法】ボディ、芳香浴、ヘア　【オススメブレンド】どの精油とも相性がいい。柑橘系の樹皮や木部の精油とあわせると香りのバリエーションを楽しむことができる。　【B・F＆ノート】B・F：1　ノート：ミドル
【対応チャクラ】第3

キャロットシード Carrot seed

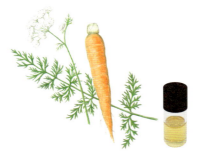
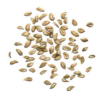

精油が抽出されるのは、野生のノラニンジンの種子

植物の特徴：和名は、ノラニンジン。草丈1.5m位まで成長する白くレースのような花を咲かせる1年草（2年草の場合もある）。精油は種子から抽出され、葉茎は乾燥ハーブとしてお茶やリキュールの香りづけに使用される。
精油の特徴：香りに好き嫌いが分かれる。肌のあらゆる変化に対応することで、アンチエイジングが期待できる。肝臓強壮作用からデトックス効果もあり、体の中から美しくなる。
香りの特徴：ほんのりニンジンの香りを感じさせ、苦味と野生感のある香り。
学名：Daucus carota　**科名**：セリ科
抽出方法：水蒸気蒸留法　**抽出部位**：種子
原産地：フランス、ドイツ、ハンガリー

【主な作用】皮膚再生、細胞成長促進、抗菌、抗ウイルス、肝臓強壮、腎臓強壮、抗貧血

【主な成分】
セスキテルペンアルコール類：カロトール30〜40%
モノテルペン炭化水素類：α-ピネン10〜15%
セスキテルペン炭化水素類：β-カリオフィレン5〜15%
そのほか、リモネン、リナロール、テルピネー4-オールの成分が微量に含まれる。
※ カトロールには、細胞成長促進作用がある。

【注意事項】妊娠中　授乳中
香りが独特で強いため、低濃度で使用する。好き嫌いがはっきり分かれる精油のため、確認してから使用すること。

【価格帯の目安】10ml：3,000〜4,500円

こんなときにオススメ

しわ、乾燥、たるみ、くすみ、しみなどあらゆる肌の衰えを感じたとき。疲労がたまり、むくみがちで体が重くスッキリしないとき。疲れや忙しさで思考力が低下して考えがまとまらず、自分でも何をしたいかわからなくなったとき。

 疲労、肝臓・腎臓機能低下、むくみ、静脈瘤

肝臓強壮作用があるため、デトックスや浄化の効果が期待できる。蓄積すると老化を早めてしまう活性酸素の排泄も得意。体のデトックス工場でもある肝臓の働きを高めるためには、ローズマリー・ベルベノン、レモン、サイプレス、ジュニパー、ゼラニウムなどとブレンドする。疲労感が取り除かれ、自然とエネルギーがわいてくる。アンチエイジングケアにも。

 乾燥、しわ、老化、しみ、くすみ、硬化肌

「肌は内臓の鏡」といわれ、内臓の健康状態が肌にそのまま表われる。いかに体内をキレイに保つかが、見た目のキレイを保つためにも大切。キャロットシードは、体のデトックス作用も高いため、ボディケアを併用しながら、フェイスケアをするとさらに効果的。しみやしわ対策には、漂白作用のあるレモン、グレープフルーツ、セロリをブレンドするといい。

 うつ、情緒不安、無気力、集中力低下

集中力が低下して考えがまとまらず、地に足がついていないようなふわふわしたときにしっかりした気持ちにさせてくれる。気分のムラがあり情緒不安定気味なときは、女性はゼラニウム、ローズ、クラリセージ、ジャスミン、グレープフルーツなどとブレンド、男性はマージョラム、レモン、ペパーミント、サイプレスなどとブレンドし芳香浴をするのもお勧め。

【精油のストーリー】ニンジンはたくさんの種類が存在するが、精油は野生のノラニンジンの種子から抽出する。根や葉に薬理成分が含まれているが、ノラニンジンにそっくりの薬草もたくさんある。　【主な使用方法】ボディ、フェイス、パック、ヘア、芳香浴　【オススメブレンド】独特な香りのため、ブレンドする量は少量にし、柑橘系やハーブの明るい感じのものをブレンドするといい。　【B・F＆ノート】B・F：2　ノート：ミドル（ベースより）
【対応チャクラ】第3

クラリセージ Clary sage

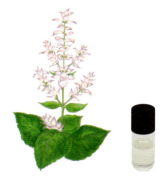

植物の特徴：草丈 70 〜 120cm ほどになる多年草。葉は絨毛で覆われハート形。ピンク色がかった淡い紫色、白色などの花を咲かせる。南ヨーロッパ原産で種類は 450 にもなる。
精油の特徴：月経、出産、更年期など、婦人科系のトラブルに役立ち、精神と肉体の深いリラクゼーションを体感できる。
香りの特徴：落ち着いた草の香りにほろ苦い甘さとスパイシーさがある香り。
学名：Salvia sclarea　**科名**：シソ科
抽出方法：水蒸気蒸留法　**抽出部位**：葉と花
原産地：フランス、モロッコ、スペイン

【**主な作用**】鎮静、鎮痙、鎮痛、女性ホルモン調整、抗菌、抗ウイルス、抗真菌、抗炎症、血圧降下、自律神経調整、抗うつ、抗不安、神経強壮、通経

【**主な成分**】
エステル類：酢酸リナリル 60 〜 70%
モノテルペンアルコール類：リナロール 10 〜 15%
ジテルペンアルコール類：スクラレオール 2 〜 7%
セスキテルペン炭化水素類：ゲルマクレン D 〜 10%、α - カリオフィレン 〜 5%
そのほか、ゲラニオール、β - カリオフィレンの成分が微量に含まれる。

※ セスキテルペン炭化水素類のα - カリオフィレンは血液循環活性作用がある。
※ エステル類の酢酸リナリルは交感神経の緊張を緩める鎮静作用があるが、多量で使用することで興奮作用を持つ。
※ ジテルペンアルコール類のスクラレオールは、エストロゲン様作用（排卵を促す女性ホルモンに似た作用）がある。

【**注意事項**】　集中したいとき　月経過多　多量月経　妊娠中　授乳中
婦人科系疾患で月経を止めている薬を内服している場合は使用できない。分娩促進として使用されるが、微弱陣痛の人には不向き。

【**価格帯の目安**】10ml：3,800 〜 5,500 円

こんなときにオススメ

月経前症候群（PMS）などで自己の感情コントロールが困難なとき。脳の芯からほぐすようなリラクゼーションを体感したいとき。呼吸が浅くなったとき、マタニティブルーのとき。

体 月経痛、月経不順、少量月経、更年期、月経前症候群（PMS）、出産、喉の痛み、頭痛、筋肉痛、血圧降下

婦人科系トラブルに役立つ精油。女性ホルモンに似た働きをするスクラレオールの作用が、女性ホルモンの乱れから起こるさまざまな症状を手助けしてくれる。鎮痙作用があるので、出産時にも役立つ精油として使用される。そのほか、痛みに対する変化を期待できる。

肌 皮脂分泌調整、ニキビ、脂性、抜け毛、育毛

皮脂分泌のバランスを取るため、脂性の頭皮や肌のケアにはローズマリー、フランキンセンス、サイプレスなどとブレンド。抜け毛、育毛など頭皮のケアとしては、ローズマリー、ラベンダーとブレンドしてローションをつくり、シャンプー後に頭皮にスプレーし、毛根を動かすようにしてふき取ると血行促進が強化される。シャンプーに入れて使用するのもいい。

心 情緒不安、ヒステリー、パニック、怒り、マタニティブルー

女性ホルモンの影響で自己の感情コントロールができないとき、特に精神高揚が激しく、自己の行動に不信と怒りを覚えるときなど、クラリセージの導く深いリラクゼーションが自己否定感を解放させてくれる。さまざまな束縛から解き放たれることで心が安定する。マタニティブルー時には、柑橘系とブレンドするといい。

【**精油のストーリー**】Clary は、ラテン語で「明晰な」という意味に由来。種子を煎じ、薬として目につけると視界がはっきりするため「See bith」「Eye bith」ともいわれている。　【**主な使用方法**】ボディ、ヘア、フェイス、沐浴、芳香浴　【**オススメブレンド**】特に女性はその日のホルモン状態により、好き嫌いが分かれる面白い精油。リラクゼーションを目的とするならば、柑橘系の中でもオレンジとの相性がいい。
【**B・F＆ノート**】B・F：4　ノート：ミドル　【**対応チャクラ**】第 2

グレープフルーツ Grapefruit

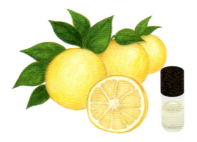

【主な作用】 食欲調整、健胃、抗うつ、精神高揚、うっ滞除去、利尿、脂肪溶解、抗ウイルス、抗菌、血管拡張、アセチルコリンエステラーゼ活性抑制、多幸

【主な成分】
モノテルペン炭化水素類：リモネン 90 〜 99%、α-ピネン微量　**ラクトン類**：フロクマリン微量
ケトン類：ヌートカトン微量
そのほか、オクタナール、デカナールなどの微量成分が含まれる。

【注意事項】 光毒性
皮膚に塗布後、6 時間は日光にあたるのを避ける。

【価格帯の目安】 10ml：1,400 〜 2,500 円

【グレープフルーツ入りローションでしみがポロリ？】
漂白作用のあるグレープフルーツと細胞成長促進作用のあるラベンダーをブレンドしてつくった美白ローションを毎日たっぷり使用すると、しみが薄くなり、ある日しみがポロリとはがれたという体験談あり。セロリをプラスして漂白作用は 2 倍。レシピは 246 頁を参照。

植物の特徴：樹高 8 〜 10 m になる常緑高木。光沢のある大きな深緑色の葉をつけ、白い星形の花を咲かせる。精油は、果実の果肉ではなく果皮から抽出される。18 世紀に西インド諸島バルバドス島で発見されたブンタンの突然変異といわれている。
精油の特徴：肝臓に働きかけるため、むくみ、デトックス、ストレスからくる不調をやわらげ、美白ケアにも役立つ。自然と幸福感に包まれ、明るいエネルギーを放出する。
香りの特徴：グレープフルーツそのままのフレッシュな香り。
学名：Citrus paradisi　**科名**：ミカン科
抽出方法：圧搾法　**抽出部位**：果皮
原産地：イタリア、イスラエル、アメリカ、ブラジル

こんなときにオススメ

落ち込んでリフレッシュしたいとき。幸福感に包まれたいとき。しみやくすみなどの美白ケアをしたいとき。むくみがちな足をスッキリさせたいとき。場の空気を明るく和やかにさせたいとき。

体 むくみ、二日酔い、ダイエット、セルライト除去、浄化、消化不良

リンパ系を刺激し、体液循環促進作用があるので、体の余分な水分を排泄する。薬剤中止後の身体の浄化、二日酔い、お酒を抜きたいときに。ローズマリー・ベルベノン、ジュニパーとブレンドして肝臓強壮に。脂肪溶解作用もあるので、ゼラニウム、ジュニパーとブレンドしてセルライト除去を目的としたダイエット用トリートメントに。

肌 くすみ、しみ、吹き出物、皮脂分泌調整

死んだ細胞を取り除く作用があるため、セロリ、ラベンダーとブレンドし、くすみやしみケアのフェイシャル用オイルトリートメントやローションに入れて夜に使用する。皮脂分泌調整作用もあるので、T ゾーンのみ脂性の人のケアにも向く。吹き出物ケアには、ティトゥリー、ラベンダーとブレンドし、フェイシャルトリートメントを定期的に行うといい。

心 過食、食欲不振、不安、落ち込み、気分のムラ、うつ

香りを嗅ぐだけで、人が幸せを感じたときに分泌されるドーパミンが脳内に分泌され、幸せ脳づくりができる。ストレスが原因の過食や食欲不振は、小さな幸せを積み重ねることで、ストレスを軽減することができる。自分があるべき本来の状態に戻すことができる。自分自身を上手にコントロールし、ハッピーな気持ちを保ちたいときに。

【精油のストーリー】 学名の Citrus paradisi の paradisi は「楽園」という意味。グレープフルーツを嗅ぐとドーパミンが分泌されることから、楽園にいるような幸福感を人々が持ったことが由来とされている。　**【主な使用方法】** ボディ、フェイス、ヘア、パック、沐浴、芳香浴、香水　**【オススメブレンド】** すべての精油と相性がよく、グレープフルーツをほかの精油とブレンドすることで、明るく元気なエッセンスがプラスされる。
【B・F & ノート】 B・F：4　ノート：トップ　**【対応チャクラ】** 第 3

クローブ Clove

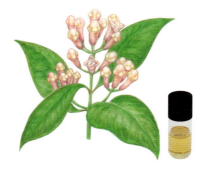

【主な作用】抗酸化、抗血栓、抗炎症、抗菌、抗真菌、抗ウイルス、鎮痙、鎮痛、防虫、免疫強壮、消化促進、健胃

【主な成分】
フェノール類：オイゲノール 75 〜 90%
エステル類：酢酸オイゲニル 10 〜 15%
オキサイド類：カリオフィレンオキサイド 5 〜 15%
セスキテルペン炭化水素類：β-カリオフィレン 5 〜 7%
そのほか、多数の微量成分が含まれる。

【注意事項】妊娠中　授乳中　皮膚刺激　敏感肌

【価格帯の目安】10ml：1,800 〜 2,500 円
※ 葉から抽出された精油もあるが、価格は低め。

【クローブでスープに深みをプラス！】スパイスの中でも芳香が強いクローブは、粉末になっているタイプと花蕾そのままを乾燥させたホールタイプがある。料理に使用すると少量で味に深みがでるため、動物系タンパク質を含まない野菜や豆入りスープ、煮込み料理などにお勧め。ホールタイプを使用する場合は、食べる前に取り除くこと。甘い香りのするフルーツ菓子にもよくあう。

植物の特徴：樹高15mほどの常緑樹で100年ほど生育する。古くから使用されていたスパイスのひとつでもあり、スパイス、精油ともに開花前の花のつぼみを使用する。和名は丁字。
精油の特徴：抗酸化作用が高く、活性酸素の除去などデトックスとアンチエイジング作用があり、活力がみなぎる。
香りの特徴：一瞬で目が覚めるようなスパイシーでクリアな香り。
学名：Eugenia caryophyllata
科名：フトモモ科
抽出方法：水蒸気蒸留法　**抽出部位**：花蕾
原産地：マダガスカル、インドネシア、インド

こんなときにオススメ

長い間自分自身のケアをせず疲れがたまっているとき。慢性疲労で元気がないとき。「痛み」の救急処置に。疲労時にウイルスが原因の症状が出やすい人に。

体　慢性疲労、消化不良、腸内ガス、低血圧、免疫低下、口内炎、歯痛

疲労時、紫外線を多く浴びたときに発生する疲労や老化の原因となる活性酸素の除去が期待できるため、体内のアンチエイジング効果を発揮。ジュニパー、サイプレス、レモングラス、レモンなどとブレンドするといい。夏バテ時などの消化器系や体調がすぐれないときに使用すると、活力がアップする。低血圧の人は、朝、香りを嗅ぐだけでも頭がさえわたる。

肌　皮膚の真菌症、炎症

抗真菌、抗菌作用が強いため、水虫や白癬など真菌が原因となるケアに向く。キャリアオイル10ccにティトゥリー20滴、レモングラス20滴、レモン10滴、クローブ10滴とかなりの高濃度のオイルをつくり患部に塗布するといい。毒性が高いため、連続使用は控えること。刺激も強いためフェイシャルには不向きだが、ボディで使用するとアンチエイジング効果が期待できる。

心　無気力、ショック、集中力低下、精神疲労、性欲の減退

気力、体力の疲れを感じたとき、新たな気持ちで目標へ向かいスタートしたいとき、ジュニパー、ローズマリーなどとブレンドするといい。鎮静、鎮痛作用の高いラベンダーやクラリセージなどとブレンドすることで「気持はゆったりリラックスしながらも、活性化できる」という一見正反対の作用が働くが、上手に心身のバランスを取ってくれる。

【精油のストーリー】原料となる花蕾を Clou といい、針のような形をしているので、中国では針を意味する「丁子」「丁香」の文字があてはめられている。乾燥させた花蕾を生のオレンジに刺しておくと感染症予防、防虫、部屋の芳香に役立つ。　【主な使用方法】ボディ、ヘア、芳香浴　【オススメブレンド】どの精油とも相性がいいが、香りが濃厚で刺激的なため、ブレンドする場合は少なめにする。
【B・F＆ノート】B・F：1　ノート：ミドル　【対応チャクラ】第7

コパイバ Copaiba

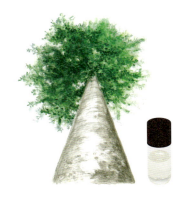

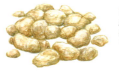

アマゾンでは、出産のときにへその緒の切り口に塗っていた

植物の特徴：熱帯地方に生育する樹高 30 m にもなる樹齢 100 年以上の木から、芳香成分を含む樹脂が抽出される。アマゾンでは「森の女王」「聖なる木」と呼ばれている。
精油の特徴：気持ちを落ち着かせ、平常心を保ち、呼吸器系や皮膚のトラブルに役立つ。
香りの特徴：モミを思わせるようなスッキリとしたマイルドな木の香り。
学名：Copaifera officinalis　**科名**：マメ科
抽出方法：水蒸気蒸留法　**抽出部位**：樹脂
原産地：ブラジル、ベネズエラ、コロンボ

【主な作用】抗炎症、鎮痛、鎮静、刺激緩和、抗菌、抗真菌、利尿、去痰、免疫強壮、抗酸化

【主な成分】
セスキテルペン炭化水素類：β-カリオフィレン 55～70%、α-フムレン 7～10%、α-コパエン ～3%、ゲルマクレン-D 3～5%、β-ビサボレン ～2%　**ラクトン類**：ベルガモテン ～5%

【注意事項】基本的な注意を守る（51 頁参照）。

【価格帯の目安】10ml：1,800～3,000 円

【コパイバでプチ瞑想】毎日フル回転して忙しいとき、コパイバの香りを楽しみながら 5 分ほど目を閉じ、呼吸に意識を向け深呼吸してみよう。約 4 万 5,000 種類の植物が存在するアマゾンの中で「神聖な木」とされているコパイバのパワーで満たされ、心身が穏やかになる。

こんなときにオススメ

自分自身を見失いそうになったとき。緊張感が続き呼吸が乱れているとき。落ち着いて物事に取り組みたいとき。風邪のひきはじめや鼻づまり、皮膚の炎症ケアに。

 咳、痰、関節炎、筋肉痛、さまざまな炎症

抗炎症、鎮静作用があるので、風邪のひきはじめの呼吸器系のトラブルに役立つ。ティートゥリー、レモン、ペパーミント、グレープフルーツなどとブレンドして芳香浴するといい。リウマチ、膝の痛み、肩の痛みなどに、ユーカリ・シトリオドラ、ジュニパー、ラベンダーなどとブレンドしトリートメントをするといい。香りもまろやかで使用しやすいため、呼吸器系のトラブル時の吸入にお勧め。

 ニキビ、吹き出物、皮脂分泌調整

抗菌作用があるため、毛穴の詰まりが原因となる肌トラブル全般に。パルマローザ、ゼラニウム、ローズウッド、キャロットシード、ラベンダー、フランキンセンスなどとブレンドすることで皮膚再生機能が高まり、肌を正常な状態へと導く。ニキビや吹き出物ケアには、洗面器にお湯とコパイバを 1 滴たらして、蒸気を素肌にあてて毛穴の汚れを取るフェイシャルサウナがさっぱりして気持ちいい。

 落ち着きがない、イライラ、怒り、高揚、無気力

忙しい毎日を送り、自分自身を見失いがちなとき、コパイバのマイルドでありながらスッキリとする木の香りは、心のざわつきを取り除き、平常心を保つことができる。妖精がたくさんいる心地いい森の中にいるような感覚に包まれ、自分自身を大切にすることに気づかせてくれる。グラウディングをしたいとき、スピリチュアリティを高めたいときにお勧め。

【精油のストーリー】アマゾンの先住民は、コパイバを神聖なる木として祈りをささげ、樹木を伐採せず、樹脂を抽出する。コパイバは 1 万 3,000 年前からアマゾンの森に生育しているので、アマゾンの森の精気、癒しのパワーが詰まった精油として古くから先住民に親しまれている。　【主な使用方法】ボディ、フェイス、ヘア、芳香浴、吸入
【オススメブレンド】木の香りは年齢が高い層に好まれるが、コパイバは若い年齢層にも好まれる。フローラル、柑橘系とブレンドすることで、はなやかな香りの中に落ち着きを出すことができる。
【B・F＆ノート】B・F：3　ノート：ミドル　【対応チャクラ】第 1

コリアンダー Coriander

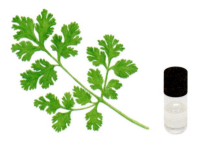
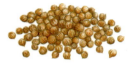

精油は独特な香りを放つ葉からではなく、種子から抽出する

【主な作用】鎮痛、鎮静、抗菌、抗真菌、抗痙攣、抗うつ、食消化促進、神経強壮、健胃、駆風、抗ウイルス、神経強壮

【主な成分】
モノテルペンアルコール類：リナロール 65〜75%
ケトン類：カンファー 4〜6%
モノテルペン炭化水素類：α-ピネン 5〜7%、γ-テルピネン 2〜5%
そのほか、酢酸ゲラニル、ゲラニオールなど多数の微量成分が含まれている。

植物の特徴：草丈50〜90cmの耐寒性1年草。繊細で色鮮やかな葉をつけ、可憐な白い花が咲く。葉と種子に芳香成分が含まれ、精油は種子から抽出。未完熟果は葉と同じような強く独特な香りがあるが、十分に熟したものは香りがスパイシーでさわやかな香りとなる。タイ語でパクチー、中国語で香菜、スペイン語でシラントロと呼ばれる。

精油の特徴：高ぶった神経を鎮め、リラックスし穏やかな気持ちにさせてくれる。消化器系の調整、抗酸化作用が高くアンチエイジングにも。

香りの特徴：食用の葉の独特な香りではなく、ウッディ、スパイシーで樟脳のような葉の香り。

学名：Coriandrum sativum　科名：セリ科
抽出方法：水蒸気蒸留法　抽出部位：種子
原産地：ロシア、エジプト、インド、ハンガリー

【注意事項】基本的な注意を守る（51頁参照）。

【価格帯の目安】10ml：3,600〜5,000円

【生葉と異なる精油の香り】種子に熱を加えて水蒸気蒸留されるため、精油は生葉と香りが全く異なる。

こんなときにオススメ

イライラして誰かに八つあたりしそうなとき。リラックスもしたいけれど元気にもなりたいとき。食欲不振、胃が痛むなど消化器系のトラブル、呼吸器系の不調に。エネルギッシュな行動をしたいとき。

【体】抗酸化、食欲不振、下痢、便秘、筋肉痛、神経痛、抗菌、抗ウイルス

主成分のリナロールが神経や肉体を穏やかにゆるめ、自然と体の力が抜ける感覚と同時に体液循環がよくなり活力がわく。抗酸化作用が高く、デトックスやアンチエイジングとしてジュニパー、ゼラニウム、グレープフルーツ、クローブなどとブレンドする。古来中国では長寿を約束し、胃と心臓の強壮剤として使用されていた。

【肌】皮脂分泌調整、ニキビ、吹き出物、老化

鎮静作用が高いため、フェイシャルトリートメントなどで使用すると、深いリラクゼーションを体感できる。抗菌作用があるため、毛穴の詰まりが原因の皮膚トラブルにフェイシャルサウナとして利用（91頁㊥参照）。ローズとローズマリーとブレンドすることでリフトアップケアをしながら、アンチエイジングケアをすることができる。

【心】不安、イライラ、物足りなさ、夢を失いかけているとき、無表情、自信がない

スッキリとしスパイシーな香りは、心の安心と平和の感情を呼び起こし、素直な気持ちになる。受容する力が高まり、内に秘めた喜びや感情の表現ができ、官能性も高まる。女性はイランイラン、ジャスミン、ローズウッド、カモミール・ローマン、男性はサンダルウッド、ラベンダー、ミルラ、ペパーミントなどとブレンドするといい。

【精油のストーリー】学名のラテン語はカメムシを意味する「koris」に由来している。古代エジプト人は、ワインにコリアンダーと生のにんにくを浸して愛飲していた。中世ヨーロッパでは催淫剤として使用され、愛の魔法と媚薬の処方に用いられていた魔女のハーブ。　【主な使用方法】ボディ、フェイス、ヘア、芳香浴、吸入、パック
【オススメブレンド】フローラル、ハーブ、柑橘系の精油と相性がいい。
【B・F＆ノート】B・F：2　ノート：ミドル　【対応チャクラ】第4

サイプレス Cypress

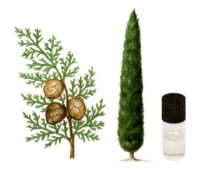

植物の特徴：樹高 30 〜 40 m になる常緑高木針葉樹。樹齢は 50 年にも達し、葉がこんもりと茂り細長く美しい木。果実も大きく黒褐色。ギリシア、ローマでは寺院などに植えられているが、南フランスではどこでも見ることができる。
精油の特徴：体に溜まっている余分な水分をスッキリと排泄したいとき、自分と向きあいたいとき。
香りの特徴：松のような、スッキリとしているが落ち着いた香り。
学名：Cupressus sempervirens
科名：ヒノキ科　**抽出方法**：水蒸気蒸留法
抽出部位：果実と枝葉
原産地：フランス、スペイン、イタリア

【主な作用】うっ滞除去、鎮静、鎮痙、鎮咳、抗菌、抗ウイルス、ホルモン分泌調整、利尿、静脈強壮、神経強壮、制汗、収斂

【主な成分】
モノテルペン炭化水素類：α - ピネン 45 〜 60%、δ-3 - カレン 15 〜 30%、リモネン〜 5%
セスキテルペン炭化水素類：α - カリオフィレン〜 5%
モノテルペンアルコール類：テルピネン - 4 - オール〜 5%　**セスキテルペンアルコール類**：セドロール 5 〜 15%　**エステル類**：酢酸テルピニエル〜 5%
※ セスキテルペンアルコールのセドロールは、女性ホルモンに似た作用「エストロゲン様作用」を持つ。

【注意事項】妊娠中　授乳中　敏感肌

【価格帯の目安】10ml：2,500 〜 7,000 円

【気になる静脈瘤のケアに】オイルトリートメントは禁忌と考えてしまう人が多いのが静脈瘤ケア。静脈瘤ケアは注意が必要だが、丁寧に根気よくトリートメントを続けることで変化を実感できる。サイプレスを中心に浄血作用や体液循環促進作用のある精油をブレンドし、たっぷりのオイルを浸透させ、圧をかけずにトリートメントを行うといい。レシピは 215 頁参照。

こんなときにオススメ

水分が身体に停滞していて、むくみがちで体が重くだるいとき。静脈瘤のケアに。疲れているときに膀胱炎になりやすい人に。ホルモンバランスの乱れが気になる人に。

体　むくみ、足の疲れ、静脈瘤、ダイエット、膀胱炎、咳、月経トラブル、更年期、喘息

体の余分な水分を排泄させるのが得意。ゼラニウム、グレープフルーツなどとブレンドすると、むくみやデトックスの作用が高まる。血管壁を正常にする働きがあるので、静脈瘤の場合には、希釈したオイルを圧をかけずにたっぷりと肌に浸透させる。ホルモン分泌調整作用があるため、更年期などで体調がすぐれないときに。

肌　水分バランス、脂性肌、ニキビ、ヘアケア、多汗

水分バランスを整えてくれるため、寝起きにむくみがちなフェイスケアにローズ、ローズマリー、ゼラニウムなどとブレンドしてトリートメントをする。夏の汗をかきやすいとき、ローションをつくり置きし、小まめにスプレーすることで汗の分泌過多を抑えて、毛穴を引き締める。ベタつきがちな頭皮ケアにも。サイプレス入りのクレイパックをつくり、週 1 回定期的なケアをすることもお勧め。

心　感情コントロール、落ち着かない、イライラ、集中力低下

心にわだかまりがあり、物事に集中できないとき、呼吸が深くなることで落ち着きを取り戻し、本来あるべき自分の姿を見つめることができるようになる。冷静な判断や集中したいときは、マージョラムやレモンとブレンドする。ホルモンバランスによる感情の乱れには、オレンジとブレンドして仙骨をトリートメントするといい。

【精油のストーリー】学名は、「いつも生きている」という意味のラテン語。死後の生の象徴とされているため、ヨーロッパでは寺院や墓地に植えられる。ギリシア神話では、サイプレスの清らかで心の支えとなる香りは「黄泉の国」の霊魂に潜む悲しみを慰める力があるといわれている。　【主な使用方法】ボディ、フェイス、ヘア、芳香浴、吸入、パック　【オススメブレンド】はなやかなフローラル系や柑橘系の香りとブレンドすると、全体の香りが引き締まる。
【B・F＆ノート】B・F：4　ノート：ミドル　【対応チャクラ】第 2

サンダルウッド Sandalwood

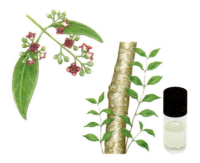

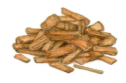

チップは精油を抽出するほかに、乾燥させお香としても利用される

【主な作用】うっ滞除去、抗菌、抗炎症、抗真菌、抗ウイルス、利尿、鎮静、鎮咳、去痰、皮膚軟化、心臓強壮

【主な成分】
セスキテルペンアルコール類：α-サンタロール35〜45％、β-サンタロール20％、E-α-サンタロール2〜10％、β-エピサンタロール2〜10％
そのほか、若干の微量成分が含まれている。

植物の特徴：樹高3〜4mの半寄生常緑高木。樹肌は灰色で滑らか、葉は対生で薄い緑色、鐘型の小さく赤い花を咲かせる。木の中心部分は黄褐色で芳香成分があり、チップ状に砕いて処理し、精油が抽出される。絶滅危惧種で、国が伐採と育成の管理をしている。
精油の特徴：自己の内面を見つめ、人生について考えたいとき、体液の流れをよくし泌尿器系に役立つ。
香りの特徴：やわらかく甘いウッディな香り。
学名：Santalum album
科名：ビャクダン科
抽出方法：水蒸気蒸留法　**抽出部位**：木部（心材）
原産地：インド、インドネシア

【注意事項】妊娠中　授乳中　重度のうつ病

【価格帯の目安】10ml：1万3,000〜1万9,000円

【長く香りを楽しめるサンダルウッド】ベースノートであるサンダルウッドは、通常3〜5時間香りが持続するが、数日間香りが持続することも。そのため、香水やクラフトづくりなどで使用する場合は、ブレンドするほかの精油のノートを確認しておくことが大切。

こんなときにオススメ

考えと行動が伴わないとき。高ぶった神経を落ちつかせ心にゆとりを持ちたいとき。オーバーヒート気味の身体と精神を統一させたいとき。肌のケアを怠りがちなトラブル1歩手前の肌に。

体　むくみ、膀胱炎、感染症、咽頭炎、慢性気管支炎

体液循環を促進し、抗菌作用があるため、特に泌尿器系の感染症にすぐれた効果を発揮する。膀胱炎になりやすい人は、ティトゥリー、ラベンダーとバスソルトをつくり、沐浴することで予防ケアができる。女性ホルモンに似た作用を持つ成分が多いため、妊娠、授乳中は使用できないが、月経トラブル時のむくみや腹部の張りなどに役立つ。

肌　しわ、しみ、たるみ、くすみ、老化、ニキビ、感染症、傷、湿疹

お手入れ不足で皮膚が硬化している肌をやわらかくし、皮脂分泌調整作用があるので、老化肌、脂性肌だけでなく、極度の乾燥肌にも使用できる。パルマローザ、ゼラニウム、フランキンセンス、カモミール・ローマン、ローズウッドなどとブレンドしてオイルトリートメントをするのがお勧め。香りの好みがはっきり分かれる精油。

心　不安、緊張、ストレス、精神疲労、うつ

精神、肉体、心のバランスを取るのが得意。神経系の興奮を穏やかに鎮静し調和してくれるので、瞑想や祈りのときに昔から使用されていた。自分の本質を見直し、今ここを感じながら、自分の意識を高めていきたいときに。レモンとブレンドし芳香浴をしながら瞑想をすることで、揺るがない自分軸とクリアなマインドを保つことができる。

【精油のストーリー】スピリット、感情、体を統合するとし、スピリットを変容へと導くヨガの視覚的な道具であるシュリヤントラと一緒に使用されることが多い。日本では「白檀」として、お線香の香りとして親しまれている。
【主な使用方法】ボディ、フェイス、ヘア、芳香浴、吸入、パック、香水　【オススメブレンド】ベースノートなのでジワジワと長い時間香りを楽しむことができる。どの精油とも相性がいい。
【B・F＆ノート】B・F：6　ノート：ベース　【対応チャクラ】第1

シダーウッド・アトラス Atlas cederwood

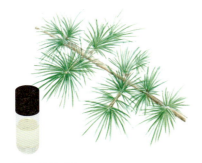

芯材に芳香成分が含まれる。ヴァージニア、テキサスなどの種類もある

植物の特徴：樹高 40 〜 50 m で、太い枝が水平に広がる常緑高木針葉樹。アトラスシダーの赤褐色の芯材から精油が抽出される。アトラスはアルジェリアとモロッコの国境のアトラス山地の原産。北米のヒノキ科レッドシダー (Juniperus virginiana) とは香りも成分も異なるため区別する。
精油の特徴：泌尿器、生殖器系の感染症に役立ち、体液の流れをよくし、精神面の強化をする。
香りの特徴：ほのかに樟脳のような香りがするウッディな香り。
学名：Cedrus atlantica　**科名**：マツ科
抽出方法：水蒸気蒸留法
抽出部位：心材（木の中心部）
原産地：モロッコ、北アフリカ

【主な作用】抗菌、抗真菌、抗ウイルス、利尿、静脈強壮、うっ滞除去、精神高揚、鎮静、防虫

【主な成分】
セスキテルペン炭化水素類：α - ヒマカレン 10 〜 20 %、β - ヒマカレン 35 〜 50 %、γ - ヒマカレン 10 〜 20 %、α - セドレン 〜 5 %
セスキテルペンアルコール類：セドロール 〜 5 %
ケトン類：アトラントン 10 %
そのほか、若干の微量成分が含まれている。
※ セスキテルペン炭化水素類のヒマカレンには、静脈とリンパ液の流れをよくするうっ滞除去作用がある。
※ ケトン類のアトラントンには、脂肪溶解作用がある。

【注意事項】妊娠中　授乳中　乳幼児

【価格帯の目安】10ml：1,000 〜 2,500 円

【間違えやすいシダーウッド】種類もさまざまなので学術名を確認してから購入すること。

こんなときにオススメ

泌尿器系のあらゆるトラブルに。足の疲れやむくみをとりたいとき。毛穴を引き締め、リフトアップしたいとき。

体　膀胱炎、気管支炎、咳、痰、むくみ、足の疲れ、静脈瘤、ダイエット、セルライト

リンパ系や静脈などの体液循環を促進し、体に不必要な水分を排泄させる。脂肪溶解作用があり、セルライト除去やダイエット、むくみ対策としてジュニパー、サイプレス、グレープフルーツとブレンドする。風邪など呼吸器系の症状の際、痰を取り除く。木から抽出される精油は、泌尿器、呼吸器系の感染症にすぐれた効果を発揮する。

肌　毛穴の引き締め、ニキビ、デオドラント

収斂作用があるので、毛穴の引き締めが期待できる。リフトアップケアには、ローズマリー、パルマローザ、ローズ、ゼラニウムなどとブレンドすると効果的。脂性肌タイプの頭皮ケアには、無添加シャンプーやローションに、ゲットウ、ユズとブレンドする。洗髪後、頭皮にローションをたっぷりスプレーし、頭皮をもむようにほぐすことで、血行促進作用も高まりいい。

心　心労、集中力不足、ショック、無気力、イライラ、高揚

シダーウッドの力強い樹木の香りは、たとえ逆境下においても、シダーウッドの大きな木のようにずっしりと構えることができる精神面や意志の強さをくれる。大きなショックがあり、なかなか立ち直れないときは、ネロリ、ラベンダーとブレンドし、胸骨のトリートメントを行うといい。信頼できる人にトリートメントをしてもらうとさらにいい。

【精油のストーリー】レバノンシダー（アトラスの近縁種）は、害虫、防腐効果があるため、宮殿の建築、寺院や船舶の建造に使用され、古代エジプトでは棺の材料にもなっていた。豊かさ、精神力の強さの象徴だったこともあり、学名の Cedrus は「力」を意味するアラビア語が由来。　【主な使用方法】ボディ、フェイス、ヘア、芳香浴、吸入、パック、香水　【オススメブレンド】スッキリとした葉の香りと組みあわせることで男性も好む香りになる。どの精油とも相性がいい。　【B・F＆ノート】B・F：3　ノート：ミドル（ベースより）　【対応チャクラ】第 2

シナモン Cinnamon

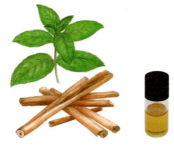

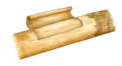
乾燥するごとに丸まり、キレイな明るい色になる

植物の特徴：月桂樹に似た多年生常緑灌木。精油となる原料は樹皮を細長くはぎとり、24時間ほど放置して発酵させ、樹皮の外側の外層であるコルク質を剥ぎ取ったものを使用。乾燥するごとに縦に丸まり、細管状の樹皮となる。シナモンは部位により大きく成分が異なる。
精油の特徴：香りを嗅ぐだけでも気力と体力が回復してくる。葉や小枝から抽出したシナモン・リーフとは区別する。
香りの特徴：料理に使用するスパイスのシナモンそのままのスパイシーな香り。
学名：Cinnamomum Zeylanicum
科名：クスノキ科
抽出方法：水蒸気蒸留法　**抽出部位**：樹皮
原産地：スリランカ、マダガスカル、セイシェル

【**主な作用**】抗菌、抗真菌、抗ウイルス、駆虫、神経強壮、健胃、食欲増進、抗酸化

【**主な成分**】
アルデヒド類：シンナミックアルデヒド 75％
エステル類：酢酸シンナミル 5％
セスキテルペン炭化水素類：β-カリオフィレン ～3％
モノテルペンアルコール類：リナロール 2％
フェノール類：オイゲノール 2％
オキサイド類：1.8 シネオール 2％
そのほか、p-サイメン成分、安息香ベンジルなど多数の微量成分が含まれている。
※ 皮膚刺激のあるアルデヒド類が大半を占めるため、皮膚使用には細心の注意をすること。

【**注意事項**】妊娠中　授乳中　乳幼児　皮膚刺激　敏感肌　とても刺激が強いため、低濃度での使用を心がけること。

【**価格帯の目安**】10ml：4,000 ～ 6,000 円

こんなときにオススメ

香水の調合の際、エキゾチックさと香りに深みを出したいとき。香りで「活発さ」「元気」を表現したいとき。刺激を感じて元気になりたいとき。

 抗酸化、食欲不振、健胃、免疫強壮

暑い東南アジア産なので、食欲不振など夏バテの症状などにお勧めだが、少量でも香り立ちがよく刺激が強いため、敏感肌の人へは使用しないほうがいい。ブレンドする割合を少なくするように気をつけること。つくり置きのオイルの場合、30ml の植物オイルに1、2滴入れるくらいで十分。体の活性酸素を除去する作用もあることから、クローブと同じようにアンチエイジングケアとして使用するといい。ジュニパー、レモンとのブレンドは解毒作用と浄血作用が期待でき、デトックス作用が高くなる。抗ウイルス作用も高いため、ニアウリ、ラバンジンとブレンドしトリートメントするといい。スパイスで使用する場合、甘いものとも相性がいい。シナモンロールなどは、ヨーロッパで風邪を引きにくい丈夫な体づくりをするために愛されていた食べ物。日本ではニッキ飴、京都の代表的なお菓子の八つ橋もシナモンの風味がある。刺激が強いためフェイシャルには不向き。

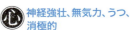 **神経強壮、無気力、うつ、消極的**

香りを嗅ぐだけでも脳がクリアになり、やる気がアップしてくる。がんばって物事を成し遂げたいときは、ジュニパー、レモン、クローブ、ユーカリ、ペパーミントなどとブレンドする。エキゾチックな気分に浸りたいときは、プチグレン、パチュリー、コリアンダー、マンダリン、レモングラス、ローズマリーなどとブレンドする。芳香浴だけでも十分な効果を実感できる。香りを引き締めたいときにも。

【**精油のストーリー**】古代においては、入手可能なスパイスの中で最も重要で高価なもののひとつ。シナモンは東南アジアだけでも 250 種類を超えるといわれ、クスノキ属は特にいい芳香成分が含まれる。　【**主な使用方法**】ボディ、芳香浴、香水　【**オススメブレンド**】スパイシーやエキゾチック系の香水をつくる際に使用。香りが強いので少量の使用で十分。　【**B・F&ノート**】B・F：1　ノート：ミドル　【**対応チャクラ**】第6

ジャスミン Jasmine

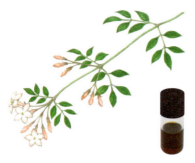

植物の特徴：樹高10mに成長する耐寒性常緑つる性、直立の低木。花は星型で白色。早朝につぼみの状態で収穫したものから精油が抽出される。南フランスのグラースの栽培が有名だが、ほとんどエジプトで栽培されている。
精油の特徴：ゆったりと優雅な気持ちになりたいとき、ホルモンバランスを整えながら肌の潤いを整えスキンケアに役立つ。
香りの特徴：濃厚で動物的な深みのある花の甘い香り。
学名：Jasminum officinalis
科名：モクセイ科
抽出方法：冷浸法、有機溶剤法　**抽出部位**：花
原産地：エジプト、モロッコ、フランス

【主な作用】鎮静、鎮痛、血圧降下、鎮痙、催淫、抗菌、抗ウイルス、保湿、精神安定、皮膚軟化、女性ホルモン調整、子宮強壮

【主な成分】
エステル類：酢酸ベンジル15〜35％、安息香酸ベンジル10〜25％
ジテルペンアルコール類：イソフィトール2〜10％
モノテルペンアルコール類：リナロール2〜10％
そのほか、オイゲノール、ジャスモン、インドールなど微量成分が多数含まれている。
※ エステル類の酢酸ベンジル、安息香酸ベンジルには、鎮静、神経、催眠作用がある。
※ エステル類、モノテルペンアルコール類をあわせるとほとんどが鎮静作用。
※ 微量のインドールに、ジャスミン独特のいい香り成分が含まれるが、インドールが濃い濃度になると不快な香りとなる。おならに含まれる成分のひとつ。

【注意事項】 妊娠中　授乳中　集中したいとき

【価格帯の目安】10ml：1万3,000〜2万円

【夜の女王と呼ばれるジャスミン】ジャスミンの花は夜濃厚に香り、月と深いかかわりがあることから「夜の女王」と呼ばれる。催淫作用もあり、感情と官能のバランスを取るのが得意。

こんなときにオススメ

気持ちを大きくゆったりとさせたいとき。女性ホルモンによる感情の起伏が激しくコントロールが難しいとき。しわ、潤い、乾燥、老化のあらゆる肌ケアに。

体 月経トラブル、ホルモン調整、出産、マタニティブルー、子宮強壮、筋肉痛、咳

出産時の苦痛をやわらげるために利用される。子宮収縮を促すことで痛みを軽減、胎盤の排出も促す。妊娠中は使用できない精油なので、使用は出産時、出産後の気持ちがブルーな時に柑橘系の精油とブレンドするのがお勧め。女性ホルモン調整や子宮強壮と嬉しい作用が多いが、安価なイランイランなどで代用されることが多い。

肌 保湿、しわ、しみ、たるみ、乾燥、敏感肌

肌をやわらかくしてくれる作用があるため、老化肌、乾燥肌などのケアに。更年期には、シダーウッド、サンダルウッド、サイプレスなどのウッディ系の香りとブレンドすると好まれる。出産後、オレンジ・スイートとブレンドしトリートメントをすると妊娠線予防になる。授乳中に使用する場合は、トリートメントしてから2時間空けて授乳をすること。高価だがスキンケア効果は期待できる。

心 情緒不安、不眠、無気力、抑うつ、自信喪失

ホルモンバランスの乱れによる感情コントロールに。香りを嗅ぐだけで、幸せを感じるときに出るドーパミンやエンケファリンという脳内神経伝達物質が分泌されることがわかっている。幸せな気持ちになり高揚感があふれ、心が満たされる精油。イランイラン同様、感情と官能性のバランスを高める。ロマンティックな気分になり、セクシャリティを高めるためカップルにお勧め。

【精油のストーリー】1世紀ごろ、すでにペルシア人は宴のときにジャスミンを漂わせていた。イラン人女性の一般的な名前でペルシア語の「ヤスミン」が由来。世界最大のジャスミン生産国エジプトでは、ナイル川の岸辺にジャスミンが育ち、美・癒し・母なる女神イシスと月を象徴する花。　【主な使用方法】ボディ、フェイス、パック、芳香浴、香水　【オススメブレンド】香りが濃厚なため好き嫌いが分かれる精油なので、他者への使用は注意が必要。どの精油とも相性がよく、全体的な香りを引き締め、奥深さを出す。
【B・F＆ノート】B・F：1　ノート：ミドル〜ベース　【対応チャクラ】第2

ジュニパー Juniper

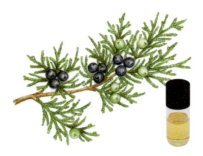

【主な作用】解毒、抗菌、抗ウイルス、うっ滞除去、浄血、利尿、去痰、皮脂分泌調整、抗カタル、神経強壮

【主な成分】
モノテルペン炭化水素類：α-ピネン 30〜35%、β-ピネン 2〜5%、サビネン 5〜35%、リモネン 5%
セスキテルペン炭化水素類：β-カリオフィレン 〜3%、ゲルマクレンD 〜5%
モノテルペンアルコール類：テルピネン-4-オール 微量
そのほか、多数の微量成分が多数含まれている。

※ モノテルペン炭化水素類には毒素を排泄する作用があり、セスキテルペン炭化水素類のβ-カリオフィレンには血液循環を活性化する作用がふくまれているため、尿を生成する際に腎臓に負担が増えてしまうので、腎臓疾患がある人には使用できない。
※ セスキテルペン炭化水素類のゲルマクレンDには通経作用がある。

【注意事項】妊娠中 授乳中 腎臓疾患 敏感肌
トリートメントすることで体液循環がよくなり、一時的に腎臓に負担がかかるため腎臓疾患の人は禁忌となる。

【価格帯の目安】10ml：3,800〜5,000円
※ 枝先と実から抽出されるジュニパー・ブランチ＆ベリーは価格が低い。

植物の特徴：樹高3〜10mの常緑樹。球果（果実）は小さく、ひとつの株に新しい未熟の緑色の実と、2年ものの完熟した黒い実をつける。精油は完熟した実から抽出される。洋酒「ジン」の香りづけとして利用されている。ハーブティーは、実をつぶして飲む。
精油の特徴：ノルアドレナリンが分泌されてエネルギーにあふれ、やる気がみなぎる。強力なデトックス作用がある。
香りの特徴：爽やかなマツのような香りに少し苦味を感じるスッキリとした針葉樹らしい香り。
学名：Juniperus communis
科名：ヒノキ科　**抽出方法**：水蒸気蒸留法
抽出部位：樹果、枝先と樹果の2種類がある。
原産地：イタリア、フランス、オーストリア

こんなときにオススメ

心身のデトックスをしてクリアな状態になりたいとき。新しい物事にチャレンジしたいとき。ダイエットしたいとき。慢性的な疲労を感じているとき。

 むくみ、老廃物、デトックス、ダイエット、膀胱炎、尿路結石、健胃、肝臓強壮、月経正常化

精油の中で1番デトックス作用が高く、ダイエットやむくみ、老廃物の排泄によく使用される。レモンとブレンドすると、各組織のデトックスと浄化がさらに期待できる。利尿・抗菌作用があり泌尿器系にも役立つが、体液循環が促進されトリートメント直後は一過性的に腎臓に負担がかかるので、腎臓疾患のある人は使用できない。

 皮脂分泌調整、毛穴のたるみ、ニキビ、吹き出物、ヘア

収斂作用がすぐれているので、脂性肌やむくみがちな肌に向いている。毛穴のたるみには、ローズマリー、キャロットシード、パルマローザなどとブレンドするといい。デトックス作用により浄血が期待できるため、ジクジクした滲出性の湿疹にもいい。スッキリとした香りのため、夏用のボディソープにペパーミント、サイプレスとブレンドすると気持ちいい。

 精神疲労、浄化、無気力、不安、恐れ

嗅ぐだけでノルアドレナリンが分泌され、一気にやる気になる。オリンピック選手が試合前に使用する精油として有名。新しいことにチャレンジする前向きな気持ちになりたいとき、疲労や寝不足で調子が上がらないとき、レモン、ラヴィンサラ、ローズマリー、グレープフルーツなどとブレンドして芳香するだけで視界が明るくなり力がみなぎる。失敗を恐れる不安感や困難に打ち勝つ強い心になれる。

【精油のストーリー】ラテン語で「若い果実」を意味するjunioresに由来。古代から儀式などに利用されており、人間が最初に利用した植物のひとつ。ギリシア神話の勇気を象徴する太陽の神・ヘラクレスにジュニパーはたとえられていた。　【主な使用方法】ボディ、フェイス、ヘア、芳香浴、パック、香水　【オススメブレンド】柑橘系の精油とブレンドすると、一層やる気がアップ。ローズマリー・ベルベノン、レモンとブレンドすることで肝臓強壮作用が高まる。
【B・F＆ノート】B・F：4　ノート：ミドル　【対応チャクラ】第6

ジンジャー Ginger

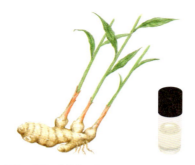

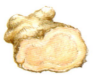

茎根の部分から精油は抽出される。古くから使用されているスパイス

植物の特徴：熱帯性の草丈70～120cmに成長する多年草。肉質の太い地下茎から精油が抽出され、スパイスや薬味にも使用される。地下茎の芽から地上茎が直立に立ち、葉は稲に似ている。日本ではあまり咲かないが、温暖な地域では紫色の斑がある黄色い花が咲く。
精油の特徴：消化器系のさまざまな不調、冷え性対策、行動力を高めたいときに役立つ。
香りの特徴：スパイシーで辛味、苦味、甘味を感じるウッディな香り。
学名：Zingiber officinale
科名：ショウガ科
抽出方法：水蒸気蒸留法　**抽出部位**：根茎
原産地：インド、中国、マダガスカル、ベトナム

【主な作用】消化促進、加温、発汗、血液促進、催淫、鎮静、抗カタル、鎮咳、抗炎症、抗菌、抗真菌、抗ウイルス

【主な成分】
セスキテルペン炭化水素類：α-クルクミン20%、β-セスキフェランドレン10%、β-ビサボレン5～10%、α-ジンジベレン～10%、
モノテルペン炭化水素類：カンフェン5%、α-ピネン～5%、β-フェランドレン～5%、リモネン微量
オキサイド類：1.8シネオール2%
そのほか、リナロール、ゲラニオール、ゲラニアールといった多数の微量成分が多数含まれている。

【注意事項】妊娠中　敏感肌
香りは強い印象だが、甘さと深みがある。他の精油とブレンドするときは敵数を少なめにする。

【価格帯の目安】10ml：2,000～3,800円

こんなときにオススメ

食欲不振、胃もたれなど消化器系が不調なとき。心身の疲労により呼吸が浅くなっているとき。冷えを感じるとき。ポジティブな気持ちで行動力や決断力を高めたいとき。季節の変わり目で不調を感じるとき。

体 食欲不振、胃もたれ、消化不良、鼓腸（腸内ガス）、便秘、冷え性、関節炎、リウマチ、筋肉痛、咳、痰

消化促進作用がすぐれているため、あらゆる消化器系の不調にいい。腸の蠕動運動の働きが低下して便秘状態になっている場合にも役立つ。ジュニパー、マージョラム、柑橘系、ラベンダーなどとブレンドしておへそを中心に腹部のトリートメントを行うことで、手足や内臓の冷え対策をしながら消化器系にもアプローチできる。関節が痛むときは、クレイで湿布をつくり（171頁参照）塗布する。冷房などで体の芯が冷えている場合は、ラベンダー、ラヴィンサラとブレンドしたバスソルトをつくりゆっくりと入浴後、腹部のトリートメントを行う。加温作用があるため、トリートメントにかぎらずに、スパイスとして紅茶やローズマリーなど血液循環促進作用のあるものとブレンドするといい。

心 無気力、精神疲労、決断力低下、集中力低下、うつ、冷感症

気持ちを強く持ち、前向きな行動や決断力が必要なときに役立つ。悩んだり判断に迷うとき、ローズマリー、ペパーミント、ベルガモットとブレンドすると、いったん気持ちをリセットすることができ、前進するエネルギーと活力がわく。季節の変わり目など、気温や湿度差による自律神経の乱れが原因でやる気が出ないときにも。

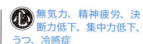

【精油のストーリー】ジンジャーは、アジアでの歴史が長く、古くから調理用スパイスや医療で使用されていた。中国では勢力を増す長寿の薬草として知られていた。アジアからヨーロッパに伝わった最初のスパイス。
【主な使用方法】ボディ、芳香浴、湿布、クレイ　【オススメブレンド】柑橘系、フローラル系とブレンドすると使用しやすい。　【B・F＆ノート】B・F：2　ノート：ミドル　【対応チャクラ】第1

ゼラニウム Geranium

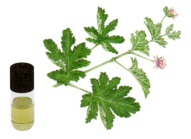

【主な作用】皮脂分泌調整、収斂、細胞成長促進、抗菌、抗真菌、抗ウイルス、抗炎症、鎮静、鎮痛、女性ホルモン調整、うっ滞除去、肝臓強壮、利尿

【主な成分】
モノテルペンアルコール類：シトロネロール 20%、ゲラニオール 20%、リナロール 10 ～ 15%、
エステル類：蟻酸シトロネリル 10%、蟻酸ゲラニル ～ 8%　**ケトン類**：イソメントン ～ 8%、メントン ～ 2%　**オキサイド類**：ローズオキサイド微量
そのほか、α - ピネン、β - カリオフィレンなど多数の微量成分が多数含まれている。

※ 産地により、ゲラニオール、シトロネロール、全エステル含有量が微量に異なる。
※ 上記は、マダガスカル産ゼラニウム（ブルボン）の成分。

【注意事項】妊娠中　授乳中

【価格帯の目安】10ml：3,500 ～ 5,500 円
※ 産地により価格が異なる。最高品質はマダガスカル・レユニオン産のゼラニウム・ブルボン。エジプト、中国産もある。

植物の特徴：ゼラニウムは 200 種類以上あるが、精油が抽出されるのは「ローズゼラニウム」。1m くらいまで成長する多年草。葉と花に芳香成分を含むが、特に葉は強い芳香を放つ。ローズの代用品として使用される。ココナッツ、オレンジ、チョコレートなどのユニークな香りのゼラニウムが多数ある。
精油の特徴：ホルモンバランスの乱れが原因で起こるむくみ、肌のトラブルに役立つ。スキンケアに役立ち使用頻度の高い精油。
香りの特徴：はなやかで女性らしく、さわやかなローズに似た香り。
学名：Pelargonium graveolens / asperum
科名：フウロソウ科　**抽出方法**：水蒸気蒸留法
抽出部位：葉と花　**原産地**：マダガスカル、レユニオン島、エジプト、中国

【ウイルス性の症状時に便利】抗ウイルス作用があるため、帯状疱疹や口辺ヘルペスなどの症状時にティトゥリーとブレンドし患部をケアする。レシピは 206 頁参照。

こんなときにオススメ

ホルモンバランスの乱れにより体液の停滞や冷えを感じるとき。肌の潤いや張りをアップさせたいとき。忙しくて自分のケアを怠っているとき。女性らしさをアップさせたいとき。

体　月経前症候群 (PMS)、月経不順、むくみ、静脈瘤、ダイエット、疲労、風邪、帯状疱疹、口辺ヘルペス

婦人科系のトラブルにうれしい作用が多い。特に月経前に乳房が張り、気分のムラが激しくなる人には、ベルガモット、クラリセージとブレンドして下腹部のトリートメントをするといい。むくみがちな人は、グレープフルーツ、サイプレスとブレンドしトリートメントをするといい。

肌　乾燥、脂性、しわ、しみ、たるみ、くすみ、ニキビ、水ぶくれ、皮膚真菌症

ホルモンバランスを整えると肌の内側から潤いが増す。収斂作用や細胞成長促進作用があり、リフトアップやくすみケアにはパルマローザ、ローマン・カモミール、ラベンダー、フランキンセンスなどとブレンドするとトリートメント前後の変化を実感できる。真菌による白癬や水虫には、ティトゥリー、レモングラスとのブレンドがお勧め。

心　女性らしさの欠如、更年期、情緒不安、精神疲労、感情の乱れ、自己コントロール

長い間自分のケアを怠ってしまったときや女性らしさを忘れがちのときには、香りを嗅ぐだけでも優雅でやさしい気持ちになる。視床下部や副腎に働きかけるため、ホルモン分泌や自律神経の乱れを整える。気持ちをゆったりさせ、女性らしさ、ゆとり、官能性を高めたいときにお勧め。

【精油のストーリー】種子の形がコウノトリのくちばしに似ていることから、属名の英名はギリシア語の palargos（コウノトリの意味）に由来。占星術においては、愛の惑星「金星」にたとえられて、官能性、創造性、人間関係を高める力があるといわれている。　【主な使用方法】フェイス、ボディ、ヘア、沐浴、芳香浴、湿布、香水

【オススメブレンド】女性らしい香りになるため、フローラル系の香りに調合したいときにお勧め。ウッディ系の精油とブレンドすると香りが引き締まる。　【B・F＆ノート】B・F：3　ノート：ミドル　【対応チャクラ】第 4

セロリ Celery seed

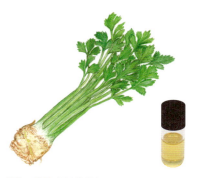
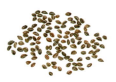

茎や葉の香味とは異なり、種子は苦み、甘み、青臭さがある

【主な作用】抗酸化、抗菌、抗真菌、鎮静、肝臓強壮、血圧降下、利尿、健胃、消化促進、うっ滞除去、瘢痕形成作用

【主な成分】
モノテルペン炭化水素類：リモネン 35～57%、ミルセン 3%
セスキテルペン炭化水素類：α-セリネン 11～30%
ラクトン類：セダノライド 15%
そのほか、β-ピネン、β-カリオフィレンなど、多数の成分が含まれる。

【注意事項】妊娠中　授乳中　皮膚刺激　敏感肌

【価格帯の目安】10ml：3,000～4,000円

【日中のしみケアに】柑橘系の精油には光毒性があるが、セロリの精油は光毒性もなく、日中でも美白ケアができるのが嬉しい作用。朝の洗顔後、オイルトリートメントで使用してみるのはいかが。

植物の特徴：原産地は南ヨーロッパ。セロリは、地上部にも芳香成分が含まれるが、精油は種子から抽出する。種子は大きさが 1.3mm 以下の卵型をしている。品質を保つために、潰してすぐに蒸留する。
精油の特徴：抗酸化作用や肝臓強壮作用が強く、美白やアンチエイジングケアとして役立つ。
香りの特徴：食用のセロリ特有の強い持続性のある香り。
学名：Apium graveolens　科名：セリ科
抽出方法：水蒸気蒸留法　抽出部位：種子
原産地：フランス、ハンガリー、パキスタン

こんなときにオススメ

しみ、くすみが気になるとき。疲労が蓄積し疲れが取れにくいとき。むくみがちなとき。体のアンチエイジングをしたいとき。

体　むくみ、疲労、解毒、胃もたれ、胃痛、高血圧、アレルギー

抗酸化と解毒作用が高いので、疲労から活性酸素が蓄積され、睡眠をとってもなかなか疲れが取れないときなどに向いている。クローブ、ジュニパーとブレンドすれば、最強のデトックスブレンドになる。むくみには、ゼラニウムとグレープフルーツをブレンドするといい。胃の不調には、ラベンダー、オレンジ・スイートとブレンドしてみぞおちをトリートメント。

肌　しみ、くすみ、ほてり

セロリ独特の香りが気にならなければ、美白作用が期待できるのでフェイシャルにとても向いている。柑橘系には光毒性のあるラクトン類のフロクマリンが含まれ、美白作用目的では日中での使用は不向きだが、セロリには光毒性が含まれないため、日中でも使用できる。夜用美白ローションとしてラベンダー、グレープフルーツをブレンドして、顔にたっぷりスプレーするのがお勧め。

心　不眠、ストレス、落ち込み、イライラ、怒り

鎮静作用があるため高ぶった神経を落ち着かせてくれるが、リモネンの元気になる作用もあるため、リラックスすることで気持ちをリセットさせ活動的になれる。大事なことにチャレンジするとき、緊張して落ち着かないときに向いている。香りの好き嫌いが分かれる精油だが、ほかの精油に少量を入れることで香りに特徴を出すこともできる。香水づくりなどで独自性を発揮できるかも。

【精油のストーリー】古代エジプトのファラオの墓から、花環に編んだ野生のセロリが発見されている。ギリシア・ローマ時代には、食用よりも薬用として栽培されていた。　【主な使用方法】ボディ、フェイス、ヘア、パック、ローション　【オススメブレンド】柑橘系、ハーブの香りと相性がいい。　【B・F＆ノート】B・F：3　ノート：ミドル
【対応チャクラ】第 2

タイム・リナロール Thyme (linalol)

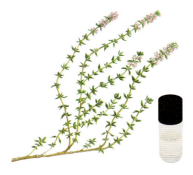

【主な作用】鎮静、血圧降下、鎮痙、神経強壮、消化促進、鎮咳、抗菌、抗真菌、抗ウイルス、消化促進、催淫

【主な成分】
モノテルペンアルコール類：リナロール 75〜85%
エステル類：酢酸リナリル 10%
セスキテルペン炭化水素類：β-カリオフィレン 5〜10%
フェノール類：チモール微量、カルバクロール微量
そのほか、若干の微量成分が多数含まれている。

※ 主成分のリナロールには、中枢神経を鎮静し、不安をやわらげ心身をリラックスさせる作用がある。さわやかなグリーンフローラルな香りが特徴。

【注意事項】 妊娠中 授乳中 皮膚刺激 敏感肌

【価格帯の目安】10ml：2,500〜4,000円

【タイムで精神の躍動感をアップ】「勇気」をあらわすギリシア語。ローマ時代、兵士は戦いの前にタイムを入れて入浴し、士気を高めた。タイムの深みがありスッキリとした香りは、精神と肉体を活性化させ躍動感をもたらしてくれる。

植物の特徴：草丈 30cm ほどの多年草。茎は細いが枝は固く、緑色の小さな葉に強い芳香成分を含む。和名は「タチジャコウソウ」。精油は、ゲラニオール、シネオール、チモール、ツヤノール、リナロールの5つのケモタイプ（49頁）がある。
精油の特徴：リラックスしながら、精神と肉体の活性化が同時にでき、特に呼吸器系の感染症や肺の機能低下に役立つ。
香りの特徴：ほかのタイムと比べると、スッキリとしているが深みがありマイルドな葉の香り。
学名：Thymus vulgaris (linalol)
科名：シソ科　**抽出方法**：水蒸気蒸留法
抽出部位：葉と花　**原産地**：フランス

こんなときにオススメ

不安な状態が続いて神経が弱っているとき。気が動転したり混乱したりして呼吸が浅くなっているとき。男性的な強さを失っているとき。腸内ガスが溜まりやすくなりスッキリしないとき。

体 免疫低下、口内炎、帯状疱疹、慢性疲労、風邪、咳、食欲不振、うつ、無気力

疲労が溜まり、免疫力が低下したときにかかりやすい感染症の予防、呼吸器系、肺機能低下に役立つ。やる気を出したいときにはジュニパー、ローズマリーとブレンドし芳香浴をするか、ひじ下のハンドトリートメント（190頁参照）を行うのがお勧め。特に男性が好む香りなので、健康管理として定期的にタイムを使用するといい。

肌 皮膚真菌症、ニキビ

皮膚刺激が強いためフェイシャルケアには不向き。抗真菌作用があるので水虫ケアとして足浴をするのにはいい。ブレンドオイルで水虫・白癬ケアをする場合、レモングラス、ティトゥリーとブレンドしたオイルでトリートメントをする。スッキリしながら落ち着いた香りのため沐浴でバスタイムに使用したくなるが、皮膚刺激が強いので注意が必要。

心 不安、イライラ、焦り、怒り、無気力、うつ、精神疲労、浅い呼吸、感情コントロール

リナロールの成分は鎮静作用も高く呼吸器系に働きかけるため、気持ちだけ焦って呼吸が浅くなっているときに役立つ。精神を落ち着かせてくれると同時に神経を強壮し高揚させるため、エネルギーがわき起こる感覚を持てる。精力や意欲をアップさせたいときは柑橘系の精油とブレンドした芳香浴がいい。

【精油のストーリー】独特の香りが親しまれ、「燻す」という意味のギリシア語 thymon、前向きで勇気がわくことから「勇気」という意味の thumon が由来といわれている。5,000年前のエジプトで薫香としてはじめてタイムが使用された。　【主な使用方法】ボディ、芳香浴　【オススメブレンド】フローラルやハーブ系の精油との相性がいい。
【B・F＆ノート】B・F：2　ノート：ミドル　【対応チャクラ】第3

ティトゥリー Teatree / Ti-tree

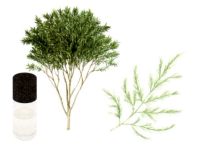

【主な作用】抗ウイルス、抗菌、抗真菌、抗カタル、発汗、抗掻痒、抗炎症、免疫強壮、神経強壮、鎮静、瘢痕形成、頭脳明晰、うっ滞除去

【主な成分】
モノテルペンアルコール類：テルピネン‐4‐オール 30～45％　モノテルペン炭化水素類：γ‐テルピネン 15～20％、α‐テルピネン 5～10％、パラシメン～15％　オキサイド類：1.8 シネオール 2～10％　セスキテルペン炭化水素類：α‐フムレン～5％
そのほか、リモネン、p‐サイメンなど微量成分が含まれている。

※ 主成分のテルピネン‐4‐オールには、抗菌、抗ウイルス、抗真菌作用が高く、呼吸器系の感染症にすぐれた作用を持つ。γ‐テルピネン、α‐テルピネンには、粘膜保護作用や静脈を強壮する作用がある。グリーンにほんのりフローラルな香りが特徴。

【注意事項】基本的な注意を守る（51頁参照）。

【価格帯の目安】10ml：1,800～4,000円

【睡眠中に免疫力アップ】ある保育園で、幼児のお昼寝中にティトゥリー入りのスプレーを噴霧していたら、スプレーしていたクラスだけインフルエンザで学級閉鎖にならなかったという嬉しい報告もある。

植物の特徴：オーストラリアで湿地帯を好む、樹高7mほどまで成長する常緑高木。成長が早く1～1.5年で収穫が可能。細長い羽毛のような葉を持ち、黄色または紫色の花が咲く。ニュージーランドに育成しティトゥリーと呼ばれているマヌカは、同じフトモモ科でも属名が異なり、ティトゥリーとはまったく異なる植物。
精油の特徴：強力な抗菌作用があり、感染症には欠かせない。狭い範囲なら原液塗布が可能。
香りの特徴：一瞬で脳がスッキリするようなフレッシュでスパイシーな葉の香り。
学名：Melaleuca alternifolia
科名：フトモモ科
抽出方法：水蒸気蒸留法　抽出部位：葉
原産地：オーストラリア、中国

こんなときにオススメ

ウイルス性疾患の予防、アレルギー、湿疹、乾燥、虫刺されによる痒み、呼吸器系のケアに。気持ちをリセットしたいとき。

体 インフルエンザ、風邪、免疫低下、花粉、アレルギー、鼻水、痰、咳、痒み、歯肉炎、口内炎

並外れた抗ウイルス、抗菌、抗真菌作用があるため、風邪、インフルエンザ、膀胱炎、口唇ヘルペスなどの中でも特にウイルスが原因となる症状に役立つ。予防としては、ティトゥリーを1滴入れた水でうがいをする。歯肉炎、口内炎、虫刺されやアレルギー疾患の皮膚の痒みには、原液を1滴塗布することで、即効性を実感できる。

肌 皮膚真菌症、炎症、湿疹、帯状疱疹、いぼ、水虫、虫刺され、手荒れ、ニキビ、やけど、日焼け、頭皮の痒み

狭い範囲なら原液塗布できるため、蚊や虫に刺された場合に患部に直接塗ると腫れや赤みを抑えられる。ラベンダー、フランキンセンスとブレンドしてつくるミツロウクリームは、痒み止めクリームとして便利。湿疹などが全身にできて痒い場合、バスソルトをつくって沐浴をするのがいい。外出時に1本持っておくと便利な精油のひとつ。

心 怒り、ヒステリー、集中力低下、記憶力低下、うつ、無気力

怒りやヒステリーなど高ぶった神経を落ち着かせリセットする。免疫力が低下した状態が続くと、集中力、記憶力が低下するが、樟脳に似たようなスッキリとした香りは脳の中枢神経に働きかけ、脳をクリアにし頭脳を明晰化する作用がある。喉のチャクラ（第5）に働きかけるため、周囲の人々とコミュニケーションが上手にいかないときに使用するのもいい。

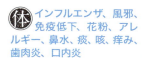

【精油のストーリー】オーストラリア先住民のアボリジニは、苦みのある葉の浸出液をつくり、風邪や咳、頭痛のときに使用していた。1770年クック船長と船員たちがオーストラリアに上陸した際、強い香りを放って生い茂る木に遭遇し、葉がスパイシーなお茶として飲めることがわかり「ティトゥリー（Teatree/Ti-tree）」と名づけた。
【主な使用方法】ボディ、フェイス、ヘア、フェイシャルサウナ、吸入、ルームスプレー、沐浴
【オススメブレンド】どの精油とも相性がいい。レモン、ラベンダーとブレンドする抗菌スプレーは重宝する。
【B・F＆ノート】B・F：3　ノート：ミドル　【対応チャクラ】第5

ニアウリ・シネオール Niaouli (cineol)

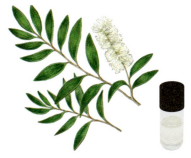

【主な作用】抗カタル、去痰、鎮咳、抗菌、抗真菌、抗ウイルス、抗炎症、粘膜溶解、免疫強壮、瘢痕形成

【主な成分】
オキサイド類：1.8シネオール 45〜65%
モノテルペン炭化水素類：α-ピネン10%、リモネン8%、β-ピネン3% **モノテルペンアルコール類**：α-テルピネオール〜7%
セスキテルペンアルコール類：ビリジフロロール〜5%、ネロリドール3%
そのほか、β-カリオフィレン、p-シメンなど微量成分が含まれている。
※ 主成分の1.8シネオールには、呼吸器系疾患や気管支過敏症の改善に役立ち、経皮吸収促進作用もある。さわやかでウッディな香りが特徴。

【注意事項】妊娠中 授乳中 敏感肌
ニアウリは、シネオールとネロリドールのケモタイプがある。ボトルにニアウリのみ表示されている場合、シネオールタイプとなる。ネロリドールには、男性ホルモンに似た作用を含む成分があり、男性はいいが女性に使用すると過剰な反応が起こる場合もあるので注意が必要。

【価格帯の目安】10ml：1,000〜2,000円

植物の特徴：ニューカレドニア原産でオーストラリアに多く生育するニアウリは、ティトゥリーと同じフトモモ科のMelaleuca属。条件がいいと20〜30mにもなる常緑高木。葉の長さは7cmほど、樹皮はピンク。ニアウリは、シネオール、ネロリドールのケモタイプ（49頁）がある。
精油の特徴：鼻水、喉の痛みなど、風邪の症状や免疫力アップに。冬に大活躍する精油。
香りの特徴：少し苦味を感じるユーカリに似たさわやかな香り。
学名：Melaleuca quinquenervia (cineol)
科名：フトモモ科 **抽出方法**：水蒸気蒸留法
抽出部位：葉と枝 **原産地**：オーストラリア、マダガスカル、ニューカレドニア

こんなときにオススメ

免疫力が低下しているとき。花粉症などのアレルギー症状が辛いとき。ウイルス性の症状に。体力を回復させたいとき。皮膚真菌性の症状に。

体 風邪、咳、喉の痛み、痰、鼻づまり、花粉症、膀胱炎、膣炎、中耳炎、月経不順、更年期

風邪の症状、体調不良が長く続いたときの体力回復に役立つ。クローブ、ジュニパーとブレンドすることでエネルギッシュになり活力がわいてくる。女性ホルモンに似た作用が微量含まれているため、月経トラブルや更年期の症状にいい。膀胱炎になりやすい人は、ティトゥリー、ラベンダーとブレンドしたバスソルトで沐浴するといい。

肌 湿疹、ニキビ、口辺ヘルペス、皮膚真菌症、頭皮、傷

抗菌作用にすぐれているため湿疹やニキビなどのケアには、ラベンダーとブレンドしてオイルトリートメント、沐浴、フェイシャルサウナなどがいい。アトピーで皮膚が乾燥し、無意識に掻いてできた傷のダメージから回復を早めるには、ローズウッド、ラベンダーとブレンドしたオイルでトリートメントするといい。痒みがある場合は、ティトゥリーとブレンドする。

心 無関心、無気力、落ち込み、月経前症候群(PMS)

クリアで清潔感のあるスッキリとした香りは、神経を刺激し、やる気が出る。何かに集中したい時には、レモン、ローズマリーとブレンドし芳香浴をしながら作業を進めるといい。月経前にイライラしているときなどに、感情を落ち着かせることができる。PMSで体調がすぐれないときは、クラリセージ、グレープフルーツとブレンドし芳香浴をするといい。

【精油のストーリー】原産国のニューカレドニアはフランス領だったこともあり、ニアウリの殺菌消毒作用を利用し、病院内の清掃や口腔内の洗浄に使われるなど、衛生面を保つために使用されていた。 【主な使用方法】ボディ、フェイス、ヘア、吸入、ルームスプレー、沐浴 【オススメブレンド】どの精油とも相性がいい。免疫力の強壮には、ベルガモット、ラベンダー、ユーカリとブレンドするといい。
【B・F＆ノート】B・F：3 ノート：ミドル 【対応チャクラ】第5

ネロリ Neroli

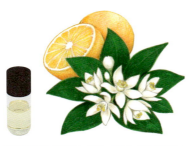

【主な作用】 鎮静、鎮痛、鎮痙、ホルモンバランス調整、抗うつ、神経強壮、抗菌、抗真菌、抗ウイルス、抗炎症、細胞成長促進、皮膚軟化

【主な成分】
モノテルペンアルコール類：リナロール 30 〜 45%、α-テルピネオール 〜 10%、ゲラニオール 5%
モノテルペン炭化水素類：リモネン 10 〜 20%、α-ピネン 10 〜 20%　**エステル類**：酢酸リナリル 5 〜 10%　酢酸ゲラニル 〜 5%
セスキテルペンアルコール類：ネロリドール微量
そのほか、多数の微量成分が含まれている。

※ 微量含まれるネロリドールには、男性ホルモン様作用が含まれるため、過敏な反応が起こる女性もいるので注意が必要。ネロリそのものを連想させる香りが特徴。

【注意事項】 集中したいとき

【価格帯の目安】 5ml：1万5,000 〜 2万円

【妊娠線予防クリームに】 皮膚弾力を増す作用があるため、妊娠線予防のケアがお勧め。50mlのキャリアオイルにネロリ2滴、オレンジ・スイート3滴をブレンドしたオイルをつくる。妊娠線が気になる部位にたっぷりとオイルを浸透させていくことがポイント。

植物の特徴：精油は、ビターオレンジの木に咲く花から抽出される。樹高10mに成長する常緑樹。葉は深緑色、小さく白く肉厚でやわらかい花びらの花を咲かせる。栽培には時間がかかり、移植後4年間は花が咲かず、花が咲く年でも1本の木から15kg程度の花しか採れないため、精油は非常に高価。

精油の特徴：心配やショックが原因となる心の痛みを取り除き、不安定なときに役立つ。スキンケアにも役立つ作用が多く、特に肌の弾力をアップさせる。

香りの特徴：ウッディで苦味がある甘くフローラルな香り。

学名：Citrus aurantium　**科名**：ミカン科
抽出方法：水蒸気蒸留法　**抽出部位**：花蕾
原産地：チュニジア、イタリア、フランス、モロッコ

こんなときにオススメ

心配やショックなどで悲しみから抜け出せないとき。リラックスしながら心が穏やかになりたいとき。急に老け込んだとき。ホルモンバランスの乱れによって感情コントロールが難しいとき。ロマンティックな気持ちになりたいとき。

体 高血圧、神経疲労、便秘、下痢、食欲不振、筋肉痛、神経痛、月経前症候群（PMS）、更年期

精神的なことが原因で体がこわばり疲れが溜まっているとき、寝つけないときなどにラベンダー、オレンジ・スイートとブレンドし、ボディやフェイストリートメントをすると筋肉の凝りをほぐし、入眠しやすくなる。自律神経の乱れにより神経性の消化不良、腹痛、胃痙攣などに向く。

肌 たるみ、老化、くすみ、しみ、乾燥肌、敏感肌、妊娠線

ケアを怠り急激に老化が進んだ肌に、パルマローザ、フランキンセンス、ラベンダー、キャロットシードなどとブレンドすると肌弾力が増し、うれしい結果が期待できる。皮膚軟化作用があるため、オレンジ・スイートと0.5%の薄めの濃度でブレンドすれば、妊娠中でも妊娠線予防用オイルとして使用できる。ネロリの芳香蒸留水は人気。

心 落ち着かない、不眠、不安、うつ、ショック、喪失感、孤独感、ペットロス、心配、悲しみ

感情的に追い詰められ不安定になりやすい人や感受性が豊かな人に向く。内に秘めた不必要な感情が、痛みや不眠など肉体的症状として表れたとき、ネロリの鎮静作用が働き、セロトニンが分泌されることで安心と平和な気持ちを取り戻せる。またモノテルペン炭化水素類の「元気・幸福感」を与える要素もある。

【精油のストーリー】 17世紀にローマ近郊のネロリ公国の公妃アンナ・マリアが、ネロリの精油を手袋やスカーフなど、あらゆるものにつけていたことに由来する。　**【主な使用方法】** オイルトリートメント、ボディ、フェイス、ヘア、ルームスプレー、沐浴、香水　**【オススメブレンド】** 有用な作用があるため、ブレンドするのもいいが単品で使用し香りを楽しむのもお勧め。　**【B・F＆ノート】** B・F：2　ノート：ミドル　**【対応チャクラ】** 第2

ニアウリ・シネオール

免疫強壮・抗ウィルス・集中力

ネロリ

不安・回復・美肌

これだけ知っておけばアロマの達人になれる「精油75種」

バジル・メチルチャビコール Basil (methylchavicol)

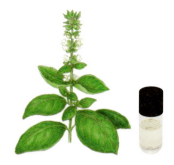

【主な作用】鎮痛、鎮痙、消化促進、抗炎症、抗アレルギー、抗菌、抗真菌、抗ウイルス、頭脳明晰化、神経強壮

【主な成分】
フェノールエーテル類：メチルチャビコール75〜95％、メチルオイゲノール1〜2％　**オキサイド類**：1.8シネオール　〜3％　**モノテルペンアルコール類**：リナロール1〜3％
そのほか、テルピネン-4-オール、α-ピネン、酢酸リナリルなど若干の微量成分が含まれている。
※ 主成分のメチルチャビコールは、鎮痙作用が高く、胃の痛みや月経痛、痙攣性の咳など鎮める作用がある。

【注意事項】妊娠中　授乳中　皮膚刺激　乳幼児

【価格帯の目安】10ml：1,300〜2,800円

【バジルビネガーで夏バテ予防】バジルビネガーはドレッシングやマリネなどのほか、炭酸で割って飲むのも美味しい。疲労回復、食欲不振のときに便利。新鮮なバジルを水洗いし、水気を取ったらビンに入れ、酢をひたひたになるまで注ぐ。香りがビネガーに移ったらできあがり。

植物の特徴：草丈30〜50cmの1年草。全草に芳香成分が含まれているが、特に葉は香りが強く「ハーブの王」と呼ばれる。葉は対生し4〜5cmで柔毛がある。多くの種類があり、成分が異なりメチルチャビコール、リナロールのケモタイプ（49頁）がある。和名は「目箒」。
精油の特徴：忙しく精神的にも肉体的にも疲労しているが、やり遂げたいとき。胃腸が不調なとき。
香りの特徴：スパイシーさに草原を感じさせ、柔らかく甘さのある葉の香り。
学　名：Ocimum basilicum methylchavicol
科名：シソ科　**抽出方法**：水蒸気蒸留法
抽出部位：葉と花、全草
原産地：インド、マダガスカル、ベトナム

こんなときにオススメ

忙しすぎて燃え尽きそうなとき。精神的・知的疲労で物事を否定的に捉えがちなとき。胃腸が不調なとき。目標に向かって集中したいとき。

体 消化不良、胃もたれ、胃の痛み、便秘、下痢、喘息、肝臓強壮、リウマチ、筋肉痛、月経痛、頭痛、関節炎

精神的な疲れからくる胃腸をはじめ各臓器の不調にいい。強い鎮痙があり、胃痙攣などの「痛み」へのアプローチは、ラベンダー、ペパーミント、オレンジ・スイート、キャロットシードなどとブレンドし、おへそを中心に腹全体、みぞおちをトリートメントするといい。暴飲暴食で肝臓に負担がかかって疲労感があるときは、肝臓の上（右肋骨の上あたり）をトリートメントするといい。筋肉痛、神経痛、腰痛、四十肩、五十肩、テニスひじなど関節の痛みには、ユーカリ・シトリオドラ、ジュニパーとブレンドをする。四十肩・五十肩ケアは、痛みがある場合、まずはラベンダーとブレンドしたオイルを肩周辺に浸透させ、関節周辺が柔らかくなるようにする。関節が動かせるようになったらオイルケアを続けながら、肩の可動域が広くなるようなストレッチがお勧め。根気よく続けることがポイント。

心 精神的・知的疲労、否定的、燃え尽き、無気力、優柔不断、集中力低下

強力な鎮痛作用があると同時に活性化作用もあるため、疲労が溜まり精神的にも知的にも限界だが、もうひと踏ん張りがんばりたいとき、疲労しすべてをネガティブに考えがちなとき、心のゆとりを持って前向きでポジティブな気持ちにさせてくれる。気持ちをゆったりとさせたいときはジャスミン、クラリセージ、イランイランなどとブレンドする。

【精油のストーリー】語源はギリシア語の「王」を表すbasileusが由来。日本には漢方薬としてバジルの種子が輸入された。種子は、水分を含むと乾燥状態の30倍くらいに膨らむゼリー状の物質で覆われ、そのゼリー状の物質を目の汚れを取る目薬として使用したことから、和名は「目箒」となった。【主な使用方法】ボディ、ヘア、ルームスプレー、芳香浴　【オススメブレンド】香りが強いのでブレンドする際は少量に。柑橘系やフローラル系の精油と相性がいい。　【B・F＆ノート】B・F：1　ノート：ミドル　【対応チャクラ】第3

パチュリー Patchouli

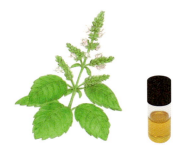

植物の特徴：草丈 1 mほどになる多年草。やわらかい毛に覆われた葉をつけ、紫色がかった白い花を咲かせる。東南アジアを原産とし、標高 900 〜 1,800 mの地域に自生する。最高品質のものは雨季に収穫され、蒸留前に 3 日間乾燥させる。
精油の特徴：心配や考えすぎて地に足がついていないようなときにしっかりとグラウディングさせ、自分軸をしっかりとさせてくれる。
香りの特徴：動物性の香りをイメージさせ、スパイシーで甘くエキゾチックな香り。
学名：Pogostemon cablin
Pogostemon patchouli　**科名**：シソ科
抽出方法：水蒸気蒸留法　**抽出部位**：葉　**原産地**：マダガスカル、マレーシア、インドネシア、インド

【主な作用】鎮静、抗菌、抗真菌、抗ウイルス、抗炎症、うっ滞除去、細胞成長促進、皮膚軟化、静脈強壮、催淫、消化促進、免疫強壮、健胃

【主な成分】
セスキテルペンアルコール類：パチュロール 30 〜 40％
セスキテルペン炭化水素類：β - ブルネッセン 10 〜 20％、α - ブルネッセン 5 〜 15％、α - パチュレン 10％、β - パチュレン 5％
そのほか、多数の微量成分が含まれている。
※ 主成分のパチュロールには、鎮静、抗炎症作用が高い。土やカビを連想させる香りで、パチュリーならではの香りが特徴。

【注意事項】妊娠中　授乳中
【価格帯の目安】10ml：2,400 〜 3,800 円

【パチュリーで上手に食欲コントロール】パチュリーの成分には食欲を抑制する作用があるため、一時的に食欲を抑えたいときに向く。ただし一時的な反応なので、しばらくすると反動がくるため注意が必要。自分の状態とタイミングをあわせてパチュリーを使用することで食欲コントロールが上手にできるようになる。好き嫌いが分かれる香りのため、必ず香りを確認してから購入しよう。

こんなときにオススメ

自分が定まらず他人の意見に惑わされるとき。心配、不安、緊張が続き脳の芯からリラックスしたいとき。乾燥が気になる肌のケアに。

体　むくみ、セルライト、ダイエット、静脈瘤、月経前症候群 (PMS)、更年期

停滞しがちな水分を移動するのが得意なので、むくみ、足の疲れなどに向いている。ダイエットやセルライトへのアプローチは、ジュニパー、グレープフルーツ、ゼラニウム、サイプレス、ローズマリーなどとブレンドするといい。静脈瘤ケアは、サイプレス、レモンとブレンドして圧をかけず慎重に行う。香りが独特なため好みを確認してから使用するといい。

肌　乾燥、しわ、ひび割れた肌、ニキビ、湿疹、皮膚真菌症、たるみ、育毛

細胞成長促進作用と皮膚軟化作用があるので、幅広い皮膚疾患に効果がある。特にひび割れた皮膚に作用するので、アレルギーや湿疹でバリア機能が低下した肌に有用。皮膚が敏感になっている肌には、ローズウッド、カモミール・ローマンなどとブレンドするといい。頭皮ケアには、ローズマリー、サイプレスとブレンドしたオイルでシャンプー前にトリートメントする。

心　注意力低下、無気力、不安定、うつ、優柔不断、ストレス、ダイエット、不感症

自分が定まらず他人の意見に振り回されているようなときに、一度深いリラクゼーションをもたらし、自分軸をしっかりさせてくれる。深呼吸をしながらグラウディングをする際に役立つ精油。ムスクに似た濃厚な香りは、ジャスミンやイランイランと似た性質で、緊張をゆるめながら官能性を高めていく。グラウディングしたいときに。

【精油のストーリー】語源は、タミール語で patchi は「緑」、ilai は「葉」を表すことから、「緑の葉」を意味する Patchouli。ベースノートのパチュリーは、香りの持続時間が長いため、香水の保留剤として使用されている。
【主な使用方法】オイルトリートメント、ボディ、フェイス、ヘア、香水　【オススメブレンド】どの精油に入れても香りに深みとエキゾチックさがプラスされる。香りの好き嫌いがあるので注意。
【B・F＆ノート】B・F：1　ノート：ベース　【対応チャクラ】第 1

これだけ知っておけばアロマの達人になれる「精油75種」

パルマローザ Palmarosa

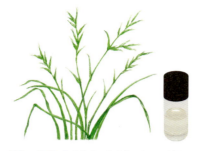

植物の特徴：草丈は3mになり、レモングラスやシトロネラと同じイネ科。茎は細長く、葉に似た葉身に芳香がある。花は成熟するにつれ青味のある白色から濃い赤い色になる。motiaとsofiaの2種類あり、生育環境も香りも異なる。高品質はmotiaで、乾燥して水はけのいい山の斜面などに生育している。
精油の特徴：スキンケア全般にうれしい作用があり、気持ちや表情をやわらかくし、女性らしさを引き出す。
香りの特徴：ローズに柑橘系とグリーン系をプラスしたさわやかでやさしいフローラルな香り。
学名：Cymbopogon martini　**科名**：イネ科
抽出方法：水蒸気蒸留法　**抽出部位**：葉
原産地：マダガスカル、インド、インドネシア

【主な作用】皮膚弾力回復、皮膚軟化、細胞成長促進、収斂、瘢痕形成、抗菌、抗真菌、抗ウイルス、鎮静、神経強壮、免疫強壮

【主な成分】
モノテルペンアルコール類：ゲラニオール70〜80%、リナロール2〜3%、ネロール微量、シトロネロール微量　**エステル類**：酢酸ゲラニル10〜15%、そのほか、リモネン、β-カリオフィレンなど多数の微量成分が含まれている。
※ 同じイネ科のレモングラスやシトロネラがアルデヒド類を主成分としているが、パルマローザの主成分はローズの主成分でもあるゲラニオールのため、ローズのニュアンスでソフトなフローラルの香りを持つのが特徴。

【注意事項】妊娠中

【価格帯の目安】10ml：1,400〜2,500円

【パルマローザでガサガサ肌をしっとり】乾燥肌やアレルギーなどでバリア機能が低下した肌に出番なのがパルマローザ。乾燥肌の場合、オイルトリートメント前にゴマージュなどで古い角質を取り除くことも大切。バリア機能が低下している場合、カモミール・ローマン、ベンゾインとブレンドしフェイシャルトリートメントをしてみよう（243頁参照）。

こんなときにオススメ

くすみ、たるみ、しわ、しみなど、さえない肌のお手入れに。細菌、真菌、ウイルス性の皮膚感染症に。神経過敏になっているとき。体調不良が外見に著しくあらわれているとき。

体　膀胱炎、中耳炎、咽頭炎、消化不良、胃もたれ、腹痛、神経痛、リウマチ

抗菌、抗炎症、鎮痛作用があるので泌尿器系や呼吸器系の症状に、ティトゥリー、シダーウッドとブレンドしトリートメントか沐浴をするといい。胃の不調時には、ラベンダー、カモミール・ローマン、ペパーミントなどとブレンドし、みぞおち周辺をやさしくなでるようにトリートメントし、オイルをたっぷり浸透させるといい。

肌　乾燥、しわ、しみ、くすみ、たるみ、皮膚真菌症、湿疹、かゆみ、ひび割れた肌、さえない肌全般

さえない肌を何とかしたいときに手軽に使える精油。細胞成長促進と皮膚軟化作用があるため、トリートメント後に肌の潤い、弾力などを実感できる。カモミール・ローマン、グレープフルーツとブレンドしフェイシャルをすることで保湿、くすみケアの効果が期待できる。

心　落ち着かない、不安定、動悸、不眠症、イライラ、寂しがり

神経系をリラックスさせ、緊張をやわらげ安定させる。過度の緊張や過労で、疲れが外見にあらわれているときは、香りを嗅ぐだけでも気持ちの変化を感じ取ることができ、やわらかい表情を取り戻すことができる。依頼心が強い、束縛しやすい、嫉妬しやすく特にイライラしやすいタイプには、ラベンダーと柑橘系をあわせるといい。

【精油のストーリー】インドでは、花の開花時期に山が一面紫色になることから、「紫」を意味するrhsahaやroshaと呼ばれている。タバコの香りづけにも使用され、アーユルヴェーダでは精油とドライハーブの両方を使用する。
【主な使用方法】ボディ、フェイス、ヘア、沐浴、芳香浴　【オススメブレンド】ウディ系の精油とブレンドすると落ち着きがあり、年配の人がより好む香りとなる。　【B・F＆ノート】B・F：4　ノート：ミドル
【対応チャクラ】第4

ヒソップ Hyssop

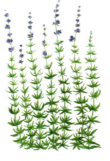

【主な作用】 抗菌、抗カタル、抗ウイルス、消化促進、去痰、血圧上昇、結石溶解、免疫・精神強壮、収斂、瘢痕形成、利尿

【主な成分】
ケトン類：cis - ピノカンフォン 35 ～ 50%、t - ピノカンフォン 6 ～ 17%
モノテルペン炭化水素類：β - ピネン 15 ～ 25%
セスキテルペン炭化水素類：ゲルマクレンD2 ～ 3.5%、サビネン 2 ～ 3%、β - カリオフィレン 1 ～ 3%

※ そのほか、多数の微量成分が多数含まれている。
※ 中枢神経毒性のあるケトン類ピノカンフォンが主成分となるため注意する。

植物の特徴：高さ60cmほどの多年生低木。青紫、ピンク色の花を咲かせ、花に強い芳香がある。古代ギリシア人がヒソップで神聖な場所を掃除していたことから、ヒソップは神聖視され、聖書にも登場している。
精油の特徴：肉体面だけでなく精神面の浄化と強化ができる精油。スピリチュアリティを高めたいときに向く精油。
香りの特徴：甘く土っぽさを感じるスパイシーで濃厚な香り。
学名：Hyssopus officinalis　**科名**：シソ科
抽出方法：水蒸気蒸留法　**抽出部位**：全草
原産地：オランダ、フランス、ドイツ

【注意事項】 皮膚刺激 てんかん 妊娠中 授乳中 乳幼児
【価格帯の目安】 10ml：4,500 ～ 6,000 円

【ヒソップで浄化＆活性化のプチ瞑想】 ヒソップを植物オイルに1.5%ほど希釈し、頭頂部に少量塗布。そして、胸骨の周辺にもオイルを浸透させる。背筋を伸ばして椅子に押しかけ、目を閉じ深呼吸をする。全身の隅々に意識をめぐらせることに集中する。不要な感情を洗い流し、穏やかな気持ちになるまで続けて終了。

こんなときにオススメ

咳・痰など風邪や呼吸器系の症状に。尿酸の除去が期待できるので、痛風など生活習慣病予防に。否定的な感情を一掃したいとき。

体 副鼻腔炎、肝臓強壮、痛風、リウマチ、低血圧、神経痛、筋肉痛、むくみ

強力な抗菌作用と去痰作用が古代ローマ時代から認められていた。ティトゥリー、ユーカリ、タイムなどとブレンドして芳香浴やトリートメントをすれば、疲れてスタミナ不足の体に鋭気を送り、免疫力、活力をアップする。痛風で尿酸値が高いときは、レモン、ローズマリーとブレンドしたオイルで日常的なケアを心がけるといい。痛風で患部に痛みがあるときは、マージョラム、ヘリクリサムでクレイパックか冷湿布をするのもお勧め。おだやかな利尿作用も含まれるため、足のむくみやすい人は、ゼラニウム、サイプレスとブレンドし足のトリートメントを行うといい。刺激が強いのでフェイシャルケアには不向きだが、顔のむくみには、体全体のケアを行うことで変化を実感できる。リウマチケアは、ユーカリ・グロブルス、ジュニパーとブレンドしてやさしくトリートメントするといい。

心 精神疲労、困惑、集中力低下、緊張、不安

力強くスパイシーで独特な香りは、精神の深い面へ働きかける。心身の浄化のためにサンダルウッド、フランキンセンスとブレンドすると疲労の原因となっている邪気を洗い流し、気持ちを強く持つことができるようになる。他者からの不の感情の影響などを受けやすい人は、ローズマリーとブレンドしたオイルを手に取り、自己のオーラを撫で浄化するといい。精神面の強化にとてもすぐれている精油。

【精油のストーリー】 古代ヘブライ語で「聖なる薬草」を意味する ezob に由来。霊的な浄化を象徴することから、宗教的な儀式などに使用されていた。ヒソップはお酒につけリキュールとしても愛飲されていた。
【主な使用方法】 芳香浴、香水　**【オススメブレンド】** 葉、花や実から抽出した精油とブレンドすると浄化力を高めることができる。　**【B・F＆ノート】** B・F：1　ノート：ベース　**【対応チャクラ】** 第7

プチグレン Petigrain

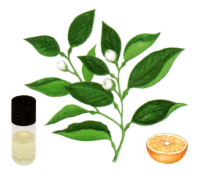

植物の特徴：ビターオレンジの木。精油は葉、小枝から抽出される。花はネロリ、果実はオレンジ・ビターとなる。蒸留は17世紀にはじまり、プチグレンはほかの柑橘系の木からも抽出される。レモンの木からは「レモンプチグレン」の精油となり、成分も香りも異なる。
精油の特徴：気分や感情にムラがあるときに気持ちを落ち着け、正常な状態へと戻してくれる。
香りの特徴：ネロリのフローラルな中に葉と枝の少し苦味を感じる香り。
学名：Citrus aurantium **科名**：ミカン科
抽出方法：水蒸気蒸留法 **抽出部位**：葉と小枝
原産地：イタリア、フランス、チュニジア、スペイン

【**主な作用**】鎮静、鎮痛、鎮痙、血圧降下、抗菌、抗ウイルス、抗うつ、抗不安、瘢痕形成、細胞成長促進

【**主な成分**】
モノテルペンアルコール類：リナロール 35 〜 45%、α-テルピネオール 2 〜 6%
モノテルペン炭化水素類：リモネン 10 〜 20%、β-ピネン 10 〜 15%、β-オシメン 3 〜 8%
エステル類：酢酸リナリル 5 〜 15%、酢酸ゲラニル 〜 5%
そのほか、t-ネロリドールなど多数の微量成分が含まれている。
※ 種類により、葉のみ、葉と小枝、葉と小枝と開花時の残りの花や果実などを含めて蒸留する精油がある。
※ 上記の成分は、葉と小枝から抽出したもの。

【**注意事項**】基本的な注意を守る（51頁参照）。

【**価格帯の目安**】10ml：1,500 〜 3,000円

【**プチグレンで香りの調和を**】数十種類をブレンドする香水づくりには、プチグレンは欠かせない存在。香り全体を引き締めることからも「香水の核（ハート）」といわれている。

こんなときにオススメ

ストレスで感情や気持が不安定なとき。胃腸のバランスを崩しているとき。自分があるべき本来の状態に戻りたいとき。

体 胃もたれ、消化不良、便秘、下痢、高血圧、頻脈、アレルギー、喘息、免疫低下、筋肉痛、風邪

疲労やストレスが原因で胃腸の状態がすぐれないとき、ベルガモットと同じように使用頻度が高い。ストレスが原因となる症状は人によりさまざまだが、プチグレンは、本来あるべき正常な状態に戻すのが得意。ベルガモット、ラベンダー、ローズウッドとブレンドすることで、体の変化を少しずつ実感できる。

肌 脂性肌、ニキビ、傷、しみ、しわ、頭皮

皮脂分泌のバランス調整にすぐれているので、脂性の肌や頭皮などのケアには、ローズマリー、ゲットウとブレンドしたオイルかローションを使用するといい。フェイス用には、ネロリ、ゼラニウム、パルマローザ、ローズ、フランキンセンス、キャロットシードなどとブレンドすると、弾力と潤いを増すことができる。フェイシャルトリートメント後にホットタオルで密閉させるとさらにいい。

心 うつ、不安、心配、興奮、緊張、不眠、精神的疲労

気分や感情にムラがあるとき、上手に感情のコントロールをしてくれる精油。いったん心をリラックスさせるために、ラベンダー、カモミール・ローマンとブレンドしたものを嗅ぐ。気持ちにゆとりができたら、ベルガモット、ゼラニウム、グレープフルーツ、ジュニパー、ローズマリー、ペパーミントなどとブレンドして胸骨周辺をトリートメントすると、気分が高揚したり、人との調和の手助けとなる。

【**精油のストーリー**】10世紀ごろ、アラブ人によってはじめて地中海沿岸地方でビターオレンジの木が栽培された。香水の核（ハート）ともいわれ、多くの香りをブレンドした場合、プチグレンを入れることで香り全体が引き締まる。
【**主な使用方法**】ボディ、フェイス、ヘア、芳香浴、香水 【**オススメブレンド**】はなやかなフローラル系と明るい柑橘系との相性がいい。 【**B・F＆ノート**】B・F：3 ノート：ミドル 【**対応チャクラ**】第4

ブラックペッパー Black pepper

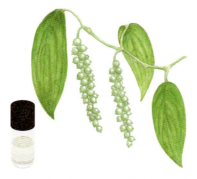

植物の特徴：つる性常緑低木。緑のコショウの実を積みあげて発酵させたものを天日乾燥したものがブラックペッパーで、実を水にさらして果皮を取り除き、乾燥させたものがホワイトペッパー。精油は乾燥させた種子から抽出される。
精油の特徴：体と精神にエネルギーを吹き込み、意欲がわく。強い心身をつくる。
香りの特徴：頭がスッキリするブラックペッパーそのもののシャープな香り。
学名：Piper nigrum　**科名**：コショウ科
抽出方法：水蒸気蒸留法　**抽出部位**：種子
原産地：インド、マダガスカル、スリランカ

【主な作用】加温、鎮痛、鎮静、鎮痙、健胃、消化促進、自律神経調整、体液循環促進、抗酸化、解毒、抗貧血、神経・免疫強壮、利尿、抗カタル、殺菌、抗ウイルス、解熱

【主な成分】
セスキテルペン炭化水素類：β-カリオフィレン40～55%、α-フムレン5～10%、β-ビサボ連5～10%、α-ガイエン2～10%
モノテルペン炭化水素類：リモネン10～20%、β-ピネン10～15%
そのほか、テルピネン-4-オール、1.8シネオールなどの微量成分が含まれている。
※ 多く含まれるβ-カリオフィレンには、体液循環促進と抗酸化作用がある。ほんのりウッディな香りが特徴。

【注意事項】皮膚刺激　妊娠中

【価格帯の目安】10ml：2,500～4,500円

【根本的に冷え性を改善】皮膚刺激が強いので使用上の注意は必要だが、上手に使うととても役立つ精油。加温作用にすぐれているため、根本的な冷え性改善に腹部のトリートメントがお勧め。手足の冷えの解消にも。

こんなときにオススメ

やる気をアップしてとにかく元気になりたいとき。新しいことにチャレンジする勇気を持ちたいとき。冷えを感じるとき。消化器系の調子がすぐれないとき。心身の浄化をしたいとき。

 冷え、食欲不振、消化不良、嘔吐、便秘、鼓腸、貧血、咽頭炎、解熱

体液循環をよくするため、冷え、打撲痕、傷痕が痛む場合、マージョラムやラベンダーとブレンドしてトリートメントをすると局所的に温かくなり、もとの状態へと早く戻すことができる。冷えを根本的に解消したいときはローズマリー、ジュニパーとブレンドし、腹部のトリートメントをするといい。貧血にはヤロウとブレンドする。

 手荒れ、しもやけ、打撲

刺激が強いためフェイシャルには不向き。手の荒れが気になるときは、ベンゾイン、ティトゥリー、ラベンダーとブレンドしてミツロウクリームをつくるといい。しもやけの場合は、お腹のトリートメント（193頁参照）と足先を根気よくマッサージする。刺激が強いので沐浴では使用せず、足浴のみの使用。加温作用があるため、体がポカポカしてくる。

 精神的疲労、絶望感、抑圧、無感情、怒り、冷淡

刺激とエネルギーを与えてくれるので、やり遂げなければいけないことがあるときに役立つ。集中すべきときに緊張しやすい人は、レモングラス、ラベンダー、ペパーミントなどとブレンドして心を落ち着かせ、エンジンがかからないのんびりタイプの人はジュニパー、ローズマリー、レモンなどとブレンドして芳香浴をするだけでも有用。

【精油のストーリー】古代ではスパイスの中でもコショウは非常に高価であり、イタリアでは税金をコショウで納めていた。コショウ貿易の権利をめぐり、スペイン、ポルトガル、オランダの間で争いが繰り返された。
【主な使用方法】ボディ、芳香浴、香水　【オススメブレンド】イランイラン、ジャスミン、サンダルウッドなどとブレンドすると、エキゾチックで官能的な香りとなる。　【B・F＆ノート】B・F：1　ノート：ミドル
【対応チャクラ】第3

フランキンセンス Frankincense

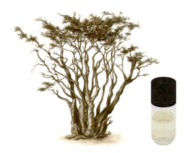

幹を削るとにじみ出てくる樹脂を固めて水蒸気蒸留して精油となる

植物の特徴：オリバナム、乳香と呼ばれ、樹高5～7mの低木。荒野で乾燥した地域に生育し、細い葉を多くつけ、白、淡い赤色の花を咲かせる。幹を傷つけると乳白色の樹脂がにじみ出る。樹脂を乾燥させるとオレンジ色や茶色になって固まる。精油は乾燥した樹脂を水蒸気蒸留させて抽出する。
精油の特徴：心にあるわだかまりを解きほぐし、精神、心、体の統合をしたいとき。瞑想時などに役立つ。
香りの特徴：悠久の歴史を感じさせるウッディで神聖な香り。
学名：Boswella carterii　**科名**：カンラン科
抽出方法：水蒸気蒸留法　**抽出部位**：樹脂
原産地：オマーン、ソマリア、エチオピア、インド

【**主な作用**】鎮静、鎮痛、抗カタル、去痰、抗ウイルス、抗菌、抗真菌、細胞成長促進、瘢痕形成、健胃、免疫・精神強壮

【**主な成分**】
モノテルペン炭化水素類：パラシメン25～35％、α-ピネン25～35％、β-ピネン10％、リモネン2～10％、γ-テルピネン～5％
オキサイド類：1.8 シネオール微量
そのほか、β-カリオフィレン、α-テルピネオールなどの多数の微量成分が含まれている。

【**注意事項**】基本的な注意を守る（51頁参照）。

【**価格帯の目安**】10ml：4,500～6,600円

【**さまざまなシーンに役立つ**】禁忌がないため、あらゆるシーンに使用できる精油。

こんなときにオススメ

日常の煩わしさ、忙しさを忘れ、精神統一をしたいとき。人生に迷い、自分を見失いがちなとき。自分軸をしっかり確立したいとき。肌の衰え・特にくすみを感じたとき。

体：咳、痰、鼻水、気管支炎、喘息、消化不良、泌尿器系の感染症

樹脂から抽出した精油の特徴である泌尿器系や呼吸器系に役立つ精油。香りを嗅ぐことで気道が太くなるため、喘息で発作が出たとき、また睡眠前にフランキンセンスを嗅ぐことで睡眠時無呼吸症候群にも有用といわれている。その場合は、フランキンセンス単体での使用でも十分。泌尿器系の症状が気になる場合は、ティトゥリーとブレンドし沐浴する。

肌：くすみ、乾燥、敏感、しわ、しみ、たるみ、老化、皮脂分泌バランス、ニキビ、傷

あらゆる肌の衰えにいい。くすみが気になり肌の色をワントーンアップしたいときには、ローズ、パルマローザ、ラベンダー、キャロットシードなどとブレンドするといい。細胞成長促進や瘢痕形成作用があるため、すり傷ややけどにもいい。回復中にフランキンセンスで患部をやさしくトリートメントすると、傷が残りにくく、回復が早まる。

心：雑念が多い、集中力低下、不安、怒り、イライラ、ショック、うつ

煩わしいことを忘れさせ、心にゆとりを与える精油。思考と行動が一致しないとき、決断がなかなかできないときなどに、呼吸を深め心に平穏を取り戻す。古代エジプト時代は、神と人々の心をつなぐ香りと考えられていたため、神聖で精神的なことに使用されることが多い。フランキンセンスを芳香しながら瞑想すると深くリラックスでき、集中力が高まる。

【**精油のストーリー**】古代エジプトでは、朝のお祈りの際にフランキンセンスを焚いて神へと捧げており、スキンケアとしても使用されていた。生誕後まもないイエス・キリストに献上されたフランキンセンスは、聖書に合計22回も登場する。　【**主な使用方法**】ボディ、フェイス、ヘア、沐浴、芳香浴、香水
【**オススメブレンド**】ハーブ系、柑橘系、スパイシーな香りなどによくあう。
【**B・F&ノート**】B・F：3　ノート：ミドル～ベース　【**対応チャクラ**】第5

ベティバー Vetiver

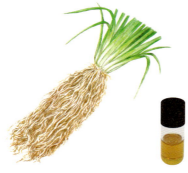

植物の特徴：熱帯から亜熱帯に生育し草丈2m程の多年草。葉はススキに似て細長い。多数集まって大きな株をつくり、精油は2～3年ものの根から抽出される。最高品質のものは「ベティバー・ブルボン」と呼ばれる。
精油の特徴：感情が不安定なとき、自律神経の乱れによる精神と内臓の働きを調整する。
香りの特徴：甘く土っぽさを感じる濃厚な香り。
学名：Vetiveria zizanioides
科名：イネ科
抽出方法：水蒸気蒸留法　**抽出部位**：根
原産地：ハイチ、ブラジル、インド

【主な作用】抗うつ、鎮静、鎮痙、うっ滞除去、抗菌、抗真菌、抗ウイルス、免疫強壮、防虫

【主な成分】
セスキテルペンアルコール類：ベチベロール 50～70%
ケトン類：ベチベロン微量
※ そのほか、β-カリオフィレンなど多数の微量成分が多数含まれている。

【注意事項】妊娠中　授乳中　乳幼児
粘性がやや高く、ビンから精油が垂れにくい。ビンを体温で少し温めてから垂らすといい。香りに特徴があるため好みを確認し、少量で使用するといい。

【価格帯の目安】10ml：4,400～5,500円

【向かうべき方向がわからなくなったときに】物事を考えすぎて答えが出せない、心が落ち着かないといったような、不安定な精神を沈めるのが得意な精油。第1チャクラに対応しているため、グラウディングに向いている。ペパーミント、カモミール・ローマンとブレンドし芳香しながら、草原にある大きな木をイメージし、強い風がふいても根をしっかりとはり、ゆるぎのない木に自分をあてはめてみよう。

こんなときにオススメ
梅雨のジメジメした季節にやる気がなくなったり、感情にむらが出たり、体がむくみやすいとき。消化器系の不調に。

体　消化不良、胃もたれ、胃痛、神経痛、関節炎、リウマチ、むくみ

自律神経の乱れによる臓器の働きの低下、むくみ、だるさ、神経痛などに向く。うっ滞除去作用の高いサイプレス、グレープフルーツとのブレンドは辛いむくんだ足のトリートメントにいい。消化不良などについては、鎮静・消化促進作用のあるラベンダーに、健胃作用のあるカルダモン、クローブ、ブラックペッパーなどスパイス系のものをブレンドすると効果的。

肌　ニキビ、くすみ、弾力、育毛

香りは少し独特だが、ラベンダー、ローズウッドとブレンドしてトリートメントすると、肌の透明感と弾力を増す。乾燥が気になるときやアレルギーなどでバリア機能が低下したときには、フランキンセンス、ティトゥリーとブレンドしたミツロウクリームを使用するのもお勧め。育毛には、血行促進作用のあるローズマリー、ジュニパーとブレンドしヘアパックをするといい。

心　精神疲労、うつ、緊張、イライラ、怒り、神経質、月経前症候群(PMS)、無気力、不眠、集中力低下

神経を穏やかに鎮静させる作用がある。月経前症候群で感情コントロールが難しい場合は、イランイランやクラリセージとブレンドすると深いリラクゼーションを体感できて落ち着く。根から抽出したベティバーの精油は、大地のエネルギーを取り込み安定感をもたらしてくれる。ふわふわした気持ちを落ち着かせたいときや、瞑想時にいい。

【精油のストーリー】「斧で刈り取る」というタミール語の vetiverr に由来。インドでは日除けとしてベティバーを乾燥させた根の繊維を織り込んだブラインドを使用し、芳香を楽しんでいる。パチュリーやサンダルウッドと同様に、香水の保留剤として利用されている。　【主な使用方法】フェイス、ヘア、芳香浴、香水
【オススメブレンド】独特な香りだが、少量をフローラルやハーバル系の精油とブレンドすると深みが増す。
【B・F&ノート】B・F：1　ノート：ベース　【対応チャクラ】第1

ペパーミント Peppermint

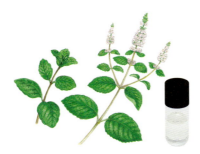

植物の特徴：背丈 30～100cm の多年草。白や紫色の花が咲き、精油は葉と花から抽出される。多くの栽培種があり、ペパーミントはスペアミントとウォーターミントの公配種と考えられている。世界中の温暖な地域で見られ、アメリカ産のものは産地によって香りに特徴があるといわれる。
精油の特徴：気持ちや頭をクールにさせ集中力を高めてくれる。消化器系と呼吸器系のトラブルに役立つ。
香りの特徴：ミント系のクールさとほんのりとした甘さがあり、すがすがしい香り。
学名：Mentha piperita　**科名**：シソ科
抽出方法：水蒸気蒸留法　**抽出部位**：葉と花
原産地：アメリカ、スペイン、イタリア

【**主な作用**】抗カタル、去痰、鎮静、鎮痛、鎮痙、消化促進、健胃、麻酔、抗菌、抗真菌、抗ウイルス、心臓強壮、冷却、皮脂分泌バランス、皮膚軟化、頭脳明晰

【**主な成分**】
モノテルペンアルコール類：メントール 35～50%、ネオメントール 2～15%　**ケトン類**：メントン 15～20%、プレゴン～5%　**オキサイド類**：1.8 シネオール 10%　**セスキテルペン炭化水素類**：t - カリオフィレン～5%　**モノテルペン炭化水素類**：リモネン～5%、β - ピネン～3%
そのほか、多数の微量成分が含まれている。
※ モノテルペンアルコール類のメントールには、粘膜刺激作用がある。
※ ケトン類のメントンには神経毒性、プレゴンには肝毒性と痙攣誘起作用がある。

【**注意事項**】妊娠中　授乳中　乳幼児　皮膚刺激　月経過多　多量月経
歯痛には原液を綿棒につけ、痛い歯の歯茎に直接塗布する。皮膚刺激が強いため、口周辺の皮膚につかないよう細心の注意を払う。一時的に月経量が多くなるため、月経過多、多量月経の人は注意。

【**価格帯の目安**】10ml：1,800～3,000 円

こんなときにオススメ

落ち込みや高揚感が続くなど、感情が定まらないとき。暴飲暴食で胃腸の調子が不調なとき。捻挫や打撲などの応急処置に。

体　鼻づまり、痰、喘息、胃もたれ、消化不良、口臭、胃痙攣、歯痛、筋肉痛、捻挫

呼吸器系の症状には、マグカップに 1 滴垂らして吸入するといい。消化器系にはラベンダー、クラリセージなどとブレンドしてトリートメントをするといい。「痛み」に働きかけ冷やす作用があるため、打撲や捻挫など応急処置として足浴、または冷湿布なども非常に有用。急に歯が痛くなったら、めん棒に精油を垂らし、痛い歯の歯茎部分に塗布するといい。

肌　日焼け、ニキビ、脂性肌

刺激が強いためフェイシャルには不向きだが、ボディへの使用用途は多い。冷却、血管収縮作用があるので、日焼け後のほてりなどにアロエジェルに混ぜて使用するといい。皮脂分泌調整作用があるので、脂性の肌、特に頭皮のケアにはサイプレス、ローズマリーとブレンドしたローションで、洗髪後頭皮に使用するのがお勧め。好む人が多い香りのため、プレゼント用のクラフトにも使用頻度が高い。

心　ヒステリー、怒り、精神的疲労、無気力、ショック、倦怠感

清涼感のある香りは神経と脳を活性化させてくれ、一瞬でやる気がアップする。同時に鎮痛作用も働くので、とめどもない怒りを鎮め、冷静にさせる。香りが好まれるので、柑橘系やフローラル系とブレンドし芳香することで、場の空気を浄化し、心地よくすごすことができる。カモミール・ローマンブレンドすると、草原の香りを楽しめる。

【**精油のストーリー**】mentha はラテン語の「考える」という意味の mente に由来。古代ギリシア・ローマの人々はローズと同じくらいペパーミントを好み、乾燥させたハーブをベッドにまき、歯を白くすることやタバコの匂い消しとして使用していた。インスピレーションと洞察力を高めるハーブとして親しまれてきた。
【**主な使用方法**】ボディ、フェイス、ヘア、芳香浴、香水　【**オススメブレンド**】どの精油とも相性がいい。
【**B・F＆ノート**】B・F：1　ノート：トップ　【**対応チャクラ**】第 6

ヘリクリサム Helichrysum （別名：イモーテル　Immortelle）

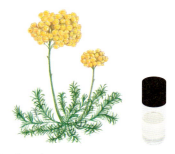

【主な作用】抗アレルギー、抗カタル、去痰、抗炎症、抗菌、鎮静、血液凝固阻止、血腫抑制、うっ滞除去、肝臓強壮

【主な成分】
エステル類：酢酸ネリル 15 ～ 20％
セスキテルペン炭化水素類：γ - クルクメン 15 ～ 20％、α - クルクメン 10％
モノテルペン炭化水素類：リモネン 8 ～ 10％
セスキテルペンアルコール類：γ - オウデスモール 5％
ケトン類：β - ジオン 4％
そのほか、α - ピネン、リナロールなど多数の微量成分が含まれている。
※ ケトン類の β - ジオンには血液凝固阻止、血腫抑制作用がある。

【注意事項】妊娠中　授乳中　乳幼児　皮膚刺激　キク科アレルギー

【価格帯の目安】10ml：1 万 7,000 ～ 2 万円

【大きく変容させる力を持つヘリクリサム】停滞しているものを流す働きがあるため、心の奥底にある傷などを癒す力があるとされてきた精油。過去を手放し新たな世界へと向かうときに。

植物の特徴：高さ 60 ～ 100cm ほどに成長する低木。鮮やかな黄色の小さな花を多数束生させ、花からはカレーのような香りがするのが特徴。種類がいくつかあるが、薬用効果が高いことから精油は italicum 種を用いる。地中海地方が原産地とされる。
精油の特徴：血液の浄化と循環促進を高めたいとき、血栓予防、静脈瘤、床ずれ、あざなどのケアに。
香りの特徴：淡い黄色で、甘くほんのりカレーのような香り。
学名：Helichrysum italicum
科名：キク科　**抽出方法**：水蒸気蒸留法
抽出部位：花（葉と花のものもある）
原産地：コルシカ島、フランス、ハンガリー

こんなときにオススメ

静脈瘤、打撲後のあざ、エコノミー症候群予防に。停滞気味の感情を変化させたいとき。

体 静脈瘤、体液の停滞、むくみ、血腫、血栓性静脈炎、アレルギー、鼻水、湿疹、頭痛、筋肉痛、神経痛、あざ、床ずれ、傷

血液、リンパ液、細胞間液といった体液全体の滞りをなくし、流れをよくするのが最大の特徴。静脈流、むくみ、血腫や血栓（血液が１カ所に溜まり、凝固して腫瘤上になる状態）に特に有用であり、この場合は、レモンとラベンダーとブレンドして圧をかけずにトリートメントし、たくさんのオイルを浸透させていくといい。閉塞症状をラクにする作用があるので、気管支炎や大腸炎にいい。抗炎症作用はリウマチや関節炎などにもいい。カモミール・ジャーマン同様に抗アレルギー作用もあるので、カモミール・ジャーマン、メリッサ、ラベンダー、ローズウッドなどとブレンドし、濃度は薄めにして根気よくトリートメントを続けるといい。全体的にカモミール・ジャーマン、ヤロウと似たような薬理的作用を持つ精油。フェイシャルよりはボディで使用することが多い。

心 頑固、停滞感、否定的、嫌悪感、悲しみ

体へ作用する働きと同じように、滞っているものを流す働きが強いので、長年抱えてきた否定的な感情、意識、ブロックなどを解放する手助けとなる。芳香浴をしながら瞑想するのもいいが、サンダルウッド、シダーウッド、サイプレスなどのウッディ系の精油とブレンドしたオイルをつくって手に取り、深呼吸しながら香りを感じると、目に見えない香りの作用が精神に働きかける瞬間を実感できる。

【精油のストーリー】ヘリクリサムは、香料の世界では「イモーテル（不死身）」、乾燥させても形や色が変わらないことから「エバーラスティング（永遠に続く）」という別名を持つ。ギリシアの復讐の女神・メガイラの怒りの感情を防ぐためにヘリクリサムが必要とされたといわれている。　【主な使用方法】ボディ
【オススメブレンド】独特な香りのため、ブレンドする際は少量をお好みで。
【B・F＆ノート】B・F：1　ノート：ミドル　【対応チャクラ】第 4

ベルガモット Bergamot

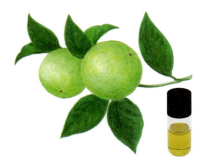

【主な作用】自律神経調整、精神高揚、鎮静、鎮痙、抗うつ、抗菌、抗真菌、抗ウイルス、消化促進、健胃、解熱、防虫、皮脂分泌調整

【主な成分】
モノテルペン炭化水素類：リモネン 25 〜 40%、β - ピネン 2 〜 10%、γ - テルピネン 2 〜 10%
エステル類：酢酸リナリル 25 〜 35%
モノテルペンアルコール類：リナロール 10%
ラクトン類：フロクマリン微量
そのほか、1,8 シネオール、ゲラニアールなど多数の微量成分が含まれている。

※ ラクトン類のフロクマリンには光毒性があるので、含有量が微量でも注意が必要。
※ 水蒸気蒸留法で抽出した精油はフロクマリンの成分を含まないので、「フロクマリンフリー」のベルガモットがある。
※ モノテルペン炭化水素類には粘膜刺激特性がある。
※ ほかの柑橘系の精油と異なり、全体の約半分がリモネンで気持ちを高揚させる成分、そして残りの半分が酢酸リナリル、リナロールで神経を鎮静させる成分となり、ベルガモットが得意な「調整」の特徴があらわれている。

植物の特徴：形や色はレモンやライムに似ていて、未完熟の緑色のうちに収穫され蒸留される。果皮から精油は抽出され、紅茶のアールグレイの香りづけとして知られている。原産地はイタリア南部、ビターオレンジの木に接ぎ木をして栽培され、樹高約 5 m になる。
精油の特徴：バランスを取るのにすぐれていて、自分が本来あるべき正常な精神・肉体の状態に戻してくれる。
香りの特徴：ライムとグレープフルーツにグリーン調がプラスされた大人の柑橘系の香り。
学名：Citrus bergamia　**科名**：ミカン科
抽出方法：圧搾法　**抽出部位**：果皮
原産地：イタリア、ギニア、モロッコ

【注意事項】光毒性
0.4%以上の濃度のオイル塗布後は 12 時間日光にあたらないようにする。

【価格帯の目安】10ml：2,300 〜 3,800 円

こんなときにオススメ

落ち込みや高揚が激しく、気分にむらがあるとき。消化器系が不調なとき、ウイルス性の症状にかかりやすい人に。

 膀胱炎、尿道炎、帯状疱疹、口辺ヘルペス、水疱瘡、消化不良、食欲調整、腸内ガス、解熱、下痢、便秘

便秘や下痢などストレスが原因であらわれる体の症状は人それぞれだが、その人の本来あるべき正常な状態に戻すのがベルガモットの特徴。プチグレンと似ているが、抗菌作用がすぐれているので、疲れているときに免疫力が低下しウイルス性の症状にかかりやすいタイプは、ラベンダー、ティトゥリーとブレンドし日常的に使用するといい。

 脂性、ニキビ、湿疹、頭皮

皮脂を抑える作用があるので、脂性の肌や頭皮ケアにはサイプレス、ローズマリー、ペパーミントのブレンドオイルをつくってトリートメントするといい。頭皮もオイルトリートメントをすることで、毛根の汚れが浮かびあがり、毛穴の掃除をすることができる。皮脂分泌、ニキビケアをしたいとき、ラベンダー、コパイバとブレンドしたオイルで定期的にフェイシャルを心がけるといい。

心 **過食、拒食、ヒステリー、落ち込み、不安、苦しさ、落胆、孤独、心配**

「調和と調整」が得意なベルガモットは、高揚と鎮静の作用が半分ずつという特徴を持ため、精油の作用が必要とされる個所へ上手にアプローチする。特に胃腸は自律神経が支配しているため、感情や気分のバランスを調整することで、自然と胃腸の働きも正常な状態になる。うつ状態の場合、ブレンド精油は、香りをかいで直感が働いたものを素直に選ぶといい。

【精油のストーリー】ベルガモットの木が輸入されたイタリアの都市「ベルガモ」が由来し、16 世紀以降ではヨーロッパの数多くの植物誌に消毒薬や解熱薬として記されていた。古くから香水の主要な香りとして使用されている。
【主な使用方法】ボディ、フェイス、ヘア、芳香浴、香水　【オススメブレンド】どの精油にもあう。
【B・F&ノート】B・F：4　ノート：トップ　【対応チャクラ】第 4

ベンゾイン Benzoin

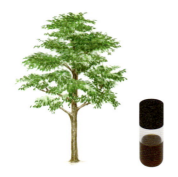

幹の傷を修復するために分泌される樹脂が固まったもの

【主な作用】鎮静、鎮痛、血圧降下、利尿、抗菌、抗ウイルス、抗カタル、瘢痕形成、精神安定

【主な成分】
エステル類：安息香酸コンフィニル 65～80%
酸類：安息香酸 10～20%
そのほか、場にリン、桂皮酸ベンジルなど若干の微量成分が含まれている。
※ エステル類の鎮静作用と安息香酸の血圧降下作用がほとんど。
※ 産地により精油成分の種類と含有量が異なる。

【注意事項】妊娠中　集中したいとき
香りが強いので少量での使用で十分。粘性が非常に高くビンから垂らすのに時間がかかる。香水の保留剤となる。

【価格帯の目安】10ml：1,500～3,000円

植物の特徴：エゴノキ科の小木。樹幹に切り口をつけて浸出した樹液が固まり、樹脂となる。元来樹脂を含有していないが、外傷を受けることで樹脂が分泌する。精油は樹脂から抽出。グレードがたくさんあるが、最高品質は Almond グレードで白色かクリーム色の樹脂で香りが強い。
精油の特徴：傷を治す力にすぐれ、体液循環をよくして体を温める。
香りの特徴：バニラのような甘く重たい香り。
学名：Stryrax benzoin　**科名**：エゴノキ科
抽出方法：水蒸気蒸留法、有機溶剤法
抽出部位：樹脂
原産地：ラオス、ベトナム、タイ

こんなときにオススメ

しもやけ、あかぎれ、乾燥によるひび割れなど、肌に傷があるとき。冬の乾燥対策に。深いリラクゼーションを求めているとき。

体 冷え、風邪、痰、咳、気管支炎、関節炎、腸内ガス、血糖値、膀胱炎、尿道炎

血液循環をよくするので泌尿器、消化器、呼吸器系のケアに役立つ。フランキンセンスとミルラの中間的な作用を持つ精油。脾臓を強壮し、血糖値を抑制することから、血糖値が高く食事制限をしている人には、レモン、ヘリクリサムとブレンドして圧をかけずにトリートメントをするといい。食後のトリートメントは控えること。

肌 しもやけ、あかぎれ、乾燥、ひび割れた肌、傷、かゆみ、皮膚炎

傷を癒す瘢痕形成作用があるので、冬の手の荒れ、乾燥、しもやけのケアに。ラベンダー、フランキンセンス、ローズウッドとブレンドしたミツロウクリームをつくると、唇、手、しもやけなどの万能な対策ができる。乾燥、皮膚炎などでバリア機能が低下している肌には、カモミール・ローマン、ティトゥリーとブレンドしたオイルでフェイスケアをするといい。

心 ストレス、緊張、孤独、悲しみ

女性から好まれる甘いバニラのような香りは、ぬくもりを感じさせてくれ、孤独感や緊張感をほぐし、開放させてくれる。オレンジ・スイート、ラベンダーとブレンドし芳香浴を楽しむことや、オイルをつくりフェイシャルするのがお勧め。深いリラクゼーションと気持ちがフワッと温かくなるような体感をしながら肌ケアをすることができる。ローズとブレンドした香水は、やさしく女性らしい香り。

【精油のストーリー】フランキンセンスやミルラと同じように古代エジプト時代から薫香や魔除けとして使用されてきた香り。インドネシア・スマトラ島を主産地とし、現在でも宗教的儀式で焚かれている神聖な香り。
【主な使用方法】ボディ、フェイス、ハンドクリーム、芳香浴、香水　【オススメブレンド】どの精油とも相性がよく、香水づくりなどで保留剤として使用される。　【B・F＆ノート】B・F：1　ノート：ベース　【対応チャクラ】第4

マージョラム・スイート Marjoram sweet

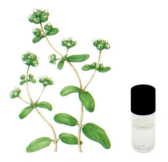

植物の特徴：草丈 30 〜 80cm に成長する多年草。深緑色の葉、白とピンク色の小さな花が多数穂先につく。南ヨーロッパと中東が原産だが、最大生産国はフランスとエジプト。ワイルドマージョラム（オレガノ）と混同されやすいため、マージョラム・スイートと呼ばれる。
精油の特徴：強壮とリラックスの両方を兼ね備え、交感神経を高めて冷静な判断ができる。
香りの特徴：甘く深みがあるスッキリとしたハーブ系の香り。
学名：Origanum marjorana
科名：シソ科
抽出方法：水蒸気蒸留法　**抽出部位**：葉と花
原産地：フランス、エジプト、スペイン

【主な作用】鎮静、鎮痙、鎮痛、血圧降下、自律神経調整、神経強壮、健胃、抗カタル、抗菌、抗ウイルス、制淫、加温、血管拡張

【主な成分】
モノテルペン炭化水素類：γ - テルピネン 10 〜 20%、α - テルピネン 2 〜 10%、サビネン 2 〜 10%
モノテルペンアルコール類：テルピネン -4- オール 10 〜 25%、リナロール 2 〜 10%、ツヤノール 2 〜 10%、α - テルピネオール微量
そのほか、リモネン、β - カリオフィレンなどの多数の微量成分が含まれている。
※ モノテルペン炭化水素類のテルピネンには皮膚・粘膜刺激作用がある。
※ モノテルペンアルコール類のテルピネン - 4 - オール、α - テルピネオールには鎮痛、抗炎症、血圧降下作用がある。

【注意事項】妊娠中　授乳中　低血圧
低血圧の人は、血圧が下がることで倦怠感、眠気を感じることがある。

【価格帯の目安】10ml：2,500 〜 4,000 円

【愛の女神アフロディーテと深い結びつき】古代ギリシアでは、アフロディーテがマージョラムに触れ、香りを放つようになったといわれている。

こんなときにオススメ
緊張から解放され、心地いいリラックス感を持ちながら、理性を上手に保ちたいとき。

体 筋肉痛、リウマチ、頭痛、関節痛、頻脈、高血圧、解毒、消化不良、胃痙攣、便秘、風邪、喘息、月経不順、月経痛、冷え

リラックスすることで血管が広がり、体の各部分の緊張がゆるむので、高血圧の人向き。鎮痛作用が強いので、痛みへのアプローチにはラベンダー、ペパーミント、レモングラスなどとブレンドするといい。レモングラスには乳酸を除去する作用があるので、スポーツ後の筋肉痛予防に組みあわせると抜群。

肌 打撲、挫傷、内出血

血管拡張作用があるため、血流もよくなり内出血などを散らすのが得意。内出血している周辺の痛みのない部位を優しくするようにトリートメントをするといい。打撲や挫傷には、フランキンセンス、レモンで冷湿布をする。痛みがなくなったら、トリートメントして大丈夫。サイプレス、ゲットウとブレンドしたスプレーで頭皮を刺激すると育毛ケアもできる。

心 イライラ、怒り、ヒステリー、緊張、不安、過剰行動、不眠

いったん頭を冷静にし、落ち着かせてくれる精油。体に加温作用があることからも、心が温まりやさしくなる感覚は過度の緊張や不安をやわらげてくれる。グレープフルーツ、シダーウッド、サイプレスなどとブレンドし沐浴すると幸福感に包まれながら、自己の冷静さを取り戻す手助けとなる。本能よりも理性を優先して行動したいときにお勧め。

【精油のストーリー】origanum は「山の喜び」を意味するギリシア語の oros と ganos に由来。古代ギリシア・ローマ時代には、神が宿ったハーブとして幸せのシンボルとされていた。イギリスでは、マージョラムの香りを嗅ぐだけで健康になれると信じられていた。　【主な使用方法】フェイス、ボディ、ヘア、芳香浴、湿布、香水
【オススメブレンド】同じような鎮痛、鎮静、鎮痙作用のある精油と組みあわせると、血圧が下がり倦怠感を感じることがあるので注意。柑橘系との相性がいい。　【B・F＆ノート】B・F：3　ノート：ミドル　【対応チャクラ】第 7

マンダリン Mandarin

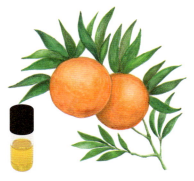

植物の特徴：ミカンの一種で、産地や品種が非常に多い。常緑低木で、温州ミカンもマンダリンと同じグループ。果実はオレンジ・スイートよりも小さく、適度に酸味があり、香りが強い。
精油の特徴：消化器系にやさしく、老若男女から好まれ、リラックスしながら楽しい気分になれる。
香りの特徴：オレンジ・スイートよりも甘く強い香り。
学名：Citrus reticulate
科名：ミカン科
抽出方法：圧搾法　**抽出部位**：果皮
原産地：イタリア、スペイン、アメリカ

【主な作用】消化促進、鎮静、鎮痙、自律神経調整、抗菌、抗ウイルス、抗うつ

【主な成分】
モノテルペン炭化水素類：リモネン 65 ～ 75％、γ - テルピネン 10 ～ 15％、α - ピネン微量
エステル類：アンスラニル酸ジメチル微量、酢酸ベンジル微量
そのほか、β - ピネン、ネラール、ゲラニアールほか多数の微量成分が含まれている。
※ γ - テルピネンやリナロールがベルガモットの香りを特徴づけている。
※ ネロリやプチグレンに含まれているアンスラニル酸ジメチルが、香りに深みを出している。不安をやわらげる抗うつ作用が含まれる。

【注意事項】基本的な注意を守る（51 頁参照）

【価格帯の目安】10ml：2,000 ～ 3,000 円

【マンダリンで個性を開かせよう】マンダリン1％濃度のトリートメントオイルをつくり、みぞおち周辺にすりこむ。静かな部屋で仰向けになり、みぞおちの上に両手を乗せ、みぞおち部分が温かく感じるまでそのまま。第3チャクラが活性化することで、太陽のエネルギーを取り入れ、前向きになり個性が開花されるようになる。疲れているときにもお勧め。

こんなときにオススメ

楽しい気分になりながら、安心感を得たいとき。心配事やトラウマから解放され、心の平穏を感じたいとき。

体 消化不良、胃もたれ、胃痛、便秘、下痢、腸内ガス、高血圧、不眠

オレンジ・スイートと作用が似ている。ストレスが原因となって起こる胃腸トラブルに向く。精神的・肉体的な疲労が大きく、引きこもりがちな場合、ジュニパー、ローレル、ローズマリー、ペパーミントなどとブレンドして芳香浴がお勧め。眠りが浅かったり、眠れない場合は、サンダルウッド、クラリセージ、マージョラムとブレンドしてとことんリラックスするのもいい。

肌 くすみ、乾燥、ニキビ、マタニティ、皮脂分泌調整

くすみを取り除き潤いを与える作用がある。美肌作用を高めるには、セロリ、グレープフルーツ、ラベンダー、フランキンセンスなどでブレンドオイルかローションをつくり、夜、洗顔後に使用するといい。ローションの場合は、スプレータイプの容器に入れ、量をたっぷり使用する。皮膚の弾力を増すので、妊娠線予防に役立つ。この場合は、オイルに希釈する。

心 不眠、不安、うつ、無気力、トラウマ、執着

誰にでも好まれ、懐かしさを感じる香りのため、子どものころの楽しかった遠足や家族団らんを思い出し、明るくやさしい気持ちになれる精油。感情的なトラウマや過去の執着から抜け出せない場合、ローズ、ゼラニウム、ラベンダー、フランキンセンスなどでブレンドオイルをつくり、鎖骨下や胸骨、耳の周辺をトリートメントすると、辛い気持ちを解き放てる。芳香浴にもお勧め。

【精油のストーリー】インド・アッサム地方が原産だが、南ヨーロッパや北アメリカ、ブラジルなどで生食用に生産されている。強い芳香を持つため香水にもよく使用される。　【主な使用方法】ボディ、フェイス、ヘア、芳香浴、香水　【オススメブレンド】出産後、妊娠線予防として50mlにネロリ2滴、マンダリン3滴を入れてトリートメントをするといい。どの精油とも相性がいい。　【B・F＆ノート】B・F：4　ノート：トップ　【対応チャクラ】第3

ミルラ（没薬） Myrrh

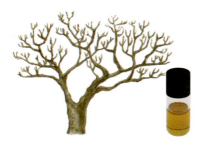

上質な樹脂は、光沢のある表面に細かい粉が吹いた状態

植物の特徴：北アフリカ、北インドに生息するトゲのある低木で、樹高3mに成長する。精油は、カンラン科ミルラ属の約80種類の中の1種の樹脂から抽出される。葉は少なく、小さな白い花を咲かせる。幹の樹皮の亀裂から薄黄色い樹脂がにじみ出て、空気に触れると固く赤褐色の塊となる。
精油の特徴：皮膚を保護する力にすぐれているため、ジクジクした傷の治癒に。心の静寂と平和を取り戻したいとき。
香りの特徴：スモーキー、スパイシーなバルサム調の樹脂の香り。
学名：Commiphora molmol
科名：カンラン科　**抽出方法**：水蒸気蒸留法
抽出部位：樹脂　**原産地**：ソマリア、エチオピア、サウジアラビア、インド

【**主な作用**】癒傷、瘢痕形成、収斂、鎮静、抗ウイルス、抗菌、抗炎症、免疫強壮、健胃、利尿、去痰、通経

【**主な成分**】
セスキテルペン炭化水素類：フラノオウデスマ-1-3-ディエン15～35％、クルゼレン15～25％、リンデストレン10～20％、α-コパエン微量、β-エレメン微量、δ-エレメン微量
ケトン類：メチルイソブチルケトン2～10％
そのほか、多数の微量成分が含まれている。
※ フラノオウデスマ-1-3-ディエンがスモーキー調の特徴を持ち、そのほかのセスキテルペン炭化水素類成分と調和し、ミルラ独特の香りとなる。
※ α-コパエンにはホルモン様作用がある。

【**注意事項**】**妊娠中**
香りが強いので少量の使用で十分。産地により香りが異なる。ブランドによっては産地が明確でない場合も多い。

【**価格帯の目安**】10ml：5,500～6,500円

こんなときにオススメ

せわしない日常から解放され、心に静寂と平和を取り戻したいとき。自分自身を見失いそうになったとき。乾燥して荒れた肌のケアに。

体：歯肉炎、口腔内の不調、咳、痰、気管支炎、食欲不振、胃もたれ、便秘、腸内ガス、利尿、少量月経、無月経

口腔内や歯茎のあらゆる不調や胃の不調からくる口臭予防にティトゥリー、クローブ、ペパーミントをブレンドしたクレイ歯磨き粉（254頁参照）をつくり、使用するといい。胃潰瘍ができやすい人は、ラベンダー、ティトゥリーとブレンドし、みぞおち部分を定期的にトリートメントするといい。

肌：滲出性の傷・湿疹、潰瘍、ただれ、床ずれ、しわ、ひび割れた肌、ジクジク水虫

床ずれやジクジクした液が傷から出ているような症状にすぐれた効果を発揮する。ティトゥリー、フランキンセンスとブレンドしてオイルトリートメントをするのもいいが、クレイ湿布をつくり、患部にあてるのもお勧め。ジクジクした水虫ケアには、レモングラス、ティトゥリーと濃度10～30％と濃い目にブレンドし患部に塗布。

心：ヒステリー、イライラ、注意力散漫、孤独、無気力

次から次へと考えることが多く、忙しい毎日をすごしていて心に平穏と静寂を取り戻したいときや自分自身と向きあう瞑想をするときなどに、香りを嗅ぐだけでもホッと落ち着く精油。呼吸器系にもすぐれた作用を持つため、呼吸が乱れやすく、寝つけないときに、深呼吸をしながら嗅ぐといい。スモーキーな香りは、他の樹脂の精油にはあまりない特徴。

【**精油のストーリー**】古代エジプトでは、宗教、医療など生活の中心的存在で、傷の手あてをする軟膏にも使用されていた。ハヤブサの頭を持つホルス神の涙から生まれたといわれている。ヘブライ人は、ワインとともにミルラを飲み、宗教儀式を催す意識を高めていた。　【**主な使用方法**】ボディ、フェイス、湿布、芳香浴、香水
【**オススメブレンド**】どの精油とも相性がよく、ミルラを入れることで全体が引き締まり香りに深みも出る。
【**B・F＆ノート**】B・F：1　ノート：ベース　【**対応チャクラ**】第1

メリッサ Melissa / Lemon balm

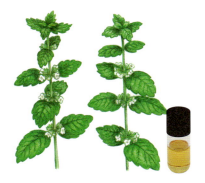

植物の特徴：レモンバームとして知られ、背丈40〜60cmの多年生草本。レモンに似た甘く爽やかな香りはハーブティーとしても人気がある。白や黄色がかった小さな花を咲かせる。
精油の特徴：アレルギー疾患に。感情が高ぶった気持ちを落ち着かせたいときに。
香りの特徴：甘いレモンのようなフローラル調で優しく爽やかな香り。
学名：Melissa officinalis
科名：シソ科
抽出方法：水蒸気蒸留法　**抽出部位**：葉と花
原産地：フランス、ブルガリア、アメリカ

【主な作用】抗アレルギー、鎮静、鎮痛、鎮痙、抗炎症、血圧降下、健胃、消化促進、抗うつ、子宮強壮、抗ヒスタミン

【主な成分】
アルデヒド類：シトラール25〜45%（ゲラニアール25〜30%、ネラール10〜20%）、シトロネラール〜5%　**セスキテルペン炭化水素類**：β-カリオフィレン5〜10%、ゲルマクレンD5〜10%
モノテルペンアルコール類：ゲラニアール10〜20%
そのほか、コパエンなど多数の微量成分が含まれている。
※ ゲラニアールとネラールを混合したものをシトラールという。抗菌、抗真菌、抗ヒスタミン作用がある。レモンやレモングラスを想像する香り。
※ シトラールには眼圧を上げる作用が含まれる。
※ アルデヒド類が多いため、皮膚刺激に注意する。

【注意事項】 皮膚刺激　妊娠中　敏感肌　緑内障
眼圧を上げる作用があるので緑内障の人は使用しない。

【価格帯の目安】10ml：3万〜3万5,000円
※ 非常に高価。価格が安いものはレモングラスがブレンドされている場合もあるので要確認。

【爽やかレモンバームティー】ハーブティーでお馴染みのレモンバームティーは、メリッサのこと。

こんなときにオススメ

ストレスが原因となる症状全般に。アレルギー疾患に。抑圧された感情や内に秘めた怒りがあるときに。

【体】アレルギー、高血圧、頻脈、月経不順、月経痛、消化不良、胃痙攣、下痢

鎮静作用と強心作用があるため、高血圧や頻脈にラベンダーとローズウッドとブレンドしながら全身または胸骨のトリートメントをするといい。ストレスが原因の臓器の不調には、ベルガモット、ラベンダーをブレンドし、脊柱にたっぷり浸透させていく。根本的なアレルギー改善には、カモミール・ジャーマンとベルガモットのブレンドがいい。

【肌】湿疹、アレルギー、皮脂分泌調整、脂性肌、抜け毛

カモミール・ジャーマン、ティトゥリーとブレンドしてトリートメントをすると、アレルギーで肌の乾燥やバリア機能が低下しているときなどにいい。この場合は、根気よく毎日続けることが大切。多くの人から好まれる精油だが、刺激が強いので濃度には注意すること。頭皮ケアとして、シダーウッドとブレンドしたオイルで頭皮トリートメントがお勧め。

【心】落ち込み、無気力、イライラ、ヒステリー、不眠、うつ、精神的疲労

メリッサには気持ちを鎮める作用があるが、特に感受性が豊かなタイプのバランスを取るのが得意。ローズウッド、ラベンダー、ベルガモットなどとブレンドしたオイルで首・肩・胸骨周辺をトリートメントするといい。芳香浴や香水で、日常的に香りを楽しむこともお勧め。爽やかなレモンと甘いはちみつのような香りは、心に明るさと安心感を届ける。

【精油のストーリー】ミツバチが好むハーブといわれ、ギリシア語の「ミツバチ」を意味するmelittenaに由来する。神経系と循環器系の不調に使用されていたことから、長生きするハーブと考えられており、錬金術師であり医師のパラケルススは「若返りの媚薬」と呼んでいた。　【主な使用方法】ボディ、フェイス、ヘア、芳香浴、香水
【オススメブレンド】ウッディやフローラル系の香りと相性がいい。　【B・F＆ノート】B・F：1　ノート：ミドル
【対応チャクラ】第4

ヤロウ Yarrow

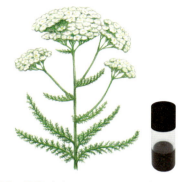

【主な作用】造血、抗アレルギー、鎮静、鎮痛、鎮痙、抗炎症、収斂、ホルモン分泌調整、瘢痕形成、抗掻痒、抗菌、抗ウイルス、去痰、通経、収斂、循環器強壮

【主な成分】
モノテルペン炭化水素類：β-ピネン 〜10%、パラシメン 5〜10%　**セスキテルペン炭化水素類**：カマズレン 5〜30%、ゲルマクレン-D5 〜10%
ケトン類：β-ツヨン 〜35%、カンファー 5〜15%
オキサイド類：1.8シネオール 〜10%
そのほか、多数の微量成分が含まれている。
※ ケトン類のβ-ツヨン、カンファーには神経毒性がある。
※ ツヨンにはホルモン様作用も含まれている。
※ モノテルペン炭化水素類のβ-ピネンには、粘膜刺激作用がある。

【注意事項】妊娠中　授乳中　皮膚刺激　キク科アレルギー

【価格帯の目安】10ml：1万3,000〜2万円

【あるがままを受け入れ乗り越える】心の奥底にある傷を癒し乗り越えるには、あるがままを受け入れることが大切。ヤロウは感情のブロックを取り除くのが得意なため、深い悲しみを乗り越え、前に進みたいときの後押しをしてくれる精油。心臓に位置する第4チャクラに対応。

植物の特徴：背丈30〜60cmほどの多年草。レースのような葉で細かく裂けた葉をつけ、白や淡紅色の花をたくさん咲かせる。ビールホップの代用に醸造用に使用されていた。
精油の特徴：造血作用がすぐれているので貧血や血行不良にいい。切り傷やあかぎれなど肌の修復に。
香りの特徴：苦味があるが甘くハーブ調の香り。
学名：Achillea millefolium
科名：キク科　**抽出方法**：水蒸気蒸留法
抽出部位：花
原産地：アルバニア、ハンガリー、ブルガリア

こんなときにオススメ

貧血気味や倦怠感を感じるとき。エネルギッシュに活動したいとき。気が滞りやすく、抑圧された感情があるようなとき。いら立ちや苦しみから立ち直りたいとき。

体 貧血、静脈瘤、食欲不振、胃もたれ、胃痛、腸内ガス、月経不順、婦人科系疾患、更年期、関節炎、リウマチ、腰痛、防虫

精油の中でも数少ない造血作用があるのが特徴。体調不良や月経が原因で貧血になりやすい人は、ローズマリー、ジュニパー、ラヴィンサラ、ニアウリ、レモンなどとブレンドしたオイルでトリートメントするのがお勧め。女性ホルモンに似た作用があり、月経や婦人科系にトラブル、更年期の各症状に役立つ。

肌 脂性肌、ニキビ、切り傷、あかぎれ、傷、頭皮

収斂作用があるので、脂性やニキビ肌にフランキンセンス、ローズウッドとブレンドし、フェイストリートメントがお勧め。頭皮ケアには、サイプレス、シダーウッドとブレンドしたローションをつくり、洗髪後にスプレーしながら頭皮刺激を与えると活性化へとつながる。あかぎれには、ミルラ、フランキンセンスを入れたミツロウクリームをつくりケアするといい。

心 無気力、倦怠感、イライラ、怒り

さまざまな成分が含まれているだけに、心に対するアプローチもさまざま。造血作用、血液循環作用の働きで、自然とやる気がわく精油。感情的に傷つき、神経が過敏な人に向く。ドーパミンを分泌するグレープフルーツや調整作用のあるベルガモットとあわせることで、心地いい状態を保つことができる。ヘリクリサムのように、滞った感情やブロックを取り除くのがとても得意。

【精油のストーリー】葉が細かいためミルフィーユ、千の葉と呼ばれてきた。属名achilleaには「伝統的な傷の特効薬」という意味がある。トロイ戦争のときにヤロウで傷の手あてをしたといわれている。
【主な使用方法】ボディ、フェイス、ヘア　【オススメブレンド】香りが濃く独特なため、ほかの精油とブレンドするときは少量で。　【B・F＆ノート】B・F：1　ノート：ミドル　【対応チャクラ】第4

ユーカリ・グロブルス Eucalyptus / Blue gum

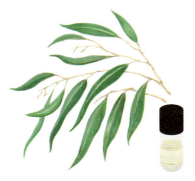

植物の特徴：樹高100mの常緑高木。世界で最も高い木のひとつ。シルバーグリーン色の葉、小さな白い花を咲かせる。ユーカリは非常に多くの種類があるが、その中でもグロブルスは代表格。
精油の特徴：花粉症や風邪などの鼻づまりや感染症にすぐれている。
香りの特徴：一瞬で目が覚めるような松ヤニのようなシャープな香り。
学名：Eucalyptus globulus
科名：フトモモ科
抽出方法：水蒸気蒸留法　**抽出部位**：葉
原産地：オーストラリア、スペイン

【主な作用】抗ウイルス、抗菌、抗真菌、鎮咳、粘膜溶解、抗カタル、去痰、利尿、免疫・神経強壮、頭脳明晰化

【主な成分】
オキサイド類：1.8シネオール70〜80%
モノテルペン炭化水素：α-ピネン10〜20%、リモネン2〜8%　**セスキテルペン炭化水素類**：アロマデンドレン1〜5%　**セスキテルペンアルコール類**：グロブロール〜2.5%　**ケトン類**：ピペリトン微量
そのほか、多数の微量成分が含まれている。

※ 主成分は、ユーカリプトールという1.8シネオール。過剰な粘液の排液、去痰、抗炎症作用があるため、風邪や花粉症のときの鼻づまりや喉の痛みの症状などにすぐれた効果を発揮する。
※ ピペリトンは神経毒性があるので注意が必要。
※ グロブロールにはエストロゲン様作用がある。

【注意事項】 高血圧 てんかん 皮膚刺激 妊娠中 授乳中 乳幼児
薬を内服し血圧が安定していれば使用可。ただし濃度は低めにすること

【価格帯の目安】10ml：1,000〜1,800円

こんなときにオススメ

鼻づまり、痰、咳など呼吸器系の不調時に。頭をスッキリさせリフレッシュしたいとき。ウイルスが原因のあらゆる症状に。

体 インフルエンザ、風邪、気管支炎、喘息、筋肉痛、神経痛、胃もたれ、胃痙攣、免疫低下、膀胱炎

冬に大活躍する精油のひとつ。精油を1滴入れた水でうがいをし、喉の日常的なケアをするのもいい。鼻づまりや咳・痰の症状には、精油を1滴入れたお湯で鼻と口からゆっくりと吸入すると効果的。筋肉痛や神経痛にも有用。血糖値が気になるときは、ゼラニウム、ジュニパーとブレンドしたオイルでトリートメントするといい。

肌 脂性肌、ニキビ、育毛

刺激が強いためフェイシャルケアの使用頻度は低いが、フランキンセンス、ラベンダーとブレンドしてオイルトリートメントをすると皮脂分泌調整作用が高まるので、脂性やニキビ肌にお勧め。ゲットウやローズマリーとブレンドしたローションは、洗髪後の頭皮へ塗布すると血行がよくなり育毛ケアになる。爽やかな香りのため、夏にはボディソープに入れると爽快感がアップする。

心 記憶・集中力低下、無気力、うつ、倦怠感、否定的

肺機能が低下すると無気力で否定的な感情を抱く傾向にあるが、ユーカリには肺を強壮し活性化する作用があるため、深呼吸をしてユーカリを身体に浸透させることで憂鬱な気分を一掃し、活力がわいてくる。柑橘系とあわせるとさらにいい。レモン、グレープフルーツなどの柑橘系とブレンドし芳香すると、場の空気感もスッキリ明るくなる。多くの人が好む香り。

【精油のストーリー】ユーカリの由来はギリシア語の「よく覆った」という単語からきている。グロブルスの葉に球形のGlobular oil glandsという油点が含まれ、ユーカリの森が遠くから見ると光沢があるシルバーグリーン色に覆われているように見える。700を超える種類があり、そのうち500種から精油が抽出される。オーストラリアが原産国だが、輸出国第1位は中国。　【主な使用方法】ボディ、ヘア、吸入、芳香浴、香水　【オススメブレンド】香りが強いので少量で、柑橘系の精油と相性がいい。　【B・F＆ノート】B・F：1　ノート：トップ　【対応チャクラ】第5

これだけ知っておけばアロマの達人になれる「精油75種」

ユーカリ・シトリオドラ Eucalyptus lemon / Lemon eucalyptus

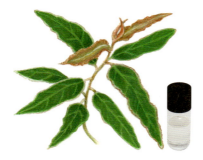

【主な作用】抗炎症、鎮痛、鎮静、鎮痙、抗リウマチ、うっ滞除去、抗菌、抗真菌、抗ウイルス、免疫・神経強壮、血圧降下

【主な成分】
アルデヒド類：シトロネラール 65 〜 80%
モノテルペンアルコール類：シトロネロール 15 〜 20%、ゲラニオール 5%、リナロール微量
オキサイド類：1.8 シネオール微量
そのほか、β-カリオフィレン、酢酸シトロネリルなど多数の微量成分が含まれている。

※ 主成分のシトロネラールには、抗炎症、抗菌、鎮痛、虫の忌避効果がある。レモンに似た香りが特徴。

【注意事項】皮膚刺激 妊娠中
グロブルスと異なり、高血圧の人に使用できる。

【価格帯の目安】10ml：1,000 〜 1,800 円

【関節周辺の痛みに抜群】抗炎症作用があるため特に変形性膝関節炎、四十肩・五十肩などが痛むときにお勧め。炎症もなく熱がなければ、ブレンドオイルをつくり（209 頁参照）毎日ケアを続けることで関節周辺の筋肉が柔らかくなり可動域も広くなる。

植物の特徴：葉からレモンの香りがすることから別名レモンユーカリと呼ばれる。樹高 45 mにもなり、樹皮は白、薄ピンク、灰色で、葉はまばら。1 年以内の若い葉が精油の含有量が高いといわれている。
精油の特徴：ほかのユーカリと比べると共通作用はあるが、成分と香りは異なる。高血圧の人にも使用でき、関節周辺の痛みなどにいい。
香りの特徴：レモンやレモングラス様のさわやかでユーカリの香り。
学名：Eucalyptus citriodora
科名：フトモモ科
抽出方法：水蒸気蒸留法　**抽出部位**：葉
原産地：オーストラリア、中国、ブラジル

こんなときにオススメ

膝痛、四十肩や五十肩の関節周辺の痛みがあるとき。筋肉痛、神経痛やむくみやすい症状に。

 膝痛、関節炎、筋肉痛、腰痛、むくみ、ダイエット、膀胱炎、高血圧

ほかのユーカリと成分が大幅に異なるので、使用用途も異なる。血圧を下げる作用があるため、高血圧の人にも使用でき、炎症を抑え、鎮痛作用があるのが特徴。全体としては、うっ滞除去作用もあるのでむくみなどにもいい。痛みとともにむくみの症状があらわれるような膝痛など関節周辺のケアに、ジュニパー、レモン、ゼラニウムとブレンドするといい。

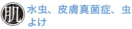 **水虫、皮膚真菌症、虫よけ**

フェイシャルにはあまり使用しない。虫が嫌う香りのため、虫よけとしてゼラニウム、シダーウッドとブレンドするといい。デオドラント作用もあるので、夏にサイプレス、ペパーミントとブレンドしたスプレーもお勧め。皮膚真菌症には、濃度を薄目にしたティトゥリーとブレンドし、患部を優しくオイルをすりこむようにケアする。塗布後は、皮膚を密閉するのを避けること。

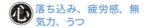 **落ち込み、疲労感、無気力、うつ**

スッキリとしたユーカリとレモンのさわやかな香りなので、気分が沈んでいるときに明るく前向きな気持ちになり、頭をスッキリとさせてくれる。フランキンセンス、シダーウッド、サイプレスなどとあわせると自分軸が定まり、目標意識を高めることができるような香りとなる。香りに明るさと深みがあるため、単体で使用しても数種類をブレンドしたような香りを楽しむことができる。

【精油のストーリー】ユーカリ・シトリオドラはオーストラリアクインズランド州が原産。花は白色でやわらかい香りがある。香りが好まれるため、香料に使用されることが多い。成長が早いユーカリは、砂漠地帯の緑化のために植樹されることが多い木。　【主な使用方法】ボディ、芳香浴、沐浴、香水　【オススメブレンド】どの精油とも相性がよく、ブレンドする精油により香りの変化を楽しむことができる。　【B・F＆ノート】B・F：1　ノート：トップ〜ミドル
【対応チャクラ】第 6

ユーカリ・ラディアタ Eucalyptus radiata / Blue-leaf eucalyptus

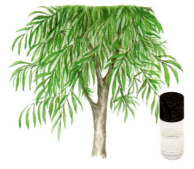

【主な作用】抗ウイルス、抗菌、鎮咳、抗炎症、抗カタル、去痰、免疫・神経強壮、うっ滞除去

【主な成分】
オキサイド類：1.8 シネオール 65 ～ 70%
モノテルペン炭化水素類：α - ピネン 5%、リモネン 5 ～ 10%　**モノテルペンアルコール類**：α - テルピネオール 5 ～ 10%　**ケトン類**：ピペリトン微量
そのほか、多数の微量成分が含まれている。

※ 主成分は 1.8 シネオールとグロブルス種と同じだが、ケトン類のピペリトンの含有量が少ないため、幼児にも安心して使用できるユーカリとなる。

【注意事項】妊娠中
グロブルスと異なりケトン類が微量なため、子どもや高血圧の人にも使用できる。グロブルスほど強くないが、敏感肌の人は濃度に注意すること。

【価格帯の目安】10ml：1,500 ～ 2,000 円

【ユーカリで新鮮な空気と柔軟な発想力を】几帳面、真面目で完璧主義のタイプの人に、新鮮な空気と柔軟な考えを届けてくれる香り。自分らしさを発揮できず息苦しさを感じているときにお勧め。

植物の特徴：樹高 30 mになり、樹木全体がピラミッド型でトップは鋭く尖っている。樹皮は灰色繊維状、葉は薄くて、灰色から薄緑色。1 ～ 2cmの白い花を咲かせる。
精油の特徴：ユーカリの中では、幼児に安心して使用できる精油。インフルエンザ・風邪の予防として。
香りの特徴：グロブルス種よりも軽くスッキリと頭がクリアになるような香り。
学名：Eucalyptus radiata
科名：フトモモ科
抽出方法：水蒸気蒸留法　**抽出部位**：葉
原産地：オーストラリア、南アフリカ

こんなときにオススメ

呼吸器系が弱く、風邪やインフルエンザにかかりやすい人。ほどよくリラックスしながら心身を活性化したいとき。部屋の空気を浄化したいとき。

体 インフルエンザ、風邪、咳、喘息、花粉症、膀胱炎、尿道炎、腎炎、感染症、発熱

疲労が溜まりやすく泌尿器系の症状があらわれやすい人には、ティトゥリー、ラベンダーとブレンドしたバスソルトで日ごろから沐浴するといい。刺激が強いため、敏感肌の人はユーカリ・ラディアタの滴数を少なくする。また、同ブレンドで下腹部のオイルトリートメントをするのも有用。グロブルスよりも作用がやさしいため、幼児がいる場所での芳香浴も大丈夫。オレンジ・スイート、ティトゥリーなどとブレンドすると、空気を浄化してやさしい心地いい空間をつくることができる。呼吸器を強壮し、赤血球が酸素を取り込むように促すため、喘息で苦しいときにも役立つ。呼吸器系が弱い人は、ラヴィンサラ、ニアウリを芳香、ブレンドオイルで胸骨や顔をトリートメントすること呼吸器系がラクになり気持ちがいい。肌に対する作用はユーカリ・グロブルスと同様。

心 怒り、ヒステリー、うつ、否定的、無力感

「熱さましの木」として発熱や感染症の治療にも使用されていた。心に対する働きは、不要な感情を吐出し、ゆとりをもたらしてくれるため、感情の高ぶりや常に物事を否定的に捉えがちなときに、冷静な自分を取り戻させてくれる。またマンネリ化した日常には、レモン、グレープフルーツ、ジュニパーなどとブレンドして芳香浴をするのもいい。クールな感情とマインドを保ちたいときに効果的。

【精油のストーリー】ユーカリを最初に治療に使用したのは、オーストラリア先住民のアボリジニ。ユーカリを燃やして煙を吸入し、感染症や発熱時に使用していた。花のつぼみの内部がフタのような細胞で覆われて、しっかりとしているため、ギリシア語の「しっかり蓋をした」という意味のeucalyptosが由来。ユーカリは湿地帯を乾燥した土地へと変化させるため、マラリアの流行した湿地帯に植林される。　【主な使用方法】ボディ、ヘア、吸入、芳香浴、香水　【オススメブレンド】どの精油とも相性がいい。　【B・F＆ノート】B・F：1　ノート：トップ～ミドル
【対応チャクラ】第5

ライム Lime

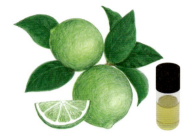

植物の特徴：熱帯アジアを原産とする柑橘類。レモンと似た形状だが、色は黄色ではなく緑色。ほかの柑橘系精油と異なり、古くから圧搾法と蒸留法があり、水蒸気蒸留法で抽出した精油も多い。ライムジュースの副産物として得られ、果実を圧搾し、少し保存すると精油、ジュース、パルプの三層になり、ジュースを取り除いた部分を蒸留する。
精油の特徴：感情や消化器系の不調をゆるやかに整え、気持ちを明るく強壮してくれる。
香りの特徴：グリーン、ハーバルとレモンをあわせたような、さわやかで落ち着いた柑橘系の香り。
学名：Citrus aurantifolia　**科名**：ミカン科
抽出方法：圧搾法、水蒸気蒸留法
抽出部位：果皮　**原産地**：メキシコ、西インド諸島、アメリカ、エジプト

【主な作用】抗菌、抗真菌、抗ウイルス、消化促進、健胃、神経・免疫強壮、うっ滞除去、解熱、体液循環促進、鎮痛、血圧降下、抗炎症、抗うつ、去痰、咳

【主な成分】
■圧搾法の場合。カッコ内は水蒸気蒸留法の場合。
モノテルペン炭化水素類：リモネン45〜50%（30%）、γ-テルピネン10%（10%）、β-ピネン1〜2%（微量）、ミルセン1〜2%（微量）
モノテルペンアルコール類：α-テルピネオール8%（α-テルピネオール＋ボルネオール12%）
オキサイド類：1.4シネオール2〜5%、1.8シネオール2%　**アルデヒド類**：ゲラニアール2〜3%、（0）、ネロール1.5%（0）　**ラクトン類**：フロクマリン微量
そのほか、多数の微量成分が含まれている。

※ 精油の色は、圧搾法は黄色〜黄緑色でグリーン調を含むレモン様の香り。水蒸気蒸留法は無色透明色で、軽くフレッシュなレモン様の香り。
※ フロクマリンのベルガモッチンは、低濃度でも光毒性を示すので注意が必要（圧搾法のみに含まれる）。
※ リモネンの柑橘系の香りとα-テルピネオールのユーカリに似たグリーンの香りがライムの香りを出している。

【注意事項】光毒性

【価格帯の目安】10ml：2,100〜2,800円

こんなときにオススメ

積極的に活動したいとき。計画やチャレンジに向けて前向きに冷静な判断をしたいとき。気分のムラがあるとき、消化器系が不調のとき。

体 消化促進、健胃、風邪、気管支炎、肉体疲労、発熱、むくみ、ダイエット

ストレスにより消化器系が不調の場合に、正常な状態に戻してくれる。免疫力をアップする作用があるので、風邪のときなどは、ティトゥリー、ラベンダーとブレンドしトリートメントをするといい。ストレスで身体が緊張してこわばっているときには、マージョラム、シダーウッド、サンダルウッドなどとブレンドすると、呼吸を整えてくれ、緊張から解放され、体もゆるむ。

肌 ニキビ、くすみ、皮膚真菌症、口辺ヘルペス、帯状疱疹、抜け毛

死んだ細胞を取り除く作用があり、フェイシャルにも使用できるが、光毒性のあるフロクマリン類が含まれているため、日中の使用は避け、低濃度での使用を心がけること。ラベンダー、フランキンセンス、ローズウッド、ゼラニウム、パルマローザ、ローズ、キャロットシードなどとブレンドすると、弾力が回復し、透明感のある肌へと導く。ウイルス性の症状にもいい。

心 うつ、精神疲労、興奮、落ち込み、イライラ、心配、不安

神経を鎮静してストレスを緩和し、気分を高揚させる作用があるため、感情の起伏が激しいときなどに使用するといい。不安定な感情の人が、心をなかなか開いてくれないときには、ローズ、ユーカリ・ラディアタとブレンドしたオイルがお勧め。積極的に行動したいときに、前向きで明るい気持ちにさせてくれる。芳香浴や香水づくりでは、とても人気がある。

【精油のストーリー】ライムは、亜熱帯地方ではレモンよりも一般的に使用されており、カクテルや料理などに幅広く利用される。アセチルコリンエステラーゼ活性抑制作用を含むというデータもある。
【主な使用方法】オイルトリートメント、フェイス、ヘア、芳香浴、香水　【オススメブレンド】ウッディ系やスパイシー系とあわせると香りに広がりが出る。　【B・F＆ノート】B・F：3　ノート：トップ　【対応チャクラ】第3

ラヴィンサラ （ラベンサラ） Ravintsara

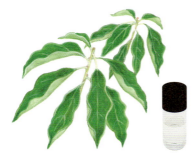

植物の特徴：マダガスカル島の標高700〜1,000mもの高地に自生する。日本のクスノキと同種だが、マダガスカルのものは香り、成分が異なる。現在販売されている精油は、マダガスカル産のものが多い。樹皮からはエストラゴールを含むため毒性が強くなる。
精油の特徴：免疫機能の向上に。狭い範囲なら原液塗布できるティトゥリーやラベンダー同様、使用用途が広い。
香りの特徴：クリアでスッキリとした葉の香り。
学名：Cinnamomum comphora
科名：クスノキ科
抽出方法：水蒸気蒸留法　**抽出部位**：葉
原産地：マダガスカル

【主な作用】抗ウイルス、抗菌、抗真菌、去痰、抗カタル、鎮咳、鎮静、鎮痛、免疫強壮

【主な成分】※マダガスカル産の精油の場合
オキサイド類：1.8シネオール 55〜70%
モノテルペンアルコール類：α-テルピネオール 25〜45%　**モノテルペン炭化水素類**：サビネン 10〜15%、α-ピネン微量、リモネン微量
そのほか、β-カリオフィレンなど多数の微量成分が含まれている。
※ 主成分は1.8シネオールで、免疫強壮作用があり、特に抗炎症作用があり、痰や過剰な粘液を排出させる。
※ α-テルピネオールの含有量も多く、抗アレルギー作用もあり、喘息時に有用。

【注意事項】妊娠中
ティトゥリー、ラベンダーとともに狭い範囲なら皮膚に原液塗布可能。産地により香りや成分、使用用途も異なるため、産地と成分を確認する。

【価格帯の目安】10ml：1,800〜2,800円
※ ラヴィンサラ、ラベンサラ、ラバンサラという名前で表示されている。樹皮や葉から抽出される Ravensara aromatica と間違えやすいが、成分も異なるため、学名を確認してから購入すること。

こんなときにオススメ

風邪や病気にならない体力づくりをしたいときや疲れているときなど、特に免疫力をアップしたいとき。風邪の引きはじめ、痰を出してスッキリしたいとき。

体　風邪、インフルエンザ、気管支炎、副鼻腔炎、喘息、花粉症、疲労、臓器の炎症、歯肉炎、疲労

抗ウイルス、抗菌作用が高いため免疫力強壮にすぐれている。日ごろからのケアとして使用しやすい。ラベンダー、レモンとブレンドしてトリートメントするのがお勧め。ウイルスや細菌感染による臓器の炎症にはティトゥリー、ベルガモット、ゼラニウムなどとブレンドする。禁忌が少ないため、使用できる精油がかぎられている人にいい。

肌　ニキビ、皮膚真菌症、アレルギー、口辺ヘルペス

刺激も少なく使用しやすい精油。ウイルスが原因の口辺ヘルペスなどには直接原液を塗布してもいい。菌が原因の肌トラブル、バリア機能が低下し刺激を感じやすくなっている肌には、フランキンセンス、ローズウッドと1%くらいの低濃度にブレンドしてフェイシャルケアをする。狭い範囲なら直接ニキビに塗布しても大丈夫。

心　うつ、心配、ショック、精神疲労、高揚

精神の高ぶりや落ち込んだ状態を平常にしてくれる。冷静な判断ができないときは、フランキンセンス、サンダルウッド、レモンなどとブレンドし、芳香浴をしながら自分の呼吸に集中するといい。免疫力強壮もあるが、同時に精神力を強くするので、不安なことに立ち向かうときに勇気を与えてくれる。ラヴィンサラの香りは気持ちをフラットにさせ、物事を公平に判断できるようになる。

【精油のストーリー】Cinnamomum camphora には、抽出部位が木部の「クスノキ」、葉の「ホウショウ」「ラヴィンサラ」の3つの精油が存在する。葉の2つのケモタイプ（49頁）は、産地によって成分が大きくことなる。ホウショウの主成分はリナロールで産地は日本。　【主な使用方法】ボディ、フェイス、ヘア、沐浴、芳香浴、香水
【オススメブレンド】どの精油とも相性がいい。　【B・F＆ノート】B・F：3　ノート：トップ〜ミドル
【対応チャクラ】第4

これだけ知っておけばアロマの達人になれる「精油75種」

ラバンジン Lavandin

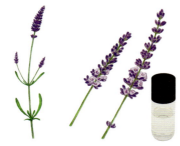

【主な作用】鎮静、鎮痛、鎮痙、抗炎症、去痰、鎮咳、抗菌、抗真菌、抗ウイルス、健胃、消化促進、細胞成長促進、瘢痕形成、神経・精神強壮

【主な成分】
エステル類：酢酸リナリル 28 ～ 38%、酢酸ラバンジュリル ～ 3%　**モノテルペンアルコール類**：リナロール 24 ～ 35%、テルピネン -4- オール ～ 5%、ボルネオール ～ 3%、ラバンジュロール微量
ケトン類：カンファー 6 ～ 9%
オキサイド類：1.8 シネオール 4 ～ 8%

※ そのほか、リモネンなど微量成分が多数含まれている。
※ カンファーには中枢神経興奮作用、神経毒性痙攣誘起特性がある。
※ ボルネオールには神経毒性がある。

【注意事項】てんかん　妊娠中　授乳中　乳幼児

【価格帯の目安】5ml：1,300 ～ 1,900 円

【ラバンジンで第 3 の目を活性化】第 6 チャクラに対応するラバンジンは、眉の中央に位置する第 3 の目を活性化すると考えられている。ラバンジンのクリアでスッキリとした香りは、神秘性や霊性を高め、直感を磨く手助けとなる。

植物の特徴：ラベンダーとラベンダー・スパイクの交配種として 1920 年頃に誕生した品種。ラベンダーよりも大柄で成長が早く、香りが強く、芳香成分が多い。abrial、grosso、super の 3 タイプがあり、酢酸リナリルの含有量が多いsuper がアロマセラピーでは多く使用される。
精油の特徴：ラベンダーと成分は同じものが含まれるが、呼吸器系や中枢神経を刺激する作用も含まれる。
香りの特徴：スッキリと清涼感があるラベンダーに似た香り。
学名：Lavandula hybrida
科名：シソ科　**抽出方法**：水蒸気蒸留法
抽出部位：花、茎、葉
原産地：フランス、イタリア、ブルガリア

こんなときにオススメ

疲れているとき。精神と体のバランスを取りたいとき。免疫力をアップしたいとき。呼吸器系の症状に。

体 筋肉痛、神経痛、リウマチ、関節炎、消化不良、胃もたれ、胃痛、鎮咳、去痰、抗カタル、足の疲れ、むくみ

ラベンダーと香りも成分も似ているが、呼吸器系の症状や免疫力をアップする作用がラベンダーよりも多く含まれる。吸入するとかなりスッキリする。鎮静しながら同時に活性化させてくれる精油。運動後の筋肉の鎮静と弛緩には、ローズマリー、ペパーミント、レモングラスなどとブレンドするといい。

肌 ニキビ、くすみ、創、日焼け、育毛

カンファーが含まれるので、敏感肌の人は濃度を低めにして使用すること。ニキビケアにはフェイシャルサウナよりもオイルトリートメントがお勧め。フランキンセンスに柑橘系の精油かセロリをブレンドすると、ニキビとしみケアの両方を同時にすることができる。ラベンダーより香りもスッキリしているため、トリートメント後に仕事などがあるときにはラバンジンでのケアもいい。

心 イライラ、パニック、怒り、緊張、うつ、不安、頻脈

ラベンダー同様に精神面を落ち着かせ安定させる作用があり、感情や精神のバランスを保つのが得意な精油。1.8 シネオールやケトンが含まれるので、ラベンダーよりも鼻が通るようなスッキリとした香りは、蓄積された否定的な感情を洗い流し、気の流れを整え、頭脳をクリアにさせてくれる。心身の浄化には希釈したオイルを手に取り、自分のオーラをなでる。

【精油のストーリー】ラバンジンは暑さに強く、挿し木や株分けで増殖することができる。開花はコモン系ラベンダーよりもやや遅い。ラベンダーはさまざまな種類があるが、形状や生態により 6 タイプに分けられる。その中のひとつラバンデュラタイプには原種と交配種があり、ラバンジンは交配種に属する。　【主な使用方法】オイルトリートメント、フェイス、ヘア、芳香浴、ルームスプレー、掃除　【オススメブレンド】どの精油とも相性がいい。ブレンド比率により印象が変わる精油。　【B・F＆ノート】B・F：3　ノート：トップ　【対応チャクラ】第 6

ラベンダー Lavender

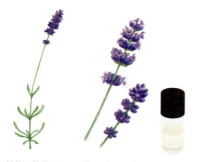

植物の特徴：ラベンダーは種類が多く、ラベンダーの精油というと一般的には Lavandula angustifolia/officinalis のことで、酢酸リナリルの含有量が1番多いことが特徴。水はけのいい石灰質の山岳地帯に育つ多年生低木。
精油の特徴：最も使用用途の広い精油。緊張感をゆるめて、心、精神、体、感情、肌のバランスを整えたいときに。
香りの特徴：フレッシュかつフローラルでありながら、ハーバルさを感じる香り。
学名：Lavandula angustifolia/officinalis
科名：シソ科　**抽出方法**：水蒸気蒸留法
抽出部位：葉と花（花のみもある）　**原産地**：フランス、イタリア、オーストラリア、イギリス

【主な作用】鎮静、鎮痛、鎮痙、抗炎症、抗ウイルス、抗菌、抗真菌、抗うつ、自律神経調整、血圧降下、免疫・神経強壮、瘢痕形成、細胞成長促進

【主な成分】
エステル類：酢酸リナリル 40～50%、酢酸ラバンジュリル 5%　**モノテルペンアルコール類**：リナロール 30～45%、テルピネン-4-オール～5%、ラバンジュロール～5%、ボルネオール～5%
モノテルペン炭化水素類：α-テルピネン～10%、リモネン～2%　**オキシド類**：1.8シネオール～5%　**ケトン類**：カンファー～5%
そのほか、多数の微量成分が含まれている。
※鎮痛、鎮静作用のある酢酸リナリル、リナロールが多いが、神経毒性を含むボルネオールやカンファーも含まれるため、長時間の使用や妊娠中の使用はできない。
※エステル類、モノテルペンアルコール類には、鎮静作用、血圧降下作用がある。

【注意事項】妊娠中

【価格帯の目安】10ml：2,300～6,700円
※ラベンダーは生育環境により精油の価格が大幅に異なる。中でも野生の標高1,600 m以上に自生しているものは最も高価。抽出部位も「花のみ」「葉と花」とあるため、各ブランドにより香りも異なる。

こんなときにオススメ

疲れて胃腸の調子が悪い時や寝つきが悪いとき。緊張や心配事があり心を落ち着かせたいとき。うっかり日焼けや切り傷を負ったとき。体力を回復したいとき。

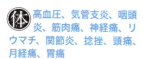
体：高血圧、気管支炎、咽頭炎、筋肉痛、神経痛、リウマチ、関節炎、捻挫、頭痛、月経痛、胃痛

応急処置として原液1滴を患部に塗布すると、痛みの変化を実感できる。運動のあと、レモングラス、マージョラムとブレンドしてトリートメントすると、筋肉痛予防にもなる。疲れて体調がすぐれないときなどには、ラヴィンサラ、ニアウリ、ティトゥリーや柑橘系などとブレンドしたオイルでトリートメントか芳香浴をするといい。

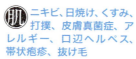
肌：ニキビ、日焼け、くすみ、打撲、皮膚真菌症、アレルギー、口辺ヘルペス、帯状疱疹、抜け毛

スキンケアとしても幅広く使える精油。鎮静、細胞成長促進作用があるので、日焼け後のほてりをしずめ、ターンオーバーを促す。ターンオーバーしにくいくすんだ肌には、定期的にフランキンセンス、ローズウッドとブレンドしたオイルでトリートメントする。打撲痕には、マージョラム、レモンとブレンドして、やさしくオイルを擦り込む。

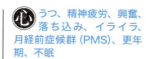
心：うつ、精神疲労、興奮、落ち込み、イライラ、月経前症候群（PMS）、更年期、不眠

自律神経のバランスを整え、不安定な感情を正常な状態に戻してくれる。そうすることで自然と臓器や呼吸などの不調が整う。感情や体調のコントロールをしたいときは、調整するのが得意なベルガモット、フランキンセンスとブレンドするといい。日常的に使用することで、さまざまな不調を整え、心のバランスを整えることができる。

【精油のストーリー】古代ローマ人が入浴の際にラベンダーを入れ、香りを楽しんだことから、ラテン語の「洗う」というlavareが由来。ディオスコリデスが「汝の胸にある潤い」に効果があるとし、ヒルデガルトは「清純な性格を保つ」として多くの人々が使用していた。　【主な使用方法】ボディ、フェイス、ヘア、湿布、フェイシャルサウナ、沐浴、芳香浴、香水　【オススメブレンド】どの精油とも相性がいい。　【B・F＆ノート】B・F：7　ノート：ミドル
【対応チャクラ】第3

ラベンダー・ストエカス Lavender stoechas / French lavender

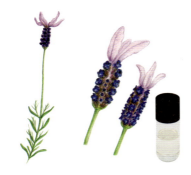

【主な作用】抗菌、抗真菌、抗ウイルス、肝臓強壮、精神・神経・免疫強壮、細胞成長促進、瘢痕形成、鎮咳、去痰、抗カタル、鎮静、利尿、脂肪溶解

【主な成分】
ケトン類：フェンコン 30 〜 50%、カンファー 20 〜 30%　**モノテルペン炭化水素類**：α - ピネン 〜 1%、ミルセン微量
※ そのほか、β - カリオフィレン、ベルベノンなど微量成分が多数含まれている。
※ 神経毒性や刺激の強いケトン類が主要成分となるため注意が必要。

【注意事項】　高血圧　てんかん　皮膚刺激　妊娠中　授乳中　乳幼児
ラベンダー（Lavandula angusutiflolia）とは異なるため注意する。ケトン類を多く含むため注意する。

【価格帯の目安】10ml：2,800 〜 3,500 円

【華やかで育てやすいラベンダー・ストエカス】ラベンダー・ストエカスは、他のラベンダーと比べると花穂の部分が長く特徴的。長く咲くだけでなく、見た目もとても華やかなため庭を素敵に演出することができる。生葉と花からの香りもスッキリとした香り。暑さに強いため、真正ラベンダーが育ちにくい場所でも育てやすい。

植物の特徴：ラベンダーの中でもストエカスタイプで、別名フレンチラベンダーともいう。ほかのラベンダーの花と比べると花穂部分の長さが5cmくらいで包葉は大きく幅が広いのが特徴。赤紫色の花を咲かせる。
精油の特徴：ケトン類が主成分となるため、ラベンダーとは区別して使用すること。皮膚刺激が強い。
香りの特徴：頭が冴えるようなスッキリとした草っぽさとハーバルをあわせた香り。
学名：Lavandula stoechas　**科名**：シソ科
抽出方法：水蒸気蒸留法　**抽出部位**：花穂
原産地：スペイン、フランス、モロッコ

こんなときにオススメ

リラックスしながらも刺激を受けたいとき。前向きな気持ちでやる気を出したいとき。スッキリと気分転換したいとき。精神と肉体を強化したいとき。

 咳、痰、気管支炎、疲労、ダイエット、むくみ

ラベンダー（129 頁）とはまったく異なる成分なので、使用方法も異なる。脂肪溶解作用が含まれるので、ダイエットやむくみなどにジュニパー、ゼラニウム、サイプレス、グレープフルーツなどとブレンドするといい。脂っこいものやアルコールを多く摂取したあとなどは、ローズマリー・ベルベノン、レモンとブレンドして、肝臓周辺をトリートメントする。生活習慣病予防にもお勧め。

 皮膚真菌症、脂性肌、吹き出物、傷跡、育毛

刺激が強いため敏感肌の人には使用しない。フェイシャルにも不向き。脂性肌で吹き出物が出やすい人は、手づくりソープをつくる際にラベンダー・ストエカスを入れると、洗顔後の肌のしあがりがさっぱりとする。背中に吹き出物が出やすい人は、無添加ボディソープにラヴィンサラ、シダーウッドとブレンドすると抗菌作用がアップするためお勧め。

 無気力、精神疲労、うつ、落ち込み、不安、気弱

ラベンダー・ストエカスは、芳香浴を上手に利用するのがお勧め。頭が一瞬でさえわたるようなスッキリとした香りは、心身を一気に浄化し、新しいエネルギーを取り入れるゆとりと高揚感をもたらしてくれる。ヒノキ、サンダルウッド、シダーウッドなどの木の精油とブレンドすることで、自分軸をしっかりと定めることができる。自身を取り戻したいときにお勧め。

【精油のストーリー】1946 年版「ロンドン薬局方」に薬用として資料が掲載されている。古くから地中海沿岸で薬用や化粧品に使用されていた。ラベンダーのストエカスタイプにも原種と交配種があり、ストエカス（フレンチ）は原種の中のひとつ。　【主な使用方法】ボディ、芳香浴、ルームスプレー、香水　【オススメブレンド】ウッディ系や柑橘系の精油と相性がいい。　【B・F＆ノート】B・F：1　ノート：トップ　【対応チャクラ】第 7

ラベンダー・スパイク Spike lavender / Aspic oil

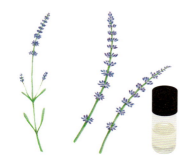

【主な作用】抗カタル、鎮咳、去痰、抗菌、抗真菌、抗ウイルス、免疫・精神強壮、瘢痕形成

【主な成分】
モノテルペンアルコール類：リナロール 20 ～ 50%、α-テルピネオール ～3%　オキサイド類：1.8 シネオール 20 ～ 35%　ケトン類：カンファー 8 ～ 20%、ボルネオール微量　モノテルペン炭化水素類：リモネン ～ 3%、α-ピネン・β-ピネン微量
エステル類：酢酸リナリル微量
※ そのほか、ネロールなど多数の微量成分が多数含まれている。
※ 中枢神経興奮作用と神経毒性痙攣有機特性のあるカンファーを含む。
※ 神経毒性のあるボルネオールを含む。

【注意事項】高血圧　てんかん　皮膚刺激　妊娠中　授乳中　乳幼児
刺激が強いのでフェイシャルには不向き。

【価格帯の目安】10ml：2,200 ～ 2,800 円

【頑張りたい！　を後押ししてくれる香り】ラベンダー・スパイクのスッキリとした香りは、眠気をさまし、やる気を起こさせてくれる。低血圧で午前中眠たそうな顔をしている人に、活力と目ヂカラを与える。ジュニパー、レモンとブレンドするといい。

植物の特徴：原種と交配種があるラベンダー・ラバンデュラタイプの中の原種に属する。背丈は高く寒さには弱いが耐暑性があり、標高 500m 以下の比較的低地に生育する。葉は長く、シルバー一色。フランスではアスピック（Aspic）オイルとして知られている。
精油の特徴：痛みを鎮める作用が得意。心の奥底に秘めた感情を癒し手放したいときに。
香りの特徴：頭がさえるようなスッキリとした草っぽさとハーバルをあわせた香り。
学名：Lavandula latifolia
科名：シソ科
抽出方法：水蒸気蒸留法　抽出部位：葉と花
原産地：スペイン、フランス、ポルトガル

こんなときにオススメ

痰・咳・のどの痛みなど風邪の症状に。リウマチ、神経痛など「痛み」を感じるとき。皮膚真菌症などに。心の中のもやもやを手放したいとき。

体　咳、痰、気管支炎、リウマチ、筋肉痛、腰痛、神経痛、胃痛、坐骨神経痛、疲労

ラベンダー、ラバンジン、ラベンダー・ストエカスとは大きく異なる香り。鎮静作用のリナロールと免疫強壮作用のある 1.8 シネオールをバランスよく含み、呼吸器系の症状、免疫強壮、リラックス作用にすぐれている。リウマチなどの「痛み」全般には、ユーカリ・シトリオドラとゼラニウムをブレンドするのがお勧め。

肌　皮膚真菌症、ニキビ、脂性肌、頭皮

すぐれた抗菌、抗真菌作用があるので、水虫などのケアにレモングラス、ティトゥリーとブレンドするといい。男性の脂性肌やべたついた頭皮には、サイプレス、ローズマリーとブレンドしたヘア用ローションをつくり、肌にたっぷりスプレーすると清涼感もあってお勧め。無添加シャンプーにローレル、グレープフルーツとブレンドすれば、頭皮ケアをしながら心地いいバスタイムをすごせる。

心　否定的、疲労、うつ、無気力、抑圧、トラウマ

ラベンダー・スパイクの心身を落ち着かせバランスを取る作用が、否定的で抑圧された感情を癒し、深みのあるスッキリとした香りは、心にフタをしてきた奥底にある感情を洗い流す。ドーパミンを分泌させるローズ（ゼラニウムでも代用可）とグレープフルーツとブレンドし胸骨周辺をトリートメントすることで、素直な自己表現の手助けとなる。新しい一歩をスタートしたいときに。

【精油のストーリー】ラベンダーと比べると花の色が淡いのが特徴。男性的で刺激的な香りがする。精油は絵具の溶剤としても使用されている。　【主な使用方法】ボディ、芳香浴、ルームスプレー　【オススメブレンド】フローラルやハーバル系とブレンドするとまろやかな香りとなる。　【B・F＆ノート】B・F：2　ノート：トップ
【対応チャクラ】第 6

レモン Lemon

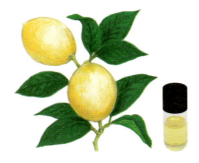

植物の特徴：樹高6mになる常緑小高木。葉は淡い緑色で、白とピンク色の花にも強い芳香が含まれる。1本の木には1,500個ほどの果実が実り、レモンの精油は果実の果皮の部分から抽出される。
精油の特徴：生活習慣病予防に欠かせない精油。脂っこいものやアルコールを多く摂取する傾向がある人に向く。
香りの特徴：フレッシュで爽やかなレモンそのものの香り。
学名：Citrus limon **科名**：ミカン科
抽出方法：圧搾法、水蒸気蒸留法（フロクマリンフリー） **抽出部位**：果皮 **産地**：イタリア、北アメリカ、スペイン、ブラジル

【**主な作用**】免疫強壮、健胃、消化促進、肝臓強壮、浄血、抗菌、抗真菌、抗ウイルス、結石溶解、止血、血糖値抑制、抗掻痒、静脈強壮、アセチルコリンエステラーゼ活性抑制、頭脳明晰化

【**主な成分**】
モノテルペン炭化水素類：リモネン60〜70%、β-ピネン10〜15%、γ-テルピネン5〜10%
セスキテルペン炭化水素類：β-ビサボレン〜5%、ゲラニオール〜2% **ラクトン類**：フロクマリン〜1.5%
そのほか、多数の微量成分が含まれている。
※ リモネン、β-ピネンには皮膚・粘膜刺激がある。
※ フロクマリンは微量だが光毒性があるので注意する。

【**注意事項**】光毒性 敏感肌

【**価格帯の目安**】10ml：1,500〜2,800円
※ ほとんどが圧搾法だが、水蒸気蒸留法で抽出された精油はフロクマリンフリーとして販売されている。成分、香りも異なる。圧搾法がレモンの果皮そのものの香りがする。

【**家庭に1本！　万能精油**】生活習慣病予防、美容、仕事の効率化と、さまざまなシーンで使用できる嬉しい精油。止血作用もあるため、とっさの切り傷にも便利。家庭の救急箱に1本入れておきたい精油のひとつ。

こんなときにオススメ

脂っこい食べ物やアルコールの摂取が多いとき。痛風・結石・糖尿などで食事をコントロールしているとき。疲労が溜まりくすんだ肌に。集中力や記憶力を高めたいとき。

体 食欲不振、胃酸過多、糖尿、結石、痛風、関節炎、ジェットラグ、疲労

体の「酸」を中和させ、アルカリ体質に傾ける精油。血液をキレイにし流れをよくするので、生活習慣病予防として、ローズマリー・ベルベノン、ジュニパーとブレンドして特に肝臓・胃・腹部全体をトリートメントするといい。毛細血管の修復をするため、糖尿病で食事療法をしている人（インシュリンを打っている場合は除く）のケアに向いている。

肌 くすみ、しみ、脂性、ニキビ、足裏の角質、いぼ、たこ、うおのめ、頭皮

死んだ細胞を取り除く作用があるため、疲労やお手入れ不足のくすんだ肌を透明感ある肌へと導く。しみケアにはセロリ、ラベンダーとブレンドしたオイルかローションでケアするといい。皮膚軟化作用があるので、硬くなった足裏の角質ケア、いぼ、たこ、うおのめなどに湿布するといい。止血作用もあるため、切り傷で出血した場合にもいい。

心 疲労、記憶力・集中力低下、無気力

アセチルコリンエステラーゼ活性抑制や頭脳明晰化作用があり、香りを嗅ぐだけで記憶力や集中力がアップする。やる気が出ない午前中はローズマリー、ジュニパー、ラヴィンサラとブレンドして芳香浴をするとアドレナリン分泌も高まり、心身が活性化してやる気がみなぎる。集中して取り組みたいとき、効率よく仕事をしたいときにお勧め。眠気覚ましにはペパーミントとブレンドするといい。

【**精油のストーリー**】ビタミンCを摂取しないことで起こる壊血病を防ぐため、コロンブスは大量に船にレモンを摘み、長期航海をし、新大陸を発見したといわれている。レモンのさわやかさは、ローマの女神ユウェンタスの若さと清々しい容姿の象徴とされている。　【**主な使用方法**】ボディ、フェイス、ヘア、芳香浴、沐浴、掃除、香水
【**オススメブレンド**】どの精油とも相性がいいが、えぐみのある精油とブレンドするとさわやかな香りとなる。
【**B・F＆ノート**】B・F：4　ノート：トップ　【**対応チャクラ**】第6

レモングラス Lemongrass / Whitegrass

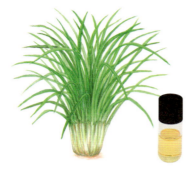

植物の特徴：草丈120cmくらいに成長する多年草。暖かい場所では成長が早く、年に2回収穫することができる。熱帯アジアが原産地。産地によって茎が白と赤のものがあるが、精油は白いタイプのものから抽出されることが多い。
精油の特徴：乳酸を除去し体液循環促進作用があるため、疲労や筋肉痛のときに。皮膚真菌症にすぐれている。
香りの特徴：草原を想像させる甘いレモンの香り。
学名：Cymbopogon citratus
科名：イネ科
抽出方法：水蒸気蒸留法　**抽出部位**：葉
原産地：中国、マダガスカル、グアテマラ、西インド

【主な作用】鎮静、鎮痛、痙攣、抗炎症、抗菌、抗真菌、抗ウイルス、消化促進、健胃、催乳、血管拡張、体液循環促進、血圧降下、収斂、駆虫

【主な成分】
アルデヒド類：シトラール70～80%（ゲラニアール35～45%、ネラール20～35%）、シトロネラール2～10%　**モノテルペン炭化水素類**：リモネン2～10%　**モノテルペンアルコール類**：ゲラニオール～5%、リナロール～5%
そのほか、多数の微量成分が含まれている。
※ ゲラニアールとネラールを混合したものをシトラールという。抗菌、抗真菌、抗ヒスタミン作用がある。レモンやメリッサを想像する香り。
※ シトラールには眼圧を上げる作用が含まれる。
※ アルデヒド類が多いため、皮膚刺激に注意する。

【注意事項】皮膚刺激　敏感肌　緑内障　前立腺肥大
眼圧を上げる作用があるので緑内障の人は使用しない。防虫作用もあり虫よけスプレーとして人気がある精油だが、皮膚刺激が強いので低濃度でブレンドする。

【価格帯の目安】10ml：1,300～1,800円
※ レモングラスは産地により学名が異なる。Cymbopogon flexuosus（茎が赤みをおびているもの）は、シトラールの含有量が多い。購入するときは確認すること。

こんなときにオススメ

激しい運動後、疲労が溜まっているとき。夏バテなどで胃の不調を感じているとき。特に不調な個所はないが、倦怠感が抜けないとき。水虫などの皮膚真菌症に。

体 筋肉痛、頭痛、肉体疲労、消化不良、腸内ガス、胃腸炎、ジェットラッグ、母乳

激しい運動後や疲労が蓄積しているときに、体内に溜まっている乳酸を体液循環を促して除去する作用がある。筋肉痛になりそうなとき、ラベンダー、マージョラムとブレンドして擦り込むだけで、すぐれた効果を発揮する。内分泌系を刺激し、催乳作用があるので、0.5%と薄い濃度で背中（胸の後ろ部分）をトリートメントすると母乳の出がよくなる。

肌 たるみ、水虫、皮膚真菌症、虫さされ、脂性肌

刺激が強いためフェイシャルには不向きだが、収斂作用があるため、たるみケアに向く。抗菌作用がすぐれているので水虫ケアにも向く（90頁参照）。香りもいいため虫よけスプレーレシピにも登場するが、刺激が強いので皮膚に直接塗布する場合は濃度を低くしてブレンドする。頭皮の毛穴の汚れには、無添加シャンプーにラベンダー、コパイバとブレンドするといい。

心 精神的疲労、落ち込み、無気力、心配、記憶・集中力低下

スッキリとし力強さがあるレモングラスは、精神を刺激し高揚感をもたらしてくれる。勇気がなく、物事にチャレンジできないときは、ローズマリー、ジュニパーとブレンドして芳香浴をするのがお勧め。リラックス作用も高いが、香りを嗅ぐことでドーパミンが分泌することから、幸福感とやる気を起こさせてくれる。緊張しやすいタイプの人にもいい。

【精油のストーリー】ハーブティーとしても人気が高く、タイ料理にも欠かせないハーブ。インドでは数千年にわたり「インドメリッサ」とも呼ばれている精油。　【主な使用方法】ボディ、ヘア、芳香浴、掃除、香水
【オススメブレンド】ハーブ、樹脂系の精油と相性がいい。　【B・F&ノート】B・F：1　ノート：トップ～ミドル
【対応チャクラ】第3

ローズ（ローズ・アブゾリュート）Rose absolute

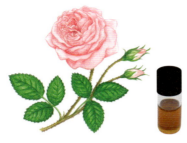

植物の特徴：ローズは数えきれないほどの種類があるが、香料として蒸留されるものは、odorataといわれる30種のうち、キャベッジローズ（Rosa centifolia）、ダマスクローズ（Rosa damascena）、フレンチローズ（Rosa gallica）の3種類のみ。イラストは、キャベッジローズ。キャベッジローズとダマスクローズの有機溶剤法で抽出したものをローズ・アゾリュートと呼ぶ。
精油の特徴：女性らしいやさしい気持ちになれる。ネガティブもしくは冷めた感情を抱いているときに、気持ちを穏やかにさせてくれる。
香りの特徴：バラそのものの濃厚ではなやかな香り。
学名：Rosa centifolia / Rosa damascena
科名：バラ科
抽出方法：冷浸法　**抽出部位**：花
原産地：ブルガリア、モロッコ、エジプト、フランス

【主な作用】抗うつ、鎮静、神経強壮、ホルモン調整、催淫、多幸、抗炎症、抗菌、抗ウイルス、皮膚軟化、瘢痕形成、収斂

【主な成分】キャベッジローズ（Rosa centifolia）種
芳香族アルコール：フェニルエチルアルコール60〜75%　**モノテルペンアルコール類**：シトロネロール15〜20%、ゲラニオール5〜10%、ネロール5〜10%、リナロール〜5%　**オキサイド類**：ローズオキサイド微量　**フェノール類**：オイゲノール微量
※ 主成分となる芳香族のフェニルエチルアルコールには、抗うつ、抗不安、抗菌作用がある。ローズ様のフローラルな香りが特徴。
※ オイゲノールには、肝毒性がある。
※ 芳香族アルコールのフェニルエチルアルコールが約60〜75%となり、ダマスクローズ（Rosa damascena）と大きく成分が異なる。
※ 水蒸気蒸留法では抽出されない成分が冷浸法では抽出できるため、オットーよりもアブゾリュートの香りがよりバラに近いものが抽出できる。

【注意事項】妊娠中　授乳中

【価格帯の目安】10ml：2万8,000〜3万6,000円
※ 非常に高価なため、少量（1ml、2mlなど）や、ホホバオイルに希釈されて販売されていることも多い。
※ 高価ではあるが、水蒸気蒸留法で得られるダマスク種よりも収量が多いため、オットーに比べると安価。

こんなときにオススメ

仕事や家事で忙しく、女性らしさを失いがちになったとき。笑顔が少ないと感じているとき。充実感に満ち溢れたいとき。更年期や月経前症候群で感情コントロールが難しいとき。体の浄化をしたいとき。

体　更年期、月経前症候群（PMS）、不妊、解毒、疲労、心臓の強壮、高血圧

ホルモン調整作用があるので、更年期の不安定な月経や症状に有用。ローズにはホルモンバランスが整うことで、内面が満たされ女性らしさが表れるのが特徴。女性が女性性を高めるだけでなく、男性は男性性を高めることもでき、精液の増加、冷感症も期待できる。血液の浄化にはジュニパーとのブレンドがいい。

肌　しわ、しみ、張り、乾燥肌、敏感肌、硬化肌、老化肌、創、湿疹

スキンケア効果が期待できる。お手入れ不足で急激に衰えた肌を復活させるにはローズが一番。たるみには収斂作用のある精油と組み合わせ（247頁参照）、くすみのある肌は毛穴の汚れをしっかりと取り除いた後にフランキンセンス、キャロットシードとブレンドするのがいい。首とデコルテケアもあわせて行うといい。

心　更年期、月経前症候群（PMS）、怒り、イライラ、倦怠感、性への無関心

甘美な香りを嗅ぐだけで、一瞬で内面が潤い幸せな気持ちになる精油。疲弊気味で笑顔が少ないと感じたときに女性だけにかぎらず男性にもとても有用。ローズの催淫作用は、自信へとつながり、香りをかいだときに分泌されるドーパミンで幸せに包まれた感覚を得ることができる。魅力的なオーラを放つ女性（男性）にはローズは必須。

【精油のストーリー】1滴0.05CCを抽出するのに、約200本のバラが必要とされる。「花の女王」と呼ばれるにふさわしく、価値ある薬理作用があり、エジプト、ギリシア、ローマといった古代文明では薬と香料に使用されていた。クレオパトラは、床に7cmの厚さでバラの花びらを敷いていたといわれている。　【主な使用方法】ボディ、フェイス、ヘア、芳香浴、沐浴、香水　【オススメブレンド】どの精油とも相性がいい。ブレンドするのもいいが、単体で香りを満喫するのも楽しい。　【B・F＆ノート】B・F：1　ノート：ミドル　【対応チャクラ】第4

ローズ（ローズ・オットー）Rose otto

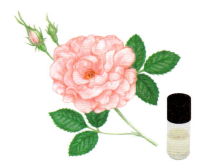

【主な作用】皮膚軟化、収斂、瘢痕形成、抗炎症、抗菌、抗真菌、鎮静、抗うつ、ホルモン調整、体液循環促進、肝臓強壮、健胃、消化促進、抗ウイルス、免疫強壮、多幸

【主な成分】ダマスクローズ（Rosa demascena）
モノテルペンアルコール類：シトロネロール45〜60％、ゲラニオール20％、ネロール5〜10％、リナロール2〜5％　**芳香族アルコール類**：フェニルエチルアルコール2％　**エステル類**：酢酸ゲラニル〜5％
オキシド類：ローズオキサイド 〜5％
フェノール類：オイゲノール微量 〜5％
そのほか、微量成分が多数含まれている。
※ ゲラニオール、シトロネロールに、ネロールには血圧降下作用がある。オイゲノールには肝毒性がある。
※ ダマスクローズ（R.demascena）の主成分はシトロネロール、キャベッジローズ（R.centifolia）の主成分は芳香族アルコールのフェニルエチルアルコールと大きく成分が異なるため、香り、色も蒸留方法で違いが出る。

植物の特徴：ダマスクローズは、耐寒性落葉低木。つぼみはピンクで、開花が進むと白っぽい花となる。芳香のある二重の花を咲かせ、南ブルガリアのバルカン山脈のバラの谷で栽培されている。日が昇る前に、つぼみの状態で収穫し蒸留する。
精油の特徴：婦人科系を強壮し、スキンケアにもすぐれた作用がある。体液の浄化と女性性（男性は男性性）をアップさせてくれる。
香りの特徴：濃厚なバラの香りのアブゾリュートよりも、さわやかでやさしさのあるバラの香り。
学名：Rosa damascena　**科名**：バラ科
抽出方法：水蒸気蒸留法　**抽出部位**：花
原産地：ブルガリア、トルコ、モロッコ

【注意事項】妊娠中　授乳中

【価格帯の目安】10ml：5万1,000〜6万5,000円
※ 非常に高価なため、2mlと少量や、ホホバオイルに希釈されて販売されていることも多い。オットーは、無色透明で香りはフレッシュさがある。

こんなときにオススメ

弾力、潤い、くすみ、たるみなど、肌の老化を著しく感じ、早急な対応をしたいとき。気持ちが落ち込み、孤独感や深い悲しみを感じたときの胸の痛みをどうにかしたいとき。美的感覚をアップさせたいとき。

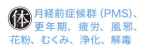月経前症候群（PMS）、更年期、疲労、風邪、花粉、むくみ、浄化、解毒

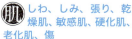しわ、しみ、張り、乾燥肌、敏感肌、硬化肌、老化肌、傷

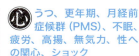うつ、更年期、月経前症候群（PMS）、不眠、疲労、高揚、無気力、性への関心、ショック

肝臓強壮作用があるため、脂っこいものやアルコールを摂取したときや疲弊しているときにサイプレス、グレープフルーツとブレンドしたオイルで肝臓周辺をトリートメントするといい。心身をスッキリさせたい時は、ジュニパー、レモンとブレンドして全身をトリートメントするといい。更年期、ホルモン調整、情緒不安定に。

フェイシャルにはオットーを好む人が多いが、香りが好きなほうを使用して大丈夫。毛細血管を丈夫にし、肌に弾力が増す。247頁のレシピを参考にして、フェイシャルトリートメントをする際、トリートメント後はホットタオルで顔を覆うといい。精油成分をしっかり肌に浸透させていくため、さらに効果を実感することができる。

魅惑的な香りで、官能的な気持ちになる。自己を肯定し、素直でオープンな気持ちになる。ホルモン調整作用があるので、内面のバランスが整うことで女性性（男性性）がアップ。自信を取り戻し、他者を愛する心のゆとりを持てる。また、慈愛の力を育むことで心の傷が癒され、満ち足りた感覚が得られる。

【精油のストーリー】rosaの語源は、ギリシア語で「赤」を意味し、赤いバラはギリシア神話の草木の神・アドニスの血を表すといわれていた。また、バラはギリシアの愛と美、豊穣の女神アフロディーテに捧げられており、占星術では、美や芸術の星・金星にたとえられている。　【主な使用方法】ボディ、フェイス、ヘア、芳香浴、沐浴、香水
【オススメブレンド】どの精油とも相性がいい。　【B・F＆ノート】B・F：1　ノート：ミドル
【対応チャクラ】第4

ローズウッド Rosewood

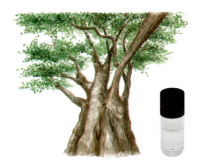

植物の特徴：ブラジルのジャングルに自生している植物で、樹高 30 m にもなる高木。木部に芳香を持ち、チップ状にして蒸留する。成長が遅く、精油が抽出されるまでに時間がかかる。一時大伐採により絶滅危惧種となり、現在はブラジル政府により計画的に栽培されている。
精油の特徴：心・体を穏やかに強壮し、慢性疾患があるときに使用できる。
香りの特徴：ウッディではあるがローズをやわらかくしたやさしい香り。
学名：Aniba rosaeodora
科名：クスノキ科
抽出方法：水蒸気蒸留法　**抽出部位**：木部
原産地：ブラジル

【主な作用】鎮静、鎮痛、抗菌、抗ウイルス、健胃、体液循環促進、神経強壮、抗うつ、細胞成長促進、瘢痕形成、保湿

【主な成分】
モノテルペンアルコール類：リナロール 80〜98%、α-テルピネオール 2〜5%　**オキサイド類**：1.8 シネオール微量　**エステル類**：酢酸リナリル微量
※ 禁忌もないため、使用しやすい精油。

【注意事項】基本的な注意を守る（51 頁参照）。

【価格帯の目安】10ml：4,000〜6,000 円
※ 精油生産量が少ないことから価格が高騰しているほか、ブランドによっては手に入らないところも多くある。

【気を遣うタイプにおすすめの 1 本】熱帯地方の植物は寒暖の差がある地域と違い、年輪がないのが特徴。ローズウッドもそのひとつで、どんどん成長して大きくなる木。優しく華やかな香りのするローズウッドは、のびのびとした気持ちにさせてくれる。いつも周囲を気遣い、神経を使っているタイプの人に、のびのびとした感覚と開放感を与えてくれる。普段、力が入り緊張気味の肉体と精神を同時にほぐすことができる。

こんなときにオススメ

いつもより心にゆとりを持ちたいとき。いつもの健康を維持したいとき。処方されている薬があり、どの精油を使用していいか迷ったとき。冬の乾燥した時期に。

 むくみ、疲労、胃もたれ、消化不良、咽頭炎、咳、頭痛

急性よりも慢性疾患に役立つ精油。薬を内服している場合、薬の作用を考慮して精油選びをするが、禁忌がなく穏やかな強壮作用が働くので使用しやすい。レモン、ティトゥリーとのブレンドは、薬を内服している場合でも安心して使用できる。妊娠中の足のむくみや疲労には、柑橘系とフランキンセンスを 0.5 ％濃度でブレンドしてトリートメントするといい。

 しわ、しみ、張り、乾燥肌、敏感肌、妊娠線

保湿や細胞成長促進作用があるため、冬の乾燥した季節にスキンケアとして大活躍する精油。しわ、乾燥肌対策には、カモミール・ローマン、フランキンセンスとブレンドするのがお勧め。妊娠中にも濃度を守れば安心して使用できる。パルマローザ、ラベンダー、ベンゾインとブレンドしてつくるミツロウクリームは、ハンド、リップ、毛先の乾燥用に使用でき万能。

 不安定、精神疲労、うつ、マタニティブルー、神経質

やさしくフローラルな香りは、アロマセラピー初心者からも人気のある精油。大きな木ならではの包容力のある香りは、不安な気持ちをやわらげ、神経を穏やかにリラックスし強壮させてくれる。マタニティブルーのときなどに柑橘系とのブレンドがお勧め。些細なことが気になりイライラするときは、オレンジ・スイート、レモングラスとのブレンドがお勧め。

【精油のストーリー】フランス語でボアドローズと呼ばれる。硬く締まりのいい木部は、高級家具やヴァイオリンなどに使われたため乱獲が続き、現在はワシントン条約で伐採や商取引が禁止されるほど。手に入りにくい精油となっている。　【主な使用方法】ボディ、フェイス、ヘア、芳香浴、沐浴、香水　【オススメブレンド】どの精油とも相性がいい。　【B・F＆ノート】B・F：6　ノート：ミドル　【対応チャクラ】第 4

ローズマリー・カンファー Rosemary (camphor)

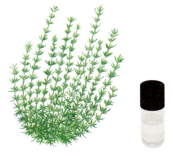

【主な作用】筋肉弛緩、体液循環促進、頭脳明晰化、血圧上昇、神経強壮、肝臓強壮、抗菌、抗真菌、抗ウイルス、利尿、鎮痛、鎮静

【主な成分】
モノテルペン炭化水素類：α-ピネン 15～25％、リモネン 3～5％、β-ピネン～5％
オキサイド類：1.8 シネオール 15～25％
ケトン類：カンファー 15～25％

※ そのほか、リナロール、α-テルピネオールなど多数の微量成分を含む。
※ 主成分となるカンファーは、筋肉弛緩作用があるが、中枢神経興奮作用、神経毒性痙攣作用があるため使用濃度を低くするなど注意が必要。

【注意事項】 高血圧 てんかん 皮膚刺激 妊娠中 授乳中 乳幼児
薬を内服し血圧が安定している場合は使用可。低濃度で使用する。刺激が強いためフェイシャルには不向き。

【価格帯の目安】10ml：1,700～2,300 円
※ ケモタイプに分かれていない場合、ローズマリーといえば、シネオールタイプとなる。カンファーはほかの2種と比べると神経毒性が多く含まれているため注意すること。

植物の特徴：樹高 1m ほどの多年生常緑低木。直立性と匍匐性がある。薄水色や白、淡いピンク色の花を咲かせる。シネオール、カンファー、ベルベノンの3種類のケモタイプ（49頁）の精油が存在する。
精油の特徴：筋肉の弛緩作用があるため、筋肉痛、肩こり、腰痛などにアプローチしたいとき。
香りの特徴：クリアでスッキリとして、深みのある樟脳のような香り。
学名：Rosmarinus officinalis (camphor)
科名：シソ科
抽出方法：水蒸気蒸留法　**抽出部位**：葉と花
原産地：スペイン、モロッコ、チュニジア、フランス

こんなときにオススメ

激しい運動後や筋肉痛のとき。関節周辺の痛みのケアに。低血圧でやる気が起きないとき。記憶力、集中力をアップさせたいとき。

 筋肉痛、関節痛、腰痛、神経痛、低血圧、咳、痰、消化不良、むくみ

カンファーの有用性は、筋肉の弛緩作用があることに。筋肉痛、関節痛、腰痛、リウマチなど、周辺の硬くなった筋肉を緩めたいときに使用する。痛みが発生しているときには、ユーカリ・シトリオドラとラベンダーとのブレンドがお勧め。低血圧気味でやる気がなかなか起きない人は、レモンとジュニパーをブレンドした芳香浴をするとスッキリと目ヂカラもアップする。

主成分となるカンファーに筋肉弛緩作用があるものの、神経毒性も高いのであまりセラピーでは使用されていなかったが、鳥取大学医学部による認知症予防とアロマの研究で、ローズマリー・カンファーの有用性が広く世間に知れ渡った。レモン、オレンジ、グレープフルーツのように、アセチルコリンエステラーゼ活性抑制作用は含まれないが、脳へ刺激を与えるという意味で、認知症予防のための朝のアロマとしてローズマリー・カンファーとレモンを嗅ぐことが推奨されている。

 記憶・集中力低下、神経疲労、落ち込み、無気力

カンファーに含まれる神経毒性は、使い方により「脳へのいい刺激」を与えてくれる。疲れて活力がわかないとき、集中力や記憶力が低下しているときに、柑橘系の精油とブレンドして芳香浴をするといい。活性化作用が高いため、夜寝る前の使用ではなく、朝午前中の使用を心がけるといい。邪気を受けやすいときは、植物オイルに希釈したものでオーラをなでる。

【精油のストーリー】ラテン語の「海の雫」という意味のロス・マリア（ros maria）が由来。地中海の海岸沿いに生育する習性や、花が雫のように見えたことから名づけられた。ハーブの中でも最も強い芳香を持つ植物。
【主な使用方法】ボディ、フェイス、ヘア、芳香浴、沐浴、掃除、香水
【オススメブレンド】柑橘系、スパイス系の精油とあわせるとカンファーの持つ効能をさらに発揮できる。
【B・F＆ノート】B・F：2　ノート：ミドル　【対応チャクラ】第6

ローズマリー・シネオール Rosemary (cineole)

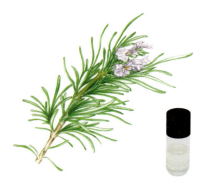

植物の特徴：原産国は地中海だが、現在は日本を含めた世界各地で生育している。肉の臭みを消すスパイスとして、料理にも幅広く使用されるハーブ。
精油の特徴：脳を刺激し活性化したり、呼吸器系や循環器系を強壮にしたいときに使用できる精油。
香りの特徴：クリア＆シャープで、カンファータイプよりも軽い樟脳のような香り。
学名：Rosmarinus officinalis (cineole)
科名：シソ科
抽出方法：水蒸気蒸留法　**抽出部位**：葉と花
原産地：モロッコ

【主な作用】神経強壮、鎮静、鎮痛、循環器強壮、肝臓強壮、健胃、消化促進、利尿、体液循環促進、抗菌、抗真菌、抗ウイルス、抗炎症、去痰、頭脳明晰化、収斂

【主な成分】
オキサイド類：1.8 シネオール 50 〜 70%
モノテルペン炭化水素類：α - ピネン 10 〜 20%、β - ピネン 10%　**ケトン類**：カンファー 2 〜 10%
モノテルペンアルコール類：ボルネオール 〜 5%、リナロール 〜 5%

※ そのほか、若干の微量成分が含まれている。
※ 主成分となる 1.8 シネオールは、粘液を溶かす去痰作用があるため、痰や喉の炎症など呼吸器系疾患に良い。
※ ボルネオールには、神経毒性がある。
※ カンファーには中枢神経興奮作用、神経毒性痙攣作用がある。
※ α - ピネン、β - ピネンには皮膚・粘膜刺激特性がある。

【注意事項】　高血圧　てんかん　皮膚刺激　妊娠中　授乳中　乳幼児
薬を内服し血圧が安定している場合は使用可。敏感肌の人は低濃度で使用すること。

【価格帯の目安】10ml：1,500 〜 2,000 円
※ 一般的に「ローズマリー」というと、シネオールタイプを指す。

こんなときにオススメ

集中力をアップさせたいとき。やる気がなかなか起きないとき。風邪の引きはじめや呼吸器の症状に。毛穴を引きしめスッキリとさせたいとき。

体　風邪、気管支炎、咳、痰、喘息、低血圧、貧血、肝臓強壮、消化促進、体液循環促進、筋肉痛、神経痛

ほかのローズマリーと作用は似たものも多いが、1.8 シネオールが主成分となるので、咳や痰など風邪の症状にいい。体液循環を促すので、朝低血圧でやる気がなかなか起きないときや貧血気味にはジュニパー、レモンとブレンドし芳香浴するのがお勧め。肝臓強壮作用は、生活習慣病予防にもとても役立つ（226 頁参照）。

肌　たるみ、毛穴の開き、むくみ、くすみ、ニキビ、ふけ

収斂作用があるので、たるみや毛穴の開きが気になる場合に、ゼラニウム、パルマローザ、キャロットシードなどとブレンドするといい。首や肩の凝りがある場合は、特に顔・首・肩・デコルテをあわせてトリートメントすることで、筋肉の凝りをほぐし体液循環がアップするので、血色がよくなりふっくらとした肌へと導くことができる。レシピは 247 頁参照。

心　記憶・集中力の低下、精神疲労、イライラ、弱気

リラックスしながら同時に活性化することができる精油のひとつ。やりたいことがはかどらないときや集中したいときには、緊張感をほぐしながら気持ちを高めることができるため、試験や会議などを準備しているときに使用するのもお勧め。精神を高揚させるハーブと考えていたギリシア人は、ローズマリーを光の神アポロンに捧げていた。

【精油のストーリー】古代エジプトでは、死者への敬意と思いを表現するためにローズマリーを葬儀で焚き、王の墓に捧げる習慣があった。ギリシアやローマでは、死、記憶、忠誠心の象徴とされ、さらに学問を象徴する植物であった。　【主な使用方法】ボディ、フェイス、ヘア、芳香浴、沐浴、香水
【オススメブレンド】どの精油とも相性がいい。　【B・F＆ノート】B・F：2　ノート：ミドル　【対応チャクラ】第 5

ローズマリー・ベルベノン Rosemary (verbenone)

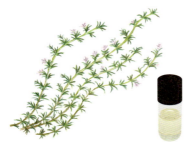

【主な作用】肝臓強壮、神経強壮、鎮静、鎮痛、循環器強壮、健胃、消化促進、利尿、体液循環促進、抗菌、抗真菌、抗ウイルス、抗炎症、去痰、頭脳明晰化

【主な成分】
モノテルペン炭化水素類：α-ピネン 25〜45％、カンフェン 5〜15％　**ケトン類**：ベルベノン 5〜20％、カンファー 2〜10％　**エステル類**：酢酸ボルニル 2〜15％　**オキサイド類**：1,8 シネオール 5〜15％　**モノテルペンアルコール類**：ボルネオール 2〜10％

※ そのほか、若干の微量成分が含まれている。
※ ベルベノン、α-ピネン、酢酸ボルニルなどバランスよく含まれている。特に肝臓を強壮する作用にすぐれているため、生活習慣病予防、アレルギーの症状がある場合に、解毒を目的に使用される。

【注意事項】 高血圧　てんかん　皮膚刺激　妊娠中　授乳中　乳幼児
薬を内服し血圧が安定している場合は使用可。敏感肌の人は低濃度で使用すること。ケトン類が多く含まれているため、乳幼児、妊娠中、授乳中、てんかん患者は使用しない。

植物の特徴：古代から薬理効果が認められ、治療や儀式など人々の生活に浸透していたハーブのひとつ。中世、ローズマリーやほかのハーブをブレンドしてつくられた「ハンガリーウォーター」は、70歳を超えるハンガリー王妃の痛風を治し、若返らせ、隣国ポーランド王から求婚されたことから、「若返りの水」と呼ばれるようになった。
精油の特徴：さまざまな成分をバランスよく含むため、いろいろな疾患に使用できるが、特に肝臓へのアプローチをしたいときにお勧め。
香りの特徴：シネオールタイプより甘くスッキリとした香り。
学　名：Rosmarinus officinalis (verbenone)
科　名：シソ科　**抽出方法**：水蒸気蒸留法
抽出部位：葉と花　**原産地**：フランス(コルシカ島)

【価格帯の目安】10ml：4,500〜5,000円

こんなときにオススメ

脂っこいものやアルコールを多く摂取する傾向にある人やコレステロールが高い人に。心身の解毒と浄化をしたいとき。

体 肝臓・胃など臓器を強壮、低血圧、貧血、体液循環促進、筋肉痛、風邪、喘息

ベルベノンの特徴は、特に肝臓強壮作用が強いこと。暴飲暴食、疲労、肥満、糖尿病、高コレステロールの人に生活習慣病予防としてレモン、ローズとブレンドすることで体の解毒と浄化の効果が高まる。ダイエットなどにはジュニパー、グレープフルーツとブレンドすると脂肪溶解作用が高まり、余分な水分も排泄されて有用。

肌 ふけ、育毛、傷痕

刺激が強いのでフェイシャルには不向き。頭皮に使用する場合は、刺激を与え血行も促進されるため、特にラベンダー、サイプレスとブレンドして頭皮トリートメントをするのがお勧め。血行不良、疲労、毛穴の汚れを取り除くため、フェイシャルをせずボディトリートメントのみをすることで、肌のくすみを取り除き透明感のある肌、キレイへと導くことができる。

心 記憶・集中力の低下、精神疲労、イライラ、弱気、うつ

体に不必要な感情が溜まっている場合、頭で考えていることと行動が伴わないことが多いが、心身の浄化や解毒をすることで、本来あるべき正常な状態へと戻ることができる。心と体は連携しているため、感情が上手にコントロールできないと体も停滞気味となる。そんなときはゼラニウム、ベルガモット、レモンとブレンドして肝臓をトリートメントするのがお勧め。

【精油のストーリー】ローズマリーは、古代から魔法や魔術から身を守り、幸運を呼ぶと考えられていた。また伝染病から身を守るために、病院ではローズマリーを廊下に敷き詰め、芳香させることで空気を浄化していた。
【主な使用方法】ボディ、フェイス、ヘア、芳香浴、沐浴、香水　【オススメブレンド】どの精油とも相性がいい。
【B・F＆ノート】B・F：2　ノート：ミドル　【対応チャクラ】第3

ローレル Laurel

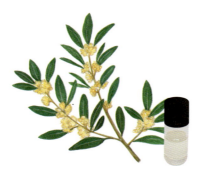

植物の特徴：別名「ベイリーフ」「スイートローレル」。和名は「月桂樹」。フランス名は「ローリエ」。樹高20mの常緑高木。葉は深緑色、小さな黄色い花を咲かせ、黒紫色の果実にも芳香がある。早朝に葉を摘み、日陰干しして葉の緑色を保たせたまま蒸留する。
精油の特徴：神経の鎮静・強壮・高揚が得意。肝臓を強壮し、活気づける。
香りの特徴：スパイシーで深みのある樟脳のような香り。
学名：Laurus nobilis　**科名**：クスノキ科
抽出方法：水蒸気蒸留法　**抽出部位**：葉
原産地：モロッコ、トルコ、スペイン

【主な作用】抗カタル、鎮咳、去痰、抗菌、抗真菌、抗ウイルス、免疫・精神強壮、肝臓強壮、循環器強壮、体液循環促進、利尿、鎮静、鎮痛、鎮痙

【主な成分】
オキシド類：1.8シネオール 50〜60%
エステル類：酢酸テルピニル 10%
モノテルペン炭化水素類：ザビネン 〜7%、α-ピネン 5%　**モノテルペンアルコール類**：テルピネン-4-オール微量、リナロール微量
フェノールエーテル類：メチルオイゲノール微量
※ そのほか、β-カリオフィレンなど多数の微量成分が多数含まれている。
※ 神経毒性が含まれるメチルオイゲノールを含む。

【注意事項】皮膚刺激　妊娠中　授乳中　乳幼児

【価格帯の目安】10ml：4,800〜6,600円

【米びつの虫よけに】カレーや煮込み料理のスパイスとして一般的に使われているローレルには、防虫作用も含まれる。米びつに2〜3枚入れておくと虫よけになるのでお勧め。生葉やドライの葉は、入浴剤としてお風呂に浮かべると、ローレルの香りを楽しむことができる。

こんなときにオススメ

疲弊しているとき。冷えを感じ内臓の調子が不調のとき。心身を1度リセットし新たなチャレンジをしたいとき。

体　咳、痰、気管支炎、副鼻腔炎、消化不良、リウマチ、関節炎、筋肉痛、冷え

呼吸器系の症状にはユーカリ・グロブルスとティトゥリーをブレンドして芳香浴やマウススプレーをするといい。冷えには、ブラックペッパー、ジンジャー、レモンとブレンドしたオイルで下腹部を、消化器系の不調にはラベンダー、オレンジスイートとブレンドしてみぞおちをなでるようにトリートメントするのがいい。

肌　たるみ、皮膚真菌症、ニキビ、脂性肌、頭皮

体液循環促進作用がすぐれているので、血行不良でさえない肌やくすみがちな肌に向いている。刺激が強めなので、低濃度での使用を心がけること。パルマローザ、ゼラニウム、キャロットシードとブレンドしてトリートメントすると肌の弾力アップとなり、さらに柑橘系をプラスすることで、しみ対策ケアもできる。ローレルを入れたクレイパックは、汚れを取り除き毛穴が引き締まる。

心　自信喪失、精神疲労、無気力、目的喪失、集中力低下、ひきこもり

古代から勝利と達成の象徴であるローレルは、集中力が低下し目的を見失ったようなときに気力と自信を与えてくれ、自己実現の達成を手助けしてくれる。緊張しやすいタイプはラベンダー、オレンジ・スイートとブレンド、なかなかエンジンがかからないタイプはジュニパー、ペパーミントとブレンドし、芳香浴やトリートメントをするのがお勧め。

【精油のストーリー】学名で使われているlaurusはラテン語で「称賛する」、nobilisは「名高い」という意味。古代から現代にいたるまで、ローレルの枝葉でつくられた冠は、祝祭典やスポーツなどで勝利した者に栄光の象徴として与えられている。1年中緑である葉は、勝利と平和の象徴のほかに、不老不死の象徴でもあり、ギリシアの光と予言の神アポロンに献上されていた。　【主な使用方法】ボディ、フェイス、ヘア、芳香浴、ルームスプレー
【オススメブレンド】柑橘系との相性がいい　【B・F＆ノート】B・F：2　ノート：ミドル　【対応チャクラ】第6

日本の精油

青森ヒバ Hiba

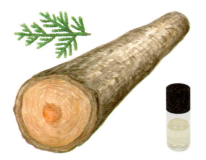

植物の特徴：秋田スギ、木曽ヒノキとともに「日本三大美林」のひとつで、全国の約80％が青森の津軽半島と下北半島に植生している。成長はスギの3倍かかり、直径70cmになるのに約70年かかる。樹齢150～200年のものが伐採され、建材として使用される。
精油の特徴：抗菌力が強く、感染症の予防に役立つ。緊張をほぐし、呼吸を整えたいときに。
香りの特徴：深みと安定感のある森林の香り。
学名：Thujopsis dolabrata
科名：ヒノキ科　**原産地**：日本・青森
抽出方法：水蒸気蒸留法　**抽出部位**：木部

【主な作用】抗菌、抗真菌、抗ウイルス、鎮静、鎮咳、うっ滞除去、収斂、防虫

【主な成分】
セスキテルペン炭化水素類：ツヨプセン5～20％
セスキテルペンアルコール類：セドロール5～10％
フェノール類：ヒノキチオール2％

【注意事項】妊娠中　授乳中

体 咳、風邪、インフルエンザ、免疫強壮、筋肉痛など。非常に強い抗菌力があるため、菌が原因のさまざまな症状に有用。レモンとあわせて芳香浴を。
肌 脂性肌、ニキビ、頭皮など。頭皮ケアには、ローズマリー、フランキンセンスとブレンドしたシャンプーやスプレーがお勧め。
心 焦り、怒り、イライラ、集中力低下、不安、不眠など。神社仏閣にいるような神聖な気持ちになる。芳香浴しながら呼吸に集中することで雑念がぬける。

【各部位の数】B・F 3　ノート ベース　対応チャクラ 第6

【価格帯の目安】5ml：1,300～1,800円

※ ヒノキチオールを多く含むほど、精油の色が黄色となる。

抗菌・防虫・空気清浄

クスノキ（樟）Camphor tree

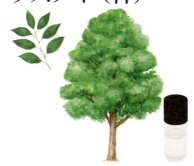

植物の特徴：幹周囲10mくらいになり、樹高30～40mにもなる常緑高木。クスノキの精油は木部から抽出される。葉から抽出されるものには、産地が異なるもがあり、「ラヴィンサラ」と「ホウショウ」の2つのケモタイプ（49頁）が存在する。
精油の特徴：精神と肉体の鎮静、浄化、活性ができる。
香りの特徴：頭が一瞬でさえわたるようなスッキリとした木の香り。
学名：Cinnamomum camphora
科名：クスノキ科　**抽出方法**：水蒸気蒸留法
抽出部位：木部　**原産地**：東南アジア、日本

【主な作用】鎮静、鎮痛、鎮痙、抗菌、抗真菌、抗ウイルス、去痰、免疫・精神強壮、うっ滞除去、体液循環促進、防虫

【主な成分】
ケトン類：カンファー50％、ピペリトン3％
エーテル類：サフロール10～13％

【注意事項】高血圧　てんかん　妊娠中　授乳中　乳幼児　敏感肌

体 疲労、筋肉痛、喘息、気管支炎、痰、咳、むくみなど。刺激が非常に強いため、低濃度での使用を心がけると、「痛み」の変化を実感できる。
肌 精神疲労、無気力、落ち込み、不安、集中力低下など。まったくやる気が起こらないときや、活動的に行動したいけど気持ちが追いつかないような疲労状態に。
心 焦り、怒り、イライラ、集中力低下、不安、不眠など。

【各部位の数】B・F 1　ノート ベース　対応チャクラ 第1

【価格帯の目安】5ml：1,700～1,900円前後

鎮静・精神強壮・体液循環

これだけ知っておけばアロマの達人になれる「精油75種」

日本の精油

クロモジ（黒文字） Kuromoji

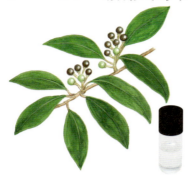

植物の特徴：緑色の枝に黒い斑点があり、「黒い文字」を描いたように見えることから「黒文字」と名づけられた。枝や葉に芳香を含み、高級爪楊枝としても利用されている。
精油の特徴：穏やかなリラックス作用があり、免疫を強化させ、乾燥肌に潤いを与えてくれる。
香りの特徴：さわやかでフローラル調のやわらかいローズウッドと似ている香り。
学名：Lindera umbellata
科名：クスノキ科
抽出方法：水蒸気蒸留法　**抽出部位**：枝葉
原産地：日本

【主な作用】鎮静、鎮痛、抗菌、抗真菌、抗炎症、抗ウイルス、消化促進、うっ滞除去、体液循環促進

【主な成分】
モノテルペンアルコール類：リナロール50～60%、ゲラニオール5～10%　**ケトン類**：カルボン8～12%
モノテルペン炭化水素類：リモネン3～7%、
オキサイド類：1.8シネオール5～10%
エステル類：酢酸ボルニル5～10%
※ ケトン類カルボンには中枢神経刺激と鎮静作用が含まれる。

【注意事項】妊娠中

体 疲労、むくみ、消化不良、胃もたれ、咳、痰など。穏やかに体液循環を促進しながら免疫力をアップさせる。ローズウッドと似た作用を持ち、強い抗菌力がある。レモンとあわせて芳香浴を。
肌 しわ、乾燥、老化、くすみ、皮膚真菌症など。保湿や皮膚弾力作用で乾燥する季節に活躍する。
心 ヒステリー、精神疲労、うつ、情緒不安など。柑橘系の精油とのブレンドでリラックス感を得られる。

【各部位の数】B・F 4　ノート ミドル　対応チャクラ 第4
【価格帯の目安】5ml：8,000円前後

ゲットウ（月桃） Shell ginger

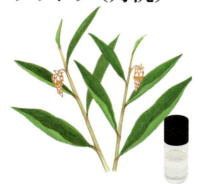

植物の特徴：沖縄、九州南部に生育し、成長が早く2年で3mほどに成長する。琉球時代から沖縄の生活に取り入れられ、現在も愛され続けている沖縄の代表的な薬草のひとつ。
精油の特徴：抗菌や収斂作用が高く、脂性肌、ニキビ肌のケアに。夏バテで胃腸が不調のときに効く精油。
香りの特徴：深みと清涼感のある葉の香り。
学名：Alpinia speciosa
科名：ショウガ科　**抽出方法**：水蒸気蒸留法
抽出部位：葉　**原産地**：日本

【主な作用】抗菌、抗真菌、抗炎症、去痰、鎮痛、鎮静、抗酸化、収斂、体液循環促進

【主な成分】
オキサイド類：1.8シネオール15～20%
モノテルペンアルコール類：テルピネン-4-オール10～15%、ボルネオール微量
モノテルペン炭化水素類：p-シメン10%、β-ピネン8%

【注意事項】妊娠中
ボルネオールには神経毒性作用が含まれるため注意する。

体 冷え、食欲不振、筋肉痛、神経痛、咳、痰、喘息など。夏バテや冷えを感じる時は、ローズマリー、レモンとブレンドしトリートメントをするといい。
肌 日焼け、ほてり、乾燥、たるみ、ニキビ、脂性肌、育毛など。日焼け後のほてりや乾燥ケアとしてゲットウとラベンダーをブレンドしたスプレーを塗布。
心 心労、心のわだかまり、不安定、気弱、不安など。心が落ち着かず方向性を見失ったときに、不必要な感情を洗い流して頭をクリアにさせてくれる。

【各部位の数】B・F 4　ノート ミドル　対応チャクラ 第6
【価格帯の目安】3ml：3,800円前後

日本の精油

サンショウ（山椒） Japanese pepper

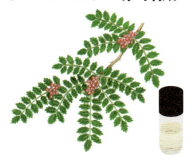

【主な作用】消化促進、鎮静、鎮痙、抗菌、抗真菌、去痰、神経強壮、体液循環促進、抗酸化、防虫

【主な成分】
モノテルペン炭化水素類：リモネン 50〜60%、ミルセン 5〜10%　**エステル類**：酢酸ゲラニル 10〜16%
アルデヒド類：シトロネラール 11〜17%

【注意事項】妊娠中　皮膚刺激

（体）食欲不振、疲労、筋肉痛、咳、痰、気管支炎、低血圧など。夏バテなどで食欲不振のときや倦怠感がある時に、ラヴィンサラ、ニアウリ、オレンジ・スイートなどとのブレンドがいい。

（心）疲労、落ち込み、否定的、引きこもり、集中力低下など。シトロネラールのレモンのような香りは脳を活性化させ、内分泌系の働きも活発になる。全身に太陽のエネルギーを取り入れられる感覚が増し、行動力や活動力がアップする。

植物の特徴：半日陰の湿潤な場所を好む樹高 3mほどの落葉低木。日本の代表的な香辛料のひとつであり、実を乾燥させ粉にしたものは鰻に使用される。「椒」の字には「いい香り」の意味があり、山の薫り高い実であることから「山椒」と名づけられたといわれる。
精油の特徴：消化不良、食欲不振、腸の不調など夏バテの各種症状に。気分転換したいときに。
香りの特徴：ピリッとスパイシーで深みのあるシトラス系の香り。
学名：Zanthoxylum　piperitum
科名：ミカン科
抽出方法：水蒸気蒸留法　**抽出部位**：果皮
原産地：日本

【各部位の数】B・F 1　ノート トップ〜ミドル
対応チャクラ 第6

【価格帯の目安】5ml：6,000円前後

消化促進・抗酸化・活性

スギ（杉） Japanese cedar

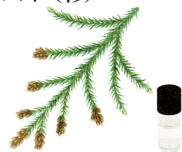

【主な作用】抗菌、抗真菌、抗炎症、去痰、鎮痛、鎮静、抗酸化、収斂、体液循環促進

【主な成分】※ 枝葉から抽出した精油成分
モノテルペン炭化水素類：α-ピネン 25〜33%、リモネン、5〜15%
※ そのほか、微量成分が多数含まれている。

【注意事項】スギ花粉

（体）咳、痰、足の疲れ、むくみ、膀胱炎、ダイエットなど。胆汁分泌が促されることで脂肪燃焼作用があるため、ダイエットにはジュニパー、ゼラニウムと。疲労が溜まり膀胱炎になりやすい人は、ティトゥリー、サイプレスのバスソルトをつくり沐浴する。

（心）イライラ、ヒステリー、心配、不安、注意力低下など。森林浴の香りとして代表的なα-ピネンの成分を多く含む。脳内がα波で満たされ心地よさを感じる。就寝前にリラックスしたいとき、自分の好きなことをしながらフランキンセンス、ラベンダーとブレンドした芳香浴をすると脳内がα波状態となり、質のいい睡眠導入ができる。

植物の特徴：樹高 50mにもなり、樹齢 2,000〜3,000年といわれている杉が日本各地にあり、日本の森林の 40%以上を占めている。日本人が森の香りとして1番イメージするのが杉の香りといわれている。木部にはほとんど芳香成分は含まれず、枝・葉から精油は抽出される。
精油の特徴：気分転換して心身に新しい風を吹き込みたいとき、咳や痰など風邪の症状に。
香りの特徴：葉から抽出された精油はスッキリとして深みのある香り。枝葉から抽出された精油は深みがあり少し土っぽさを感じさせる香り。
学名：Cryptomeria japonica
科名：スギ科　**抽出方法**：水蒸気蒸留法
抽出部位：葉・枝葉　**原産地**：日本

【各部位の数】B・F 3　ノート ミドル　対応チャクラ 第5

【価格帯の目安】5ml：1,400〜1,900円

抗菌・鎮静・泌尿器

これだけ知っておけばアロマの達人になれる「精油 75 種」

日本の精油

トドマツ（椴松） Todo fir

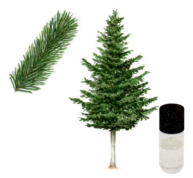

植物の特徴：マツとつくがマツ属ではなくモミ属。樹高30mにもなる北海道やサハリンに自生する針葉樹。スギが自生しない北海道では重要な建材となっている。
精油の特徴：速い脈拍や呼吸を穏やかにし、精神的な安定感を得られる。
香りの特徴：樹脂、木部、葉をあわせたようなさわやかでありながら落ち着いた香り。
学名：Abies sachalinensis
科名：マツ科
抽出方法：水蒸気蒸留法　**抽出部位**：枝葉
原産地：日本

【主な作用】抗菌、鎮静、抗炎症、血圧降下、免疫・精神強壮、体液循環促進

【主な成分】
モノテルペン炭化水素類：α-ピネン、リモネン、カンフェン、β-フェランドレン
エステル類：酢酸ボルニル 〜3％
※ そのほか、微量成分が含まれている。

【注意事項】基本的な注意を守る（51頁参照）。

- 🫁 膀胱炎、胃炎、消化不良、気管支炎、筋肉痛、胃痛など。神経痛などの痛みには、レモングラス、ラベンダー、マージョラムなどとブレンドしトリートメントする。
- 🧴 ニキビ、脂性肌、制汗、育毛など。制汗スプレーとして、サイプレス、ローズマリーとブレンドするのもおすすめ。
- 💗 不眠、疲労、神経質、うつ、ヒステリー、イライラなど。リラックス作用が高いため、入眠し難い場合などはティッシュに1〜2滴精油を垂らす。

【各部位の数】 B・F 3　ノート ミドル　対応チャクラ 第5

【価格帯の目安】5ml：1,800〜2,000円

ニオイコブシ（匂辛夷） Anis magnolia

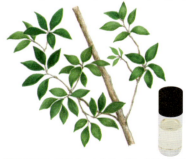

植物の特徴：樹高8mになり、葉に甘味と芳香を含む。精油は枝葉を蒸留して抽出される。成長が遅く3〜4年目で枝が伸びはじめ、7年間で樹高2.5mほどになる。正式名はタムシバ「田虫葉」。昔、子どもが若葉をガムとして噛んでいたことから「噛む柴」が変化して「タムシバ」となった。
精油の特徴：1.8シネオールを含むため、免疫力をアップすると同時に、甘くさわやかな香りがとても心地いい精油。
香りの特徴：ほんのりと甘くさわやかな花の香り。
学名：Magnolia salicifloliia　**科名**：モクレン科
抽出方法：水蒸気蒸留法　**抽出部位**：木部
原産地：日本・主に飛騨高山

【主な作用】抗菌、抗真菌、抗炎症、抗ウイルス、鎮静、鎮咳、去痰、鎮咳、抗カタル、うっ滞除去、体液循環促進、消化促進、皮膚弾力回復、収斂

【主な成分】
オキサイド類：1.8シネオール 20％
モノテルペンアルコール類：テルピネオール 20％
アルデヒド類：シトラール 35％
モノテルペン炭化水素類：p-シメン 9％

【注意事項】 妊娠中　乳幼児

- 🫁 気管支炎、インフルエンザ、健胃、不眠、むくみなど。他の精油とブレンドしなくても呼吸器系と精神的なケアを1本で幅広くできる精油。
- 🧴 たるみ、しみ、しわ、乾燥、くすみ、老化、育毛など。女性から好まれ、香りを嗅ぐことで女性ホルモンが活性化され、皮膚弾力回復作用なども含む。
- 💗 更年期、月経前症候群（PMS）、不安、イライラなど。特にホルモン調整作用などは含まれないが、鎮静作用で月経前や更年期の症状に有用。

【各部位の数】 B・F 2　ノート ミドル　対応チャクラ 第4

【価格帯の目安】5ml：1万円前後

日本の精油

ハッカ（和薄荷） Japanese mint

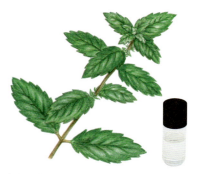

【主な作用】鎮静、鎮痛、抗菌、抗真菌、抗炎症、抗カタル、鎮咳、去痰、循環器促進、麻酔、頭脳明晰化、冷却、血圧上昇、消化促進

【主な成分】
モノテルペンアルコール類：l-メントール 65〜85%
ケトン類：メントン 15〜30%、プレゴン 1〜10%
モノテルペン炭化水素類：リモネン 〜5%

【注意事項】 高血圧 てんかん 妊娠中 授乳中 乳幼児

体 消化不良、風邪、鼻づまり、筋肉痛、打撲など。暴飲暴食で胃に負担を感じたとき、ラベンダーとブレンドし、みぞおちを優しくトリートメントする。

肌 ニキビ、脂性肌、育毛など。シダーウッドとラベンダーでブレンドしたヘア用のオイルで頭皮をトリートメントするといい。

心 うつ、無気力、気弱、否定的、戸惑いなど。ハッカの爽やかな甘さのある香りは、不要な感情を捨てさり、精神向上へと導いてくれる。

【各部位の数】 B・F 1 ノート トップ 対応チャクラ 第5

【価格帯の目安】 5ml：1,800〜2,000円

植物の特徴：ペパーミントやスペアミントとは異なる、日本のミントから抽出されたものがハッカの精油。西洋ミントよりも葉は濃緑色で、香りに鋭さとスッキリ感があるのが特徴。日本ではハッカ飴やハッカ油の香りが浸透している。
精油の特徴：消化器系・呼吸器系のケアに。気持ちを切り替えてスッキリとしたいときに。
香りの特徴：ペパーミントよりも甘さを感じるまろやかな香り。
学名：Mentha arvensis
科名：シソ科　**抽出方法**：水蒸気蒸留法
抽出部位：葉　**原産地**：日本

ハッカ／消化促進・頭脳明晰・活性

ヒノキ（檜） Japanese cypress

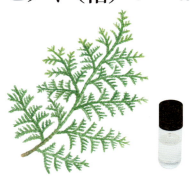

【主な作用】鎮静、鎮痛、抗菌、抗真菌、抗炎症、うっ滞除去、体液循環促進、消化促進、免疫・精神強壮、収斂、防虫

【主な成分】
セスキテルペン炭化水素類：カジネン 15〜20%
セスキテルペンアルコール類：α-カジノール 5〜10%、T-ムロロール 10〜15%
モノテルペン炭化水素類：α-ピネン 10〜20%

【注意事項】 妊娠中

体 高血圧、むくみ、膀胱炎、筋肉痛、咳など。お年寄りのケアにオレンジ・スイートとブレンドして手浴や足浴をすると喜ばれる。

肌 たるみ、老化、ニキビ、脂性肌、抜け毛など。毛穴をキュッと引き締め、毛穴やたるみケアにローズマリー、フランキンセンスとブレンドするといい。

心 不安、心配、怒り、集中力低下など。ヒノキを中心として柑橘系・ハーブ系の精油とブレンドして芳香すると心地いい空間となる。

【各部位の数】 B・F 3 ノート ミドル 対応チャクラ 第1

【価格帯の目安】 5ml：900〜1,800円

植物の特徴：樹高 30m を超える針葉樹。日本と台湾のみに自生している。日本では木曽に樹齢 450 年の樹があり、台湾には樹齢 2,000 年の樹がある。古くから神社仏閣の建材に使用されてきている。
精油の特徴：疲れを取りリラックスしたいときや、お年寄りのケアにも向く。
香りの特徴：さわやかで落ち着いたウッディな香り。
学名：Chamaecyparis obtuse
科名：ヒノキ科
抽出方法：水蒸気蒸留法　**抽出部位**：葉
原産地：日本

ヒノキ／鎮静・体液循環促進、冷静

これだけ知っておけばアロマの達人になれる「精油75種」

日本の精油

ホウショウ（芳樟） Ho leaf

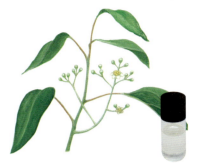

植物の特徴：クスノキの変種で葉にやわらかいフローラルの香りを含む。同じ学術名 Cinnamomum camphora の木部から抽出される日本の精油は「クスノキ」、葉から抽出される精油が「ホウショウ」。
精油の特徴：穏やかなリラックス作用で体液循環を促進し、免疫力を上げる。
香りの特徴：フローラルとウッディ感がバランスのいいやさしい香り。
学名：Cinnamomum camphora
科名：クスノキ科
抽出方法：水蒸気蒸留法　**抽出部位**：葉
原産地：日本、台湾、中国

【主な作用】鎮静、鎮痛、抗酸化、抗菌、抗真菌、抗炎症、体液循環促進、去痰、抗カタル、鎮咳

【主な成分】
モノテルペンアルコール類：L - リナロール 85 ～ 95%、α - テルピネオール微量　**オキサイド類**：1.8 シネオール微量　**ケトン類**：カンファー微量
※ 同じ学術名だが産地が異なりマダガスカル産（他国もあり）の葉から抽出される精油は「ラヴィンサラ」となる。ホウショウとラヴィンサラは成分も香りも異なる。

【注意事項】 妊娠中

- 体 むくみ、免疫低下、咳、痰、頭痛、胃痛など。鎮静、鎮痛作用のあるリナロールが主成分で 90％以上を占めるため、穏やかなリラックス作用がある。
- 肌 しわ、乾燥、しみ、たるみ、老化、くすみなど。リナロールには抗酸化作用も含まれているため、くすみを取り除き透明感のある肌へと導く。
- 心 否定的、不眠、更年期、月経前症候群（PMS）など。心地よくリラックスができ、ストレスが原因となって起こる症状が元の状態に戻りやすくなる。

【各部位の数】 B・F 3　ノート ミドル　対応チャクラ 第 4

【価格帯の目安】5ml：1,300 円前後

ユズ Yuzu

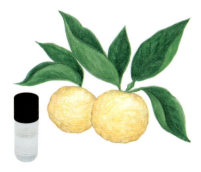

植物の特徴：原産地は中国だが、日本での栽培歴史が長く、日本人にとって馴染みのある柑橘類のひとつ。高さ 4 m ほどの常緑小高木。徳島県と高知県が主産地として有名。果皮がボコボコしているのが特徴。
精油の特徴：免疫力を高め、美白作用などスキンケアにもすぐれた作用を持つ精油。
香りの特徴：さわやかで少し草っぽいユズそのままの香り。
学名：Citrus junos
科名：ミカン科　**抽出方法**：水蒸気蒸留法
抽出部位：果皮　**原産地**：日本

【主な作用】抗菌、抗真菌、抗ウイルス、抗酸化、体液循環促進、消化促進、健胃、鎮静、鎮痛、収斂、防虫

【主な成分】
モノテルペン炭化水素類：リモネン 65 ～ 75%、γ - テルピネン 10%、β - フェランドレン ～ 3%、α - ピネン 2%
モノテルペンアルコール類：リナロール微量
※ そのほか、アルデヒド類など微量成分が多数含まれている。

【注意事項】 皮膚刺激　光毒性

- 体 冷え、胃痛、咳、筋肉痛、関節痛、マタニティなど。主成分であるリモネンには赤血球・白血球を活性化させる作用があるため免疫力を向上に役立つ。
- 肌 しみ、たるみ、くすみ、脂性肌など。収斂作用と死んだ細胞を取り除く作用があるため、毛穴の開きやくすみが気になるときにいい。
- 心 不眠、ストレス、不安、否定的、うつなど。物事を深く考えすぎて眠りにつけない夜に、ラベンダー、シダーウッドとブレンドすると心が緩まる。

【各部位の数】 B・F 3　ノート トップ　対応チャクラ 第 3

【価格帯の目安】5ml：1,400 ～ 2,500 円

主な作用と意味

作用名	意味
アセチルコリンエステラーゼ活性抑制	アセチルコリンエステラーゼの活性を抑える
うっ滞除去	滞った体液（血液、リンパ液など）の流れを促す
加温	血管を拡張し、局所を温める
肝臓強壮	肝臓を強くし、働きを高める
去痰	痰の排出を促す
筋肉弛緩	筋肉の緊張をゆるめる
駆虫	腸内の寄生虫を除去する
血圧降下	血圧を低下させる
血圧上昇	血圧を上昇させる
血液循環促進	血液の流れをよくする
血液浄化	血液をきれいにする
血管拡張	血管を拡張する
血小板活性抑制	傷口をふさぐために血液を固める血小板の働きを抑える
結石溶解	結石を溶解する
解毒	老廃物の排出を促す
健胃	胃の働きをよくする
抗アレルギー	アレルギー症状を緩和する
抗ウイルス	ウイルスの増殖を抑え、感染を予防する
抗うつ	不安をやわらげる
抗炎症	炎症を抑える
抗潰瘍	潰瘍を抑える
抗カタル	粘液を抑える
抗菌	菌の増殖を抑える
抗血栓	血栓を抑える
抗酸化	酸化を抑える
抗真菌	カビ、真菌類の増殖を抑える
抗掻痒	痒みをやわらげる

作用名	意味
抗ヒスタミン	ヒスタミンの分泌を抑える
催淫	性欲を高める
細胞成長促進	細胞の分裂を促す
収斂	皮膚、組織を引き締める
消化促進	胃腸の蠕動運動の働きを高め、消化を促す
静脈強壮	静脈の血管壁を丈夫にする
食欲増進	食欲を高める
食欲調整	食欲のバランスを整える
女性ホルモン調整	女性ホルモンのバランスを整える
自律神経調整	自律神経のバランスを整える
頭脳明晰	脳の働きを刺激し、クリアにする
制淫	性欲を抑える
制汗	汗を抑える
造血	ヘモグロビンや血液をつくる
胆汁分泌	胆汁の分泌を促す
鎮咳	咳を鎮める
鎮痙	痙攣を鎮める
鎮静	心身を落ち着かせる
鎮痛	痛みを鎮める
通経	月経を促す
粘膜溶解	体内の過剰な粘液を溶かし、排出を促す
発汗	汗を出す
瘢痕形成	傷の修復を促す
皮脂分泌調整	皮脂の分泌を整える
皮膚再生	皮膚が生まれかわる
皮膚弾力回復	皮膚の弾力を増す
皮膚軟化	固くなった皮膚をやわらかくする
防虫	虫を寄せつけない
麻酔	痛み、苦痛の軽減
癒傷	傷の治りを早める
利尿	尿の排泄を促す

Chapter
4
体質にピッタリの オイルが見つかる！ 「キャリアオイル20種」

アロマセラピーに欠かせないキャリアオイル（植物オイル）を20種厳選。植物オイルの体、肌、心に対しての作用を知り、使い分ける方法を解説します。アロマセラピーの素晴らしさをさらに実感しましょう。

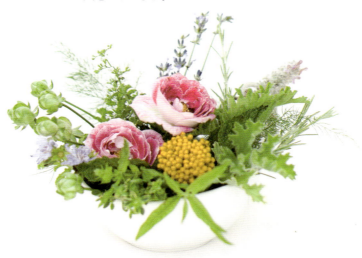

01 キャリアオイル（植物オイル）

精油の種類に比べると数は少ないものの、100種類近くのキャリアオイルが存在します。キャリアオイルを使う例としては、ボディ、フェイシャルトリートメント時、クラフトづくりなどがあります。キャリアオイルも種類によって含まれる成分や働きが異なるため、肌、心、精神にあう状態のものを選ぶことが大切です。知っておくと便利で使いやすいキャリアオイル20種を厳選し紹介します。精油と同じようにキャリアオイルも使い分けてみましょう。

アロマセラピーに欠かせない「キャリアオイル」

キャリアオイルの役割と意味

精油は薬理作用の高い芳香分子の集合体です。精油を原液のまま直接皮膚に使用すると刺激が強すぎるため、ほとんどの精油は希釈して使用します。オイルトリートメントをする場合、精油を植物オイルで希釈して使用します。その「植物オイル」のことを「キャリアオイル」といいます。

この植物オイルは、精油を体内へと運ぶ役割があることから、「運ぶ」という英語のcarry、carrierから「キャリアオイル」と呼ばれています。精油をキャリアオイルで希釈することで、精油の揮発を遅らせるという大事な役割もあります。

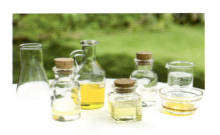

トリートメント以外で精油を使用する場合は、クレイ（粘土）、天然塩、ミツロウ、無水エタノール、ジェルなどでも希釈しますが、これらもすべて「キャリア」と呼びます。

トリートメントに使用できるキャリアオイルの条件

キャリアオイルは種類がたくさんありますが、トリートメントで使用する際には、次頁の表の6つの条件を考慮して選びましょう。

◆ いいキャリアオイルの6つの条件

条　件	理　由
❶ 植物油であること	ベビーオイルなどの鉱物油は、肌に皮膜をつくるだけで皮膚の中には浸透していきません。精油を体内に浸透させるのが目的なので、必ず植物油を使用します
❷ フレッシュなこと	植物油は酸化するので、必ず使用期限を守りましょう。酸化している古いものは使用しないようにします
❸ 匂いや色が少ないこと	匂いの少ないキャリアオイルを選びます。また、タオルなどに付着すると洗濯しても色が残り酸化臭が発生するので、なるべく色が薄いものがお勧めです
❹ 滑りがいいこと	手の滑り具合は、トリートメントの心地よさを決める大切なポイントです。ほどよく滑りのいいものを選びます
❺ 栄養価が高いこと	植物油には、オレイン酸やリノール酸などの脂肪酸のほか、ビタミンAやEなど、肌にいい成分が含まれています。肌や体質にあう栄養価の高いものを選びます
❻ 効果があること	低温で圧搾されたものを使用します。高温圧搾の場合、植物油の本来の成分であるビタミンやミネラルが変質している可能性が高くなります。食用の大豆油、サラダ油、天ぷら油などは、添加されている物質にアレルギーの可能性があるため、トリートメントに使用することはできません

脂肪酸について

🌿 脂肪酸とは？

　「油」は、石油系を原料として合成・精製された鉱物油、植物から抽出している植物油があります。すべての油はグリセロールという分子と脂肪酸が結合した構造をしていて、総称したものを「脂肪酸」といいます。このグリセロールと結合する脂肪酸の種類や含有率は植物油によって異なり、その脂肪酸の構成が違うことで性質や栄養も変わります。

　アロマセラピーではキャリアオイルとして植物油を使用しますが、私たちは日常生活において油を摂取する機会も多いので、まずは油全体の基礎知識を深めましょう。そうすることで、キャリアオイルのよさや特徴が理解しやすくなります。

飽和脂肪酸と不飽和脂肪酸の違いと特徴

脂肪酸には「飽和脂肪酸」と「不飽和脂肪酸」の2種類があります。

・飽和脂肪酸

飽和脂肪酸は牛や豚などの動物性油脂に多く含まれており、融点（溶ける温度）が高く、常温では固形です。「飽和」とは、科学的には「不活性」という意味で、体の中ではほかの分子と新しい結合をせず、そのまま体内に溜まりやすくなります。人間が体を維持するために必要なエネルギー源となりますが、生活習慣病などの原因にもなると危惧されています。

◆ 飽和脂肪酸の種類と特徴

分類	主な脂肪酸	主なオイル	融点
飽和脂肪酸	ラウリン酸	ココナッツ	43.2℃
	ミリスチン酸	ココナッツ、バター	54.4℃
	パルミチン酸	牛や豚の油	62.9℃
	ステアリン酸	牛や豚の油、シアバター	70℃

・不飽和脂肪酸

一方、不飽和脂肪酸は植物油や魚油に多く含まれており、融点は低く、常温では液体です。「不飽和」とは「まだ満たされていない」という意味で、エネルギーが与えられるとほかの分子と結合して反応します。不飽和脂肪酸は分子中の2重結合の数により異なる名称がついています（2重結合：2つの炭素の共有結合の意味）。この2重結合に新しいエネルギーが加えられると、ほかの分子と新しい結合をします。また、体内では物質代謝され、ストレスをやわらげたり、アレルギーを抑えたり、性ホルモンを分泌したりと有用な物質へ変換されます。2重結合がひとつの場合は1価不飽和脂肪酸、2つの場合は2価不飽和脂肪酸、3つの場合は3価不飽和脂肪酸と呼びます。2価と3価の不飽和脂肪酸をあわせて、多価不飽和脂肪酸といいます。

植物油に多い不飽和脂肪酸は、分子の結合状態により、「1価不飽和脂肪酸」と「多価不飽和脂肪酸」に分けられます。1価不飽和脂肪酸のオレイン酸は、血液中の悪玉コレステロールを減らす働きがあり、多価不飽和脂肪酸のリノール酸やα-リノレン酸は、脳神経や網膜機能などを構成している材料として私たちに必須の脂肪酸となりますが、体内ではほとんど合成されないか、合成されても非常に少ない脂肪酸です。

そのため食べ物や皮膚に塗るなど、必ず外用から摂取しないといけないことから「必須脂肪酸」と呼ばれます。

◆ 不飽和脂肪酸の種類と特徴

分類			主な脂肪酸	主なオイル	融点	特徴
不飽和脂肪酸	1価不飽和脂肪酸		オレイン酸	オリーブ、椿、アボカド	16.3℃	血中悪玉コレステロール減少、動脈硬化、心臓病、高血圧などにいい
			パルミトレイン酸	マカダミアナッツ、ヘーゼルナッツ	−0.1℃	加齢とともに減少し、人の皮脂に約10％含まれるパルミトレイン酸を多く含む。皮膚再生に役立つ
	多価不飽和脂肪酸（必須脂肪酸）	2価不飽和脂肪酸	リノール酸	グレープシード、月見草、ひまわり、ウィートジャーム	−0.5℃	皮脂腺を活性化させ水分をキープ。バリア機能を高める。体内で合成できないため食べ物から摂取する
		3価不飽和脂肪酸	α-リノレン酸	エゴマ、ローズヒップ、亜麻仁	−11℃	脳や血管、網膜機能の健康維持に必須
			γ-リノレン酸	月見草、ボリジ	−11℃	アレルギー、月経前症候群、皮膚の炎症を抑える ※リノール酸を摂取すると体内でγ-リノレン酸に変化する

🌿 トリートメント用と食用の違い

　脂肪酸には、不飽和脂肪酸と飽和脂肪酸の大きな違いのほかに、「トリートメント用（キャリアオイル）」と「食用」の2種類があります。身近な油であるオリーブオイルにたとえて見ていきましょう。たくさんの種類が存在するキャリアオイルの中のひとつに、オリーブオイルがあります。オリーブオイルは食用としても利用されていますが、トリートメント用と食用のオリーブオイルは香り、色、味などが異なります。これらは油の精製度の違いによるものです。トリートメント用は手の滑りや質感を、食用は味や香りを優先して精製されています。

植物油について

🌿 植物油の特徴

脂肪酸の種類と特徴が理解できたところで、アロマセラピーで使用する植物油の特徴を見ていきます。

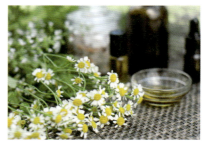

1. 植物の種子や果実から採取した油
2. 不飽和脂肪酸を多く含む
3. 必須脂肪酸を多く含む
4. トリートメント用と食用がある
5. 美容・健康面への効果が高い

🌿 キャリアオイル（植物油）の皮膚吸収について

植物油のキャリアオイルとしての大切な役割は、次の4つです。

1. 精油を希釈すること
2. 揮発性の精油の揮発を抑えること
3. トリートメントの際の滑りをスムーズにして心地いいタッチングができること
4. 精油の皮膚への浸透や吸収を手助けすること

それでは、トリートメントの際に皮膚に塗布したキャリアオイルはどのように体内へと吸収されるのでしょうか。

皮膚は、表皮・真皮・皮下組織で構成されています。皮膚に塗布されたキャリアオイルは、表皮の角質層にある皮脂腺、汗腺などを通じて真皮層へと浸透します（27頁）。真皮層に達したキャリアオイルは毛細血管やリンパ管を通じて体内を循環します。

2010年大阪大学医学部が「マカダミアナッツオイル」を背中に塗布し、20分間トリートメントをした結果、マカダミアナッツオイルに含まれるパルミトレイン酸とオレイン酸が、血液中で6時間にわたり濃度が上昇したという報告をしています。

また、キャリアオイルにより含まれる成分や作用が異なります。精油を選ぶのと同じように、肌の調子や体調にあわせてキャリアオイルも使い分けるようにしましょう。次頁から紹介する20種のキャリアオイルを参考にしてください。

アプリコットカーネル油 Apricot karnel Oil

皮膚軟化・保湿作用がありスキンケアにすぐれている。

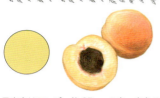

日本名はアンズ。約25cmの白、赤色の花が咲く樹高10mの落葉樹。同種のモウコアンズの仁は「杏仁」という生薬として使用されている。オイルを圧搾後、水蒸気蒸留した蒸留水は鎮咳剤として使用される。

学名：Prunus armenica
産地：中国、ネパール
科名：バラ科
抽出方法：種子の仁を低温圧搾
感触：軽く、滑りがいい
使用期限：開封後6カ月
保存：常温、冷暗所
価格の目安：100mlで3,000～4,000円

【主成分と働き】オレイン酸58～75%、リノール酸25～35%。ビタミンAの前駆物質、抗ガン成分のビタミンB17が含まれ、栄養価の高いオイル。滑りもよく浸透性がいい。血管壁を丈夫にして弾力を高めることから、スキンケアとしてすぐれている。静脈瘤ケアやこわばった関節周辺のケアに。カシューナッツオイルと併用すると痛みケアにいいといわれている。

【香り】無臭、ほのかに杏仁の甘い香り

【お勧めの使用方法】皮膚軟化作用、保湿作用があるため、乾燥が気になるしわ、敏感、老化、アレルギーなどでバリア機能が低下した肌のケアに向いている。妊娠線予防として使用するのもとてもお勧め。香りは独特だが、抗酸化作用の高いゴマ油とのブレンドもさらに美容効果を高める。単独でもよさを十分に感じることができる。カシューナッツオイルとブレンドすることで「痛み」にいいとされ、リウマチケアなどにも使用される。血中のコレステロール低下にも有用。

アボカド油 Avocado Oil

「森のバター」と呼ばれるビタミン、ミネラルが豊富なオイル。

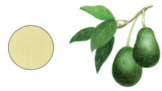

和名は、ワニナシ。メキシコ、アメリカが原産で、スペイン人探検家が野生の木を発見したといわれ、18世紀ごろからアメリカで食べられるようになったという記録がある。

学名：Persea americana
産地：メキシコ、アメリカ、ニュージーランド
科名：クスノキ科
抽出方法：果肉を低温圧搾、溶剤抽出
感触：粘度が高く重い
使用期限：開封後6カ月以内
保存：常温、冷暗所
価格の目安：100mlで2,000～3,000円

【主成分と働き】オレイン酸70%、リノール酸15%。パルミトレイン酸10%、ビタミンA、B、E群、レシチンが豊富に含まれている。植物性ステロール（植物の細胞を構成する成分で、コレステロールを下げる）の含有量が高いため、血中コレステロール低下も期待できるといわれている。保湿力、皮膚への浸透性が高く、炎症をやわらげる。

【香り】深緑色で、独特な強い香り（未精製）

【お勧めの使用方法】保湿力が高いため、しわ、乾燥、たるみ、老化、角質化した肌などのケアに向く。独特な香りのため、単独で使用するよりもマカダミアナッツ、ホホバオイルなどとブレンドし、全体の30%以内にブレンドすると使いやすくなる。しみ、くすみケアにはローズヒップオイル、カメリアオイルなどとブレンドするのがお勧め。40歳以上の女性に多くみられる局所的や全身の冷えやストレスなどのケアにもお勧め。トリートメントには、精製してあって色や香りがほとんどないものを使用。

アルガン油 ArganOil

ビタミンEが豊富で抗酸化作用にすぐれたモロッコのオイル。

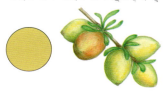

モロッコ南西部にしか自生していないトゲのある樹高10mの高木。成長は遅いが、樹齢1,000年を超える木もある。種子には55％の油が含まれており、先住民は石臼を用いてオイルを抽出していた。

学名：Argania spinosa
産地：モロッコ
科名：アカテツ科
抽出方法：種子の仁を低温圧搾、溶剤抽出
感触：粘度が高く重い。オイルの精製度によりかなり違いがある
使用期限：開封後6カ月
保存：常温、冷暗所
価格の目安：100mlで2,000〜3,000円

【主成分と働き】オレイン酸45％、リノール酸38％、パルミチン酸12％、ビタミンEがとても豊富なので抗酸化作用にすぐれ、活性酸素を阻害するとしてアンチエイジングとしても注目を浴びている。カロチンや植物性ステロールも含まれているので、皮膚の乾燥や老化対策にすぐれている。血液循環を促進して肌に弾力やツヤを増してくれる。

【香り】ロースト感を感じる独特な香り（未精製）

【お勧めの使用方法】保湿力が高いので、しわ、乾燥、たるみ、老化、角質化した肌などのケアに向く。独特な香りなので、単独で使用するよりもマカダミアナッツ、ホホバオイルなどとブレンドし、全体の30％以内にブレンドすると使いやすくなる。頭皮ケアにもすぐれているので、カメリアオイルとブレンドして2週間に1回ヘアパックをするのもお勧め。ブランド、未精製、精製済みなどにより香りや色がかなり異なるため、よく確認して購入すること。

ウィートジャーム油 Wheat germ Oil

ビタミンE含有量ナンバーワン！　しもやけ、あかぎれに役立つ。

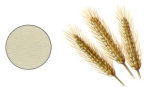

イネ科の1年草。穂先はススキに似ている。小麦の実の胚芽から高温圧搾か溶剤抽出により抽出されるオイル。香りは独特だが、酸化安定に優れている。抗酸化作用が高くアンチエイジングケアにお勧め。

学名：Triticum aestivum
産地：アメリカ、カナダ、オーストラリア
科名：イネ科
抽出方法：胚芽を高温圧搾王剤抽出
使用期限：開封後1年
保存：常温、冷暗所
価格の目安：100mlで4,000円前後
※ 小麦アレルギーの人は使用を避ける

【主成分と働き】リノール酸60％、オレイン酸20％、リノレン酸5％、パルミチン酸15％、レシチン、ビタミンA、B、E。ビタミンEは末梢血管の拡張作用があり、レシチンは脱脂を抑制するので、しもやけ、あかぎれなどの肌のかさつきに役立つ。植物エストロゲンも含まれるので、血流を促し水分保持にも役立つことで、肌の若々しさを保つ。

【香り】穀物のような香り

【お勧めの使用方法】保粘性がとても高いため、使用感はかなり重い。単独では使用せずに、ほかの植物油に10％ほどブレンドして使用するといい。手、唇、髪の毛の乾燥用にミツロウクリームに混ぜるキャリアとして使用するといい。乾燥が進んだ肌には、芳香蒸留水で肌を潤わせたあとミツロウクリームを多めに浸透させ、ラップで覆いホットタオルを乗せてパックをするのもお勧め。未精製のものは穀物独特の強い香りがするため、香りが気になる場合は精製したものを使用する。

オリーブ油 Olive Oil

抗炎症、筋肉への弛緩、関節が熱を持って痛むときにお勧め。

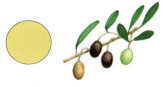

オリーブの木は、人類が最も古くから利用している植物で、紀元前3,000年ごろにギリシア・クレタ島で栽培されていた。日本でも四国・小豆島や九州などでも栽培され、10月すぎから果実の収穫が可能。

学名：Olea europaea
産地：イタリア、スペイン、ギリシア
科名：モクセイ科
抽出方法：果実を低温圧搾
感触：少し重たいが、オイルによりかなり違いがある　**使用期限**：開封後6カ月
保存：常温、冷暗所
価格の目安：100mlで1,000～4,000円　グレードにより価格差あり

【主成分と働き】オレイン酸60～80%、リノール酸10%。オレイン酸が非常に多く、悪玉コレステロール低下、血圧低下などに関係があるといわれている。抗炎症や筋肉弛緩作用があるため、筋肉痛や関節周辺の炎症や痛みがあるときにいい。熱を下げる作用が働く。紫外線から肌を守り、保湿や柔軟性にすぐれているため、スキンケアにも向く。

【香り】草っぽく独特な香り

【お勧めの使用方法】独特な香りがあるので、香りが少ないオイルとブレンドすると使用しやすくなる。グレードがさまざまで、エキストラ・バージン（1番搾り）の緑色のものが最高品質だが、トリートメント用は精製してあるものがほとんど（黄色～透明）。関節炎や捻挫などで熱があるとき、たっぷりとオイルを浸透させると熱を下げてくれる。炎症があり患部に熱がある場合は、オイルトリートメントではなく、クレイ湿布をつくり患部に塗布するといい。入れる精油はペパーミントがお勧め。

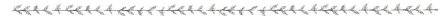

カメリア（ツバキ）油 Camellia Oil

紫外線吸収力が高く、日焼け止めやヘアケアにお勧め。

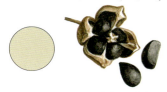

現在は、本州から沖縄の海岸沿い生育している常緑高木。果皮は厚く、硬い褐色の種子を2、3個出しオイルを抽出する。中国産のものも市場に出回っているが、オレイン酸が低め。

学名：Camellia japonica
産地：日本　**科名**：ツバキ科
抽出方法：種子を低温圧搾
感触：普通。精製度により異なる
使用期限：開封後1年
保存：常温、冷暗所
価格の目安：100mlで2,000～4,000円
※トリートメント用は精製したものを使用すること

【主成分と働き】オレイン酸85～90%、パルミチン酸10%。古くから整髪油として使用されている。頭皮の栄養、潤いを与え、ふけ・育毛・白髪などあらゆる頭皮ケアに向いている。紫外線吸収力、保湿力も高い。ホホバオイルと同様に安全性の高いオイルとして知られている。酸化しやすいリノール酸も少ないので安定性もあり、トリートメントに使用しやすいオイル。

【香り】トリートメント用は無臭。ヘアケア用は独特な香り

【お勧めの使用方法】夏の紫外線ダメージが気になるときに、カメリア：ホホバ＝1：3の割合でブレンドしてトリートメントするのもお勧め。頭皮のスペシャルケアとしては、頭皮と髪にまんべんなくオイルを塗布し、頭皮を動かすように刺激を与えたあと、ホットタオルで髪の毛を覆い15分放置、その後オイルを洗い流しシャンプーすると髪にツヤとコシが出る。紫外線から髪の毛のダメージを防ぎたい場合、ホホバオイルとブレンドしてミツロウクリームをつくり、スタイリングの際に毛先につける。

体質にピッタリのオイルが見つかる！「キャリアオイル20種」

グレープシード油 Grapeseed Oil

低アレルギー性で敏感肌にもうれしい、べとつかないオイル。

ブドウ科のツル性落葉低木。ワインをつくる際、ブドウを醸造して蒸留したあとに残った種を圧搾して抽出される。フランス、カリフォルニアなどワインの産地で多く生産されるオイル。

学名：Vitis vinifera
産地：フランス、イタリア、アメリカ
科名：ブドウ科
抽出方法：種子を低温圧搾
感触：さらりとして滑りがいい
使用期限：開封後1年
保存：常温、冷暗所
価格の目安：100mlで1,000～1,800円

【主成分と働き】リノール酸75％、オレイン酸20％、パルミチン酸10％。抗酸化作用を持つポリフェノールやビタミンEを多く含んでいる。アレルギー反応を引き起こす原因物質であるアレルゲンを含まないため、低アレルギー性で敏感肌でも使用しやすい。リノール酸を多く含むので、コレステロール除去の健康食品として用いられる。

【香り】ほぼ無臭

【お勧めの使用方法】さっぱりとした感触のオイルなので、夏の肌ケアに使いやすい。角質を健やかに保つリノール酸に加え肌への浸透力が高いオレイン酸も含み、硬くなった角質をやわらかくするので、硬化肌で深いしわがあるようなタイプに向いている。トリートメントに使用しやすく人気のあるオイルのひとつ。日焼けをしたときや皮膚に炎症がある際には、カレンデュラ：グレープシード：ホホバ＝1：1：2でブレンドしフランキンセンス、ラベンダーでトリートメントをするのがいい。

スイートアーモンド油 Sweet almond Oil

肌を柔軟にし、保湿作用が高くスキンケアに向く。

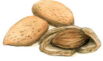

原料となるアーモンドはバラ科サクラ属の落葉低木。主な原産地はアメリカ・カリフォルニア州。メソポタミア文明からすでに食べられていたといわれ、日本には江戸時代にポルトガル人より持ち込まれた。

学名：Prunus amygdalis
産地：アメリカ、地中海沿岸
科名：バラ科
抽出方法：仁を低温圧縮
感触：さらりとして、ちょうどいい滑らかさ
使用期限：開封後6カ月
保存：常温、冷暗所
価格の目安：100mlで1,500～2,000円

【主成分と働き】オレイン酸80％、リノール酸15％、パルミチン酸8％。保湿、皮膚軟化作用がすぐれているので、乾燥した肌、しわ、湿疹や皮膚炎によるかゆみやバリア機能が低下した肌のケアに。鎮痛作用もあるので炎症があり痛みを伴う部位にも効果的を発揮。アロマセラピーで使用しやすく人気があるオイル。

【香り】少し甘みのある香り

【お勧めの使用方法】抗ガン成分のビタミンB17を含む。ビタミンEも豊富なので脳の血管を若く保ち、脳細胞の活性化にいい。血中の善玉コレステロールはそのままにし、悪玉コレステロールだけを減らすため、生活習慣予防対策にもお勧め。単独で使用できる。アーモンドには、スイート種とビター種があるが、トリートメントと食用になるものはスイート種。抽出方法により品質と価格が異なるため、よく確認してから購入すること。フェイス、ボディともに使用しやすい。炎症や痒みをともなうアレルギー肌には、たっぷりオイルを浸透させるといい。

セサミ油 Sesame Oil

ゴマ特有の抗酸化物質を含み、アンチエイジングに。

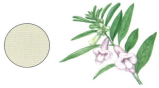

インドなどの熱帯や温帯の国で栽培されている1年草。茎は直立して強い芳香を含む。オイルは種子から抽出される。

学名：Sesamum indicum
産地：インド、中国、東南アジア
科名：ゴマ科　抽出方法：種子を低温圧搾
感触：少し粘性があるが使用しやすい
使用期限：開封後10カ月
保存：常温、冷暗所
価格の目安：100mlで800円前後
※ 食用の焙煎ゴマ油（茶色のもの）は使用しない。食用でも透明な太白油はトリートメントに使用できる

【主成分と働き】リノール酸48％、オレイン酸45％、パルミチン酸12％、セサミン1％、セサモール微量、セサモリン微量。抗酸化作用の高いセサモールを含むので安定性にすぐれる。微量成分の中に重金属イオンと結合するものが入っているので、重金属を排泄するのにも役立つ。セサミンには血中のコレステロール低下、アルコール代謝促進、体内抗酸化活性、脂肪代謝の改善がある。

【香り】少しゴマを感じる香り

【お勧めの使用方法】浸透性にすぐれ、保湿作用、加温作用もあり、冷えで悪化する関節炎や傷痕のケアにいい。冷え性の人や痩せ型で神経質なタイプに向くオイル。インドのアーユルヴェーダのオイルとして使用され、種子は便秘に有効とされ、煎液は通経作用があるといわれている。セサミオイル特有のセサミン、セサモール、セサモリンに加え、β-カロテン、ビタミンEなども含むので、しわ、しみ、くすみ、たるみなどあらゆる老化対策にいい。

月見草油（イブニングプリムローズオイル） Evening primrose Oil

ホルモンバランス、トラブル肌の修復に。

2年草で寒さに強く、乾燥した日あたりのいい場所に自生する。夏の夜には4枚の花弁を持つ黄色い花が咲き、オイルは種子から抽出される。日本にも「メマツヨイグサ」という名の園芸品種があるが、薬用には利用されない。

学名：Oenothera biennis
産地：アメリカ、イギリス、中国
科名：アカバナ科
抽出方法：種子を低温圧搾
感触：普通～少し重ため
使用期限：開封後2～3週間
保存：冷蔵庫
価格の目安：100mlで6,000円前後
※ 酸化が早いので少量での購入がお勧め

【主成分と働き】リノール酸70％、オレイン酸15％、γ-リノレン酸15％、α-リノレン酸0.2％。リノール酸、γ-リノレン酸などの多価不飽和脂肪酸が多く含まれるため、非常に酸化しやすい。冷蔵保存が必要で開封後3週間以内に使い切ること。γ-リノレン酸は抗炎症、抗掻痒作用があるので、乾燥肌やアレルギー肌のケアに向く。

【香り】少し海藻のような独特な香り

【お勧めの使用方法】ホルモン調整も得意なため、月経前症候群（PMS）や更年期の症状などに、ほかのキャリアオイルとブレンドして使用すると感情のコントロールができ、前向きな気持ちになる。アトピー性皮膚炎、花粉症にも有用で、ヨーロッパではアトピー性皮膚炎の治療に使用されている。サプリメントやカプセルにオイルを入れて内服もされている。乾燥や炎症でバリア機能が低下した肌には、アボカドオイルとのブレンドがいい。その都度、ほかのオイルとブレンドすること。

ヘンプシード油 Hempseed Oil

麻の種子から得られ、婦人科系症状にうれしい作用。

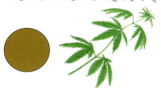

和名は麻（大麻）。中央アジア原産の1年草。古くから、麻の茎から繊維を取るために栽培されていて、オイルは種子から抽出される。オイルは食用、トリートメント用のほかに、ヘアケア、灯用として使用されている。

学名：Cannabis sativa
産地：中国、ヨーロッパ、オーストラリア
科名：クワ科
抽出方法：種子を圧搾
感触：粘性が高めで、少し重たい
使用期限：開封後1カ月　**保存**：冷蔵庫
価格の目安：100mlで6,000円前後
※ 酸化が早いので少量での購入がお勧め

【主成分と働き】リノール酸47%、α-リノレン酸17%、オレイン酸6%、γ-リノレン酸4%。α-リノレン酸は自律神経のバランスを調整する作用があり、うつやパニック障害などのメンタル系の症状にいい。γ-リノレン酸はアトピー、月経前症候群（PMS）の症状をやわらげ、感情が穏やかになり、肌にもうれしい効果が多い。

【香り】草っぽい独特な香り

【お勧めの使用方法】単独使用ではなく、ほかのオイルとブレンドするのがお勧め。酸化が早いので冷蔵庫に保存し、早く使い切ること。婦人科系の気になる症状のときには下腹部に、メンタル系の症状には脊柱を中心として背中全体にオイルを浸透させていくといい。食用オイルをサラダなどで利用し、毎日摂取することで少しずつ症状の変化を実感できる。かなり粘性が高いため、スイートアーモンドオイルなどの軽くて使用しやすいオイルとのブレンドがお勧め。

ボリジ油 Borage Oil

月見草油の約2倍のγ-リノレン酸を含む注目のオイル。

和名は「ルリジサ」。星型の青い花をつける1年草。中世ヨーロッパでは、花や茎をワインの香りづけに使っていた。このころからうつの改善に有用とされていた。更年期や月経前症候群（PMS）のためのサプリが多く販売されている。

学名：Borago officinalis
産地：フランス、中国　**科名**：ムラサキ科
抽出方法：種子を低温圧搾
感触：少し重たい
使用期限：開封後2週間　**保存**：冷蔵庫
価格の目安：100mlで8,000円前後
※ 酸化しやすいので少量ずつの購入がお勧め

【主成分と働き】リノール酸60%、γ-リノレン酸25%、オレイン酸15%。γ-リノレン酸の含有量が多いため、ホルモンバランスの乱れが原因のうつ症状や内臓不調に役立ち、月経前症候群（PMS）や更年期などにも有用。月見草とよく似た作用がある。精神面のバランスを取るので、心の健康を維持するのに役立つオイル。

【香り】こってりとした独特な香り

【お勧めの使用方法】高価であり、要冷蔵保存で使用期限も短いが、ホルモン分泌などさまざまな機能の分泌を調整してくれる。婦人科系の症状だけでなく、季節の変わり目、梅雨の季節など、自己コントロールが難しくなるときにお勧め。単独ではなく、ほかのオイルとブレンドするといい。さえない肌には、アボカドオイルとホホバオイルのブレンドがお勧め。免疫力が下がるときに起こる症状、心身のバランスを取りながら、本来の自分自身を取り戻したいときにいい。その都度、ほかのオイルとブレンドすること。

マカダミアナッツ油 Macadamia Oil

加齢と共に減少するパルミトレイン酸を多く含む。

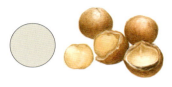

オーストラリア原産。現在はハワイが生産量1位。ハワイでは11〜2月に花を咲かせ、完熟した果実は自然落下する。果実は栄養が豊富で、チョコレートのコーティング材料としても使用されている。

学名：Macadamia ternifolia
産地：アメリカ（ハワイ）、オーストラリア
科名：ヤマモガシ科
抽出方法：種子を低温圧搾
感触：さらりとしている
使用期限：開封後1年
保存：常温、冷暗所
価格の目安：100mlで2,000〜3,000円

【主成分と働き】オレイン酸60％、パルミトレイン酸25％、パルミチン酸9％、リノール酸2％、ビタミンA、B、E。加齢とともに減少する皮脂中に含まれるパルミトレイン酸を多く含む。皮膚、血管の活性化と柔軟性を保つので、若々しさを維持するのにお勧め。脳卒中予防のための脂肪酸ともいわれている。オレイン酸の働きにより、血中の悪玉コレステロール値を減らすこともできる。

【香り】ほのかにナッツの香り

【お勧めの使用方法】非常に浸透力がいいので、単独で使用できる。肩周辺、膝のほか、関節周辺の痛みやこわばりがある部位には、たっぷり丁寧にオイルを浸透させていくことで、関節周辺が柔軟になって可動域が広くなり、痛みの変化を感じやすくなる。パルミトレイン酸はお肌の弾力や潤いにかかわる大切な成分のため、トリートメントだけでなく食用として日ごろから摂取するのがお勧め。肌の老化防止にもいい。乾燥肌などでたっぷりオイルを使用したいときにお勧め。

弾力・柔軟性

ローズヒップ油 Rosehip Oil

皮膚組織を再生し、しみ、しわ、くすみに役立つ。

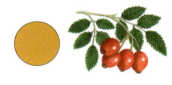

野ばらの一種で、チリ南部産のものが最高品質といわれている。実はよく熟したものを採取し、乾燥させて圧搾、溶剤抽出される。赤い実は、古くから風邪薬や強壮剤として使用されていた。

学名：Rosa rubiginosa/mosqueta
産地：チリ、ペルー、アメリカ
科名：バラ科
抽出方法：種子を低温圧搾、溶剤抽出
感触：粘性が高く、重たい
使用期限：開封後2週間　**保存**：冷蔵庫
価格の目安：100mlで6,000円前後
※ 酸化しやすいので少量ずつの購入がお勧め

【主成分と働き】リノール酸44％、α-リノレン酸40％、オレイン酸15％。メラニン色素の生成を抑える作用はレモンの20倍、また皮膚組織を再生するため、スキンケアの中でも特にしみなどの色素沈着にアプローチし、美白作用が高い。天然色素のカロテノイドを多く含むため、未精製のものはオイルに赤みがある。酸化しやすいので冷蔵庫保存し、早く使い切ること。

【香り】香ばしく渋みのある香り

【お勧めの使用方法】粘性が高いので、ほかの植物油とブレンドすると使いやすい。老化肌にはアボカドオイルやホホバオイルとのブレンドがお勧め。ビタミンCを多く含むので、美白効果を高めたいときはローズヒップハーブティーの飲用も併用するといい。日焼け、色素沈着による肌の黒ずみやくすみなどに、ローズ、ネロリ、フランキンセンスなどとブレンドしフェイシャルトリートメントをするほかに、基礎化粧品として使用するのもいい。美肌ケア用として人気のあるキャリアオイル。

美白・皮膚組織再生

ココナッツ油 Coconut Oil（植物脂）

皮膚を冷やし保護する、ラード状のやわらかい脂。

 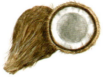

スリランカやハワイなど、南国の地域でよく使用されるオイル。種子から抽出される。暑い地域ならではの特性である「体を冷やす」作用もある。

学名：Cocos nucifera
産地：フィリピン、インドネシア、タヒチ
科名：ヤシ科
抽出方法：種子を低温圧搾、溶剤抽出
感触：常温で固形、24℃で溶ける
使用期限：冷蔵庫で保存すれば2年可能
開封後1年　**保存**：常温、冷蔵庫
価格の目安：100mlで4,000円前後
※ 植物脂（脂肪酸とグリセリンが結合したもの、24℃以下で固まる）

【主成分と働き】ラウリン酸48％、ミリスチン酸16％。植物から抽出した脂肪酸だが飽和脂肪酸が多いため常温では固形。融点が24度と低いため、手にとると体温で溶けて肌にも浸透する。クリームのベースとして使用される。ラウリン酸には抗酸化作用があり、ビタミンEも含む。白髪や抜け毛予防に利用されてきた。酸化しにくい性質なので品質が長持ちしやすく保存しやすい。

【香り】ココナッツの香り

【お勧めの使用方法】ラウリン酸とミリスチン酸は石鹸の泡立ちをよくする作用があるため、石鹸の材料として使用すると泡立ちがよく、すぐれた洗浄作用を発揮する。手づくり石鹸の材料は、全体の配合量を20％以内に抑えること。トリートメントよりクリームの基材として利用頻度が高い。ココナッツオイルに含まれる中鎖脂肪酸は代謝・消化されやすく脂肪が体内に蓄積されないということで、食用オイルとしても人気がある。

シアバター Shea Butter（植物脂）

クリームのキャリアとして役立つ固形脂。

アフリカ一体に自生している常緑小高木。樹高25mになり、樹径は1mほど。淡い黄色の花を咲かせ、アボカドによく似た形と味がする。果肉の中の種子は鶏卵ほどの大きさで硬く、種子の仁から抽出される。

学名：Butyrospermum parkii
産地：ガーナ、ナイジェリア
科名：アカテツ科
抽出方法：種子の仁を低温圧搾、溶剤抽出
感触：常温で固形、24℃で溶ける
使用期限：冷蔵庫で保存すれば2年可能。
開封後1年　**保存**：冷蔵庫
価格の目安：100mlで2,000〜3,500円
※ 植物脂

【主成分と働き】オレイン酸48％、ステアリン酸41％、リノール酸6％、アラントイン微量。ケイ皮酸エステルが含まれるので、日焼け保護作用がある。アラントインは傷んだ組織を取り除き、新しい組織への回復力を高めるので、傷ややけどの治療としても使われている。精製していないものはビタミンEが含まれているので、抗酸化作用も期待できる。

【香り】少しアーモンドに似た香り

【お勧めの使用方法】体温でちょうどよく溶け、なめらかかつ浸透性にすぐれているので、乾燥が気になるときにクリームとして使用するのがお勧め。紫外線のダメージによりパサついた髪も少量を塗布するといい。保湿作用の高い精油とブレンドすると、リップ、ハンド、ヘア、フェイスなどに使用できる万能クリームになる。肌のひどい乾燥には、シアバターをたっぷり塗り、ラップで皮膚を覆いホットタオルをのせるといい。やけどの鎮静にラベンダーとブレンドし、皮膚に塗布するといい。

ホホバ油 Jojoba Oil（ワックス）

安定性にすぐれ、保湿にすぐれている液体ワックス。

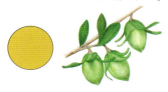

メキシコやアメリカ南西部の砂漠地帯に生息するホホバの木は、低木の常緑樹。樹齢100〜200年になるものがある。12年ほど経たないと種子が実らない。液体ワックスに分類される。

学名：Simmondsia chinensis
産地：メキシコ、アメリカ南西部
科名：ツゲ科
抽出方法：種子を低温圧搾
感触：滑りがいい
使用期限：開封後1年
保存：常温、冷暗所
価格の目安：100mlで2,600〜5,000円

【主成分と働き】エイコセン酸70％、エルシン酸14％、オレイン酸12％。不飽和脂肪酸と脂肪アルコールからなる液状ワックス（ろう）。主成分はワックスエステル。人間の肌にも存在する成分で、表皮の水分保持の役目を持つ角質に含まれている。そのためホホバオイルを塗布すると角質にワックスエステルが補給でき、潤いを高める。

【香り】無臭

【お勧めの使用方法】ワックスなので熱に強く、植物油と比べると酸化しにくく安定性が高い。皮脂分泌の調整作用があるので、乾燥肌や脂性肌のバランスを取るのが得意。単独で使用でき、黄色のものは未精製、透明なものは精製してあるもの。5℃以下で白く凝固するが、常温に戻せば品質に問題なく使用できる。キャリアオイルの中でもアレルギー反応の報告が少ないため、敏感肌タイプにも使用しやすい。また角質内の水分の蒸発を防ぐため、肌荒れや乾燥肌にもいい。

アルニカ油 Arnica Oil（浸出油）

打撲や捻挫に役立つアルニカの花の浸出油。

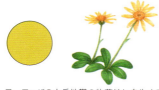

ヨーロッパの山岳地帯の牧草地に自生するキク科の多年草。和名は「ウサギギク」。黄色い花を咲かせる。

学名：Arnica montana
産地：ドイツ、フランス
科名：キク科
※ キク科アレルギーの人は使用を避ける
原料：花　**感触**：少し重い
使用期限：開封後3カ月　**保存**：冷暗所
価格の目安：100mlで4,000〜5,000円
※ 浸出油（ハーブを植物油に浸して成分を抽出したもの。インフューズドオイルともいう）

【主成分と働き】高山植物のアルニカの花をオリーブオイルなどの植物油に浸出させたものがアルニカオイル。薬のような独特な香りと重みのある感触が特徴。チモールを含み、炎症を抑え、血行を促進し、内出血を緩和させるため、打撲や捻挫に役立つ。リウマチなど関節の痛みや筋肉痛にも有用で、たっぷりとオイルを患部に浸透させていくといい。

【香り】薬のような草っぽい香り

【お勧めの使用方法】打撲、捻挫、傷、筋肉痛、関節炎、リウマチなどの応急処置として利用するのがお勧め。単独でも使用できるが、ほかのオイルとブレンドしてもいい。セントジョンズワートオイルとブレンドすると「痛み」へのアプローチが高まるといわれている。この場合、6時間以内は直射日光にあたらないこと。家庭の救急箱にあるととても役立つ。浸出液はそのまま使用してもいいが、精油を足すことでさらに有用性が高まる。この場合、ペパーミントの精油がお勧め。

カレンデュラ油 Calendula Oil （浸出油）

乾燥した肌や傷ついた粘膜の修復が得意な浸出液。

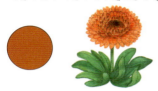

「マリーゴールド」「キンセンカ」など観賞用の花から抽出。花びらをひまわり油などの植物油に数日から数週間浸出するとオレンジ色のカレンデュラオイルができあがる。

- 学名：Calendula officinalis
- 産地：フランス、イギリス
- 科名：キク科
- ※ キク科アレルギーの人は使用を避ける
- 原料：花搾
- 感触：少し重い
- 使用期限：開封後3カ月
- 保存：冷暗所
- 価格の目安：100mlで4,000〜5,000円
- ※ 浸出油

【主成分と働き】 カレンデュラ（和名：キンセンカ）をひまわりオイルなどの植物油に浸出したもの。オレンジ色のオイルは、カロチン、フラボノイド、ステロールを含む。保湿、瘢痕形成作用があり、乾燥した肌や傷ついた粘膜、血管組織の修復作用があり、あかぎれ、手足のかさつきに有用。抗炎症、鎮痛作用もあるため、打撲やアレルギー肌にもいい。

【香り】 草っぽく深みのある香り

【お勧めの使用方法】 産後の乳頭のひび割れなどの症状には、ミツロウとカレンデュラオイルでクリームをつくり塗布するのもお勧め（授乳時はオイルをふき取る）。おむつかぶれなど乳幼児の皮膚の保護や敏感肌のスキンケアに単独、またはブレンドで使用するのもいい。日焼けをした肌、皮膚に炎症がある際には、カレンデュラ：オリーブ：ホホバ＝1：1：2でブレンドしフランキンセンス、ラベンダーでトリートメントがいい。ミツロウクリームをつくり、乾燥した唇のパックに使うのもお勧め。

セントジョンズワート油 St.John's wart Oil （浸出油）

神経痛などの痛みや精神面に役立つ浸出液。

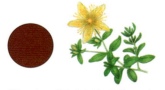

別名ハイペリカムオイルと呼ばれる。セントジョンズワートの花と葉をピーナッツオイルなどの植物油に浸出する。浸出中は数日間日光があたる場所に置くことで、フラボノイドが5倍ほどになったオイルができあがる。

- 学名：Hypericum perforatum
- 産地：フランス、イギリス
- 科名：オトギリソウ科
- 原料：花と葉
- 感触：少し重い
- 使用期限：3カ月　保存：冷暗所
- 価格の目安：100mlで4,000〜5,000円
- ※ 浸出油

【主成分と働き】 セントジョンズワートをピーナッツオイルや植物油に浸出させたもの。鎮痛、抗炎症、利尿作用があり、打ち身、捻挫、やけど、神経痛、リウマチなどの痛みの緩和にいい。塗布後、紫外線にあたると肌のダメージがあるため、使用後6時間以内は直射日光にあたるのは避けること。浸出油の中では人気がある。

【香り】 薬草感あふれる香り

【お勧めの使用方法】「痛み」を感じたときの応急処置に、患部にたっぷりとオイルを浸透させていくと、深い部位の痛みにもアプローチする。この場合、アルニカオイルとブレンドするといい。セロトニンを増やすヒペリシン、セロトニン減少を抑えるヒペルフォリンが含まれるため、セロトニンの減少が原因で起こる「うつ」などの症状にも役立つ。この場合、ベルガモット、ローズウッドなどとブレンドして胸骨トリートメントをするのがお勧め。ただし抗うつ剤を内服している場合は、セントジョンズワートオイルとの併用はできないので要注意。

Chapter 5
天然素材・手づくりで安心!
「クラフトづくり」

天然の香りに包まれ生活をすることは、心地いいばかりではなく、脳の活性化にもつながります。天然素材で手づくりでき、体調や気分にあわせて使い分けることができるクラフトを紹介します。

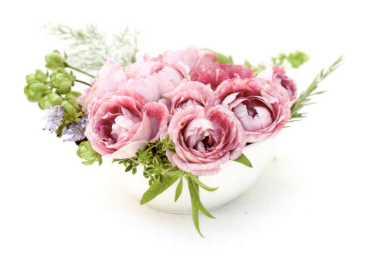

01 アロマセラピー関連の3つの法律

アロマセラピーの知識をさらに深めるには、トリートメントオイル、バスソルト、ルームスプレーなどを手づくりし、アロマセラピーを日常生活に取り入れることで精油の作用や素晴らしさを体感するのが1番です。ただし手づくりのクラフトは、自己責任の範囲内で作成・使用するのが原則です。

留意することと3つの法律

アロマセラピーの素晴らしさを実感していくなかで、自分だけでなく、お友だちや家族へのプレゼントをつくりたくなることもあるかと思います。この場合、自己責任の範囲内であれば問題はありませんが、金銭のやり取りなどが発生すると法律で違反となるので気をつけなくてはいけません。

次の3つの法律を心に留めておき、安全で楽しくアロマセラピーを活用しましょう。

◆ アロマセラピーを楽しむために知っておかなくてはいけない3つの法律

法律名	内容
薬機法	日本において、医療品、医薬部外品、化粧品に関する製造、販売について定めた法律のことを「薬機法(旧薬事法)」といいます。これらを製造、販売、提供するには製造許可が必要となります。 精油は、医薬品、医薬部外品、化粧品、食品などに含まれず雑貨扱いです。精油の効果、効能を表現することは医薬品として誤解を招き、精油を植物オイルにブレンドしたオイルを販売することは化粧品を製造することになり、薬機法による取り締まりの対象となります
医師法	医師のみが行うことができる治療や診断を含む医療行為について定めた法律のことを「医師法」といいます。たとえば医師でない人が、アロマセラピーで他者へトリートメントをする際、「静脈瘤がありますね」などと症状を診断するような医療行為と誤解される言動はしてはいけません
あはき法	あん摩マッサージ指圧師、はり師、きゅう師などに関する法律のことを「あはき法」といいます。 あん摩、マッサージ、指圧、はり、きゅうなどの医療類似行為を行うには、国が定めた資格が必要です。 「マッサージ」ができる・表現できるのは、上記の有資格者のみです。アロマセラピーでは、「トリートメント」と表現し、健康や美容面の向上などを目的としたサービス行為であるということを心に留めておきましょう

ⓘ2 クラフトづくりの基本

精油を希釈するキャリアを変えることで、さまざまなクラフトを手づくりできます。ここでいうクラフトとは、精油を使用してつくる健康、美容に役立ち、日常生活で使用できるもの、天然素材を使って手づくりするものとします。注意事項を守れば、体調や気分にあわせて、オリジナルなものをつくることができるのが最大の魅力です。日常生活のいろいろなシーンに応じたクラフトづくりに必要な道具と、基本的なつくり方をご紹介しましょう。

計測容器

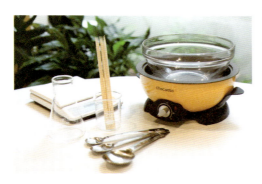

ガラスビーカー（50ml）：植物油などの液体を量るときに使用。内容量はいろいろある。

計量スプーン：料理用の5、10、15ccのもの。

計量器（測り）：少数単位まで量れるデジタルのものが便利。

ボウル：ガラス製のボウル。基材を混ぜるのに便利。

竹串：クリームを混ぜたりするときに使用。

鍋（ホットプレート）：ミツロウを湯煎し、クリームをつくるときに使用。

保存容器

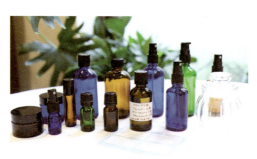

遮光ビン：ブレンドオイルなどを入れる。遮光性のあるものを選ぶ。

スプレー容器：化粧水やルームスプレーなどの保存に。

クリーム容器：クリームやジェルなどの保存に便利。

保存容器：バスソルトやドライハーブなどの保存に便利。

※精油はプラスチックを溶かす性質があるため、道具や保存容器はガラス製のものを選ぶようにします。

ラベル用シール：使用した精油名、滴数、作成日、クラフト名などを記載しておく。

美容

01 ローション

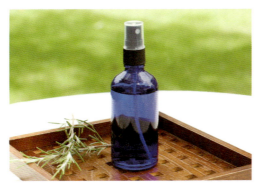

好みの芳香蒸留水に、肌タイプにあわせた精油をブレンドしたものを化粧水、ボディローション、頭皮用トニックとして使ってみましょう。

【どんなときに使用する?】
基礎化粧のひとつとして素肌に。さっぱりとしたローションを使いたいとき、日焼け後のほてりをしずめたいとき、ボディ用としてたっぷり使用したいとき、洗髪後の頭皮に。

【用意するもの】
好みの精油 5〜10滴、芳香蒸留水 100ml（精製水を使用する場合は、精製水 90ml＋無水エタノール 10ml を混ぜる)、スプレー容器、ビーカー、ラベル用シール

【精油の濃度について】
最大 1.5〜2％まで大丈夫だが、はじめて精油入りローションを使用する際や敏感肌の人は、0.5％（10滴）以下にするといい。左記は0.5％濃度表示。

つくり方

1. スプレー容器に芳香蒸留水を入れる。
2. ❶に好みの精油を垂らす（レシピは Chapter7 参照）。
3. フタをしめてよく振って、容器にラベル用シートを貼る。

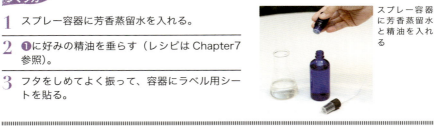

スプレー容器に芳香蒸留水と精油を入れる

【注意すること】
- 芳香蒸留水と精油は分離するため、使用前に必ずよく振って使用すること。
- 無水エタノールと精製水を混ぜることでアルコール水ができあがる。アルコールは敏感肌の人は刺激が強い場合もあり、肌に塗布することはあまりお勧めしない。なるべく芳香蒸留水を使用すること。

【保存期間】 冷蔵庫で2カ月
【保湿力を高めたいとき】 グリセリンか植物油を入れることでしっとり感がアップする。この場合、芳香蒸留水 95ml にグリセリン 5ml を入れる。この場合、ポンプ式容器が使いやすい。
【ワンポイントアドバイス!】 脂性肌、ふけ、育毛など頭皮用の精油を選び、スプレー容器を使用すると頭皮用スプレーになる。洗髪後に頭皮にスプレーし、頭皮を動かし刺激を与えるのがお勧め。
【タイプ別お勧め精油】 **保湿力アップ** カモミール・ローマン、パルマローザ、キャロットシード、ローズウッドなど **毛穴の引き締め** ローズマリー・シネオール、シダーウッドなど **美白ケア** グレープフルーツ、レモン、オレンジ・スイート、ベルガモット、セロリなど **老化肌** ローズ、ネロリ、ゼラニウム、フランキンセンスなど **日焼け後のほてり** ラベンダー、ペパーミント、フランキンセンスなど **頭皮用** サイプレス、ローズマリー、ゲットウなど
※ 柑橘系の精油には光毒性があるため、使用時間を考慮すること。

美容

02 フェイシャル＆ボディオイル

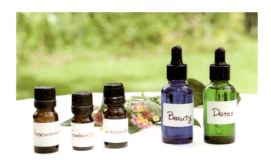

植物油をキャリアとして精油を希釈したフェイシャルやボディ用のトリートメントオイル。しわ、しみ、たるみ、乾燥、老化肌対策用などのフェイシャルオイル、むくみや肩こり用などのボディオイルというように目的にあう精油を選び、ブレンドオイルをつくりましょう。

【どんなときに使用する？】
フェイシャル用はしわ、しみ対策として日ごろのケア、週1回のスペシャルケア、クレンジングオイルとして。ボディ用は疲れが溜まってどうにかしたいとき、激しい運動をして筋肉痛になりそうなときなど、日ごろの疲れを取り除きたいときに。フェイシャル・ボディ兼用オイルをつくることもできる。

【用意するもの】
精油約12滴（2%濃度）、植物油30ml、遮光ビン（30ml）、ビーカー、ラベル用シール

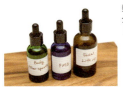

数種類を使い分けるのも楽しい

つくり方

1. 遮光ビンに植物油、目的にあう好みの精油を選んで入れる（レシピはChapter7参照）。
2. フタを閉めたら容器を振り、ラベル用シートを貼る。

【注意すること】
- オイルはたっぷりと皮膚に塗布し、オイルを浸透させていくことが大切。オイルが少ないと手の摩擦で皮膚に刺激を与えてしまうので要注意。
- 精油濃度は3%まで大丈夫。敏感肌タイプは、濃度を薄めてブレンドしてもいい。
- 光毒性のあるラクトン類フロクマリンを含む柑橘系をブレンドする場合、朝の使用は避けること。

【保存期間】直射日光のあたらない冷暗所で6カ月以内
【フェイシャルにお勧めの植物油】アプリコットカーネル油、アボカド油、ウィートジャーム油、月見草油、ボリジ油、ローズヒップ油
※ 酸化しやすい植物油が多いため、保存方法に気をつけること。
※ レシピはChapter7参照。

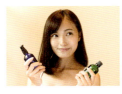

トリートメントが習慣づくとキレイが加速する

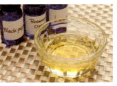

植物油の詳細はChapter4を参照

天然素材・手づくりで安心！「クラフトづくり」

美容

03 ミツロウクリーム

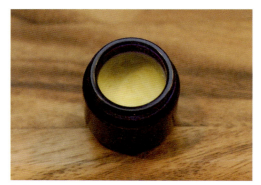

ミツバチの巣から取る天然のロウ成分のミツロウを基材として使い、顔、体、髪に使用できる便利なクリームをつくりましょう。

【どんなときに使用する?】
唇、毛先、肌が乾燥したときに、顔、体、髪の毛に使用できる万能クリーム。目元の小じわが気になるときにもお勧め。選ぶ精油により虫刺され、痒みに有用なクリームをつくることもできる。

【用意するもの】
精油約10滴(ミツロウ5g、ホホバオイル25ml)、クリーム容器(30g)、鍋(ホットプレート)、耐熱性ガラスボウル、竹串、ビーカー、計量器(測り)、ラベル用シール

【おすすめの使い方】
クリームを塗布した上から芳香蒸留水をつけ、よく浸透させるとべたつかずサラッとする。

つくり方

1. 鍋で湯を沸かし、耐熱性ガラスボウルにミツロウを入れ湯煎する。ミツロウが溶けはじめたら少しずつホホバオイルを入れ、竹串でミツロウとホホバオイルをよく混ぜあわせる。

2. ミツロウとホホバオイルが混ざり溶けたら、容器に入れる。

3. ミツロウが外側から少しずつ固まってきたら、中心部分に精油を垂らし、竹串で精油とミツロウクリームをよく混ぜあわせる。

4. ミツロウクリームが固まってきたら、クリーム内の空気を抜くために容器をトントンと叩く。

5. 完全にミツロウクリームの熱が冷めたらフタを閉めて、容器にラベル用シールを貼る。

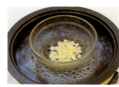
ミツロウを湯煎する

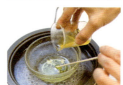
ミツロウとホホバオイルを混ぜあわせる

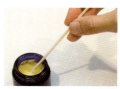
容器に入れたミツロウクリームと精油を混ぜあわせる

【注意すること】 湯煎は時間がかかるため、ホットプレートに耐熱性ボウルを置いてミツロウを溶かす方法もある。この場合、一気にミツロウが溶けるので手早く作業を進めること。耐熱皿を直火にかけるのは火災の危険があるため避ける。　**【保存期間】** 常温で6カ月

【タイプ別お勧め精油】 乾燥対策 カモミール・ローマン、ローズウッド、パルマローザ、ラベンダー、フランキンセンスなど　虫除け対策 ゼラニウム、レモングラス、シダーウッド、ペパーミントなど　かゆみ対策 ティトゥリー、ラベンダー、カモミール・ジャーマンなど

美容

04 クレイパック

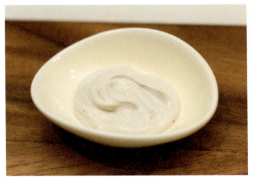

クレイとは、ミネラルが豊富に含まれた粘土のことです。クレイパックをすることで毛穴の汚れを取り除き、透明感のあるお肌へと導きます。カオリン、モンモリオナイト、ガスール、グリーン、ピンク、イエロークレイなど、たくさんの種類があります。クレイ選びは肌タイプにあわせるのがポイントです。

【どんなときに使用する？】
毛穴の汚れや黒ずみが気になるとき、血色が悪くくすみがちな肌、メイクのノリが悪いときなど。フェイス以外には、頭皮の毛穴の汚れを取るパックとして使用するのもお勧めです。

【用意するもの】
好みの精油1〜2滴、好みのクレイ30g、クリーム容器、はちみつ小さじ1/2、芳香蒸留水（または精製水）少し、計量器（測り）、ヘラ、計量スプーン、ラベル用シール

つくり方

1. クレイを容器に入れ芳香蒸留水（精製水）を少しずつ入れ、ヘラでペースト状（耳たぶくらいのやわらかさ）になるまでよく混ぜあわせる。

2. はちみつと精油を1、2滴垂らし混ぜる。

3. クレイの中の空気を抜くために、容器をトントンと叩く。フタにラベル用シールを貼る。

※ ガーゼにクレイをのせ、患部にクレイをあてることをクレイ湿布という。

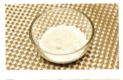
クレイにより使用感が異なる

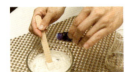
精油はごく少量入れる

【注意すること】
- 敏感肌の人は精油を1滴のみにする。
- 目の周辺は避けること。

【クレイパックのやり方】週1回程度、入浴時にパックをするのがお勧め。浴室以外だと皮脂が取れすぎたり、皮膚に刺激を与えてしまう可能性がある。
① 素肌の状態に芳香蒸留水を塗布し、クレイパックを顔と首に塗布する。
② 10分ほど放置したあとは、ぬるま湯で洗い流す。
③ 浸透力がよくなっているので、通常よりも多めに基礎化粧品を塗布すると、さらに潤いもアップする。

【保存期間】冷蔵庫で2週間
【タイプ別お勧めクレイ】クレイの種類により使用感がかなり異なるので、まずは少量を購入して肌タイプにあうものを見つけること。
敏感肌向き カオリン、ガスール、ホワイト、ピンク
脂性肌向き モンモリオナイト、レッド、グリーン、ブルー

天然素材・手づくりで安心！「クラフトづくり」

美容

05 ハーバルソープ

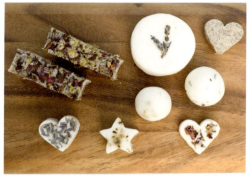

市販の無添加石鹸に、精油、ドライハーブを練りこんでつくります。肌への効果は、精油とハーブによってさまざまです。ローズマリーは肌を引き締め、カモミール・ジャーマンは炎症を鎮め、ラベンダーはデオドラント効果が期待できます。精油は、肌タイプや好みの香りを中心に3～4種類選んでブレンドすると、自分だけのオリジナルハーバルソープができます。

【用意するもの】
好みの精油 15滴、粉せっけん 100g、ドライラベンダー 3g（ハーブティー用 2g、練りこむ用 1g、好みのハーブで代用可）、ビニール、ビーカー、計量器、計量カップ
※ドライハーブをミルで粉砕してもいい。

【どんなときに使用する？】
無添加なのでフェイシャル、ボディ、手洗いなどに使う。

つくり方

1. 濃いめのハーブティーを入れる。ビニール袋に粉せっけん 100gを入れる。

2. ❶で入れたハーブティー 20mlをビニール袋に少しずつ入れ、石鹸が固形になるまでよくこねる。混ざってきたら精油とドライハーブを入れて、さらによくこねる。クレイや炭パウダーをいれる場合は、ここで一緒に入れて混ぜる。

3. 好きな形にして、2週間程乾燥させたらできあがり。固形の無添加せっけんをおろし金でおろしてつくることもできる。この場合、ハーブティーの量は加減しながら増やす。

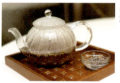
ハーブティーを濃く入れる

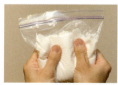
ビニール袋に入れて混ぜあわせる

【注意すること】 精油は酸化するので、つくったらなるべく早く使い切ること。古くなったハーバルソープは使わないこと。朝使用するソープには柑橘系の精油は入れないこと。　**【保存期間】** 3カ月以内
【タイプ別お勧め精油】 敏感・敏感肌向き ローズウッド、カモミール・ジャーマン、カモミール・ローマン、ラベンダー、フランキンセンス、ゼラニウム、ネロリ、ジャスミン、パルマローザ、クロモジなど　脂性肌向き サイプレス、シダーウッド、ジュニパー、ゼラニウム、パチュリー、ペパーミント、ローズマリー、ヒノキ、ゲットウなど　リラックス系 ラベンダー、ローズウッド、オレンジ・スイート、シダーウッド、ヒノキ、サンダルウッド、クロモジ、フランキンセンス、ネロリ、ジャスミン、ローズ、カモミール・ローマンなど　スッキリ系 ローズマリー、ジュニパー、レモン、ペパーミント、ユーカリ、ゲットウ、レモングラス、サイプレスなど

美容

06 バスソルト

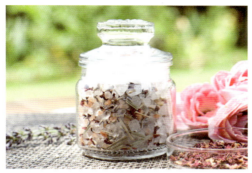

粗塩に精油をブレンドしてつくる入浴剤。粗塩には加温や発汗作用があり、冷え性の人には特にお勧め。いい香りに包まれ、のんびりとしたバスタイムは1日の疲れを癒し、優雅なときをすごすことができます。

【どんなときに使用する?】
体の冷えが気になるとき、疲れを取りのんびりしたいとき。

【用意するもの】
好みの精油15滴（1.5%濃度）、市販の粗塩50g、容器（100ml）、ラベル用シール、竹串、好みのドライハーブ

【注意すること】ドライハーブを入れた場合、サシェに入れて湯船に入れるといい。
【保存期間】6カ月

つくり方
1 容器に粗塩を入れる。
2 ❶に精油とハーブを入れて竹串でよく混ぜる。

07 ジェル

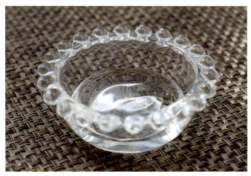

市販のアロエジェルに精油を入れるだけなので、簡単につくれます。ひんやりと冷たい使用感が心地よく、気分がリフレッシュできます。

【どんなときに使用する?】
日焼け後のほてりをしずめたいとき、足がだるく重たく感じるとき、炎症の症状があり冷やしたほうがいい場合。

【用意するもの】（作り置き用）
好みの精油10滴（約1.5%濃度）、市販のアロエジェル30g、計量器（測り）、竹串、ホホバオイル（肌を少ししっとりさせたいとき）、30g容器

【注意すること】ジェルと精油をよく混ぜること。
【保存期間】冷蔵庫で密閉した状態で2カ月くらい

つくり方
1 容器に使用する量のアロエジェルを入れる。
2 ❶に精油を垂らす、竹串でよく混ぜる。

天然素材・手づくりで安心！「クラフトづくり」

美容ケア

08 シャンプー＆ボディソープ

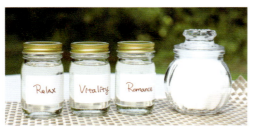

市販の無添加基材（シャンプーやボディソープ）に精油をブレンドして、オリジナルシャンプーやボディソープをつくります。

【どんなときに使用する？】
髪や肌の調子にあわせてシャンプーやボディソープを使い分けたいとき、髪や肌の健康を守りたいとき。

【用意するもの】
好みの精油約15滴（約1.5％濃度）、市販の無添加シャンプー・無添加ボディソープ各30ml、ボトル（30ml）、ラベル用シール

【注意すること】朝は柑橘系の精油が含まれていないものを使用すること。　【保存期間】6カ月　【タイプ別精油】
リラックス　ラベンダー、ローズウッド、フランキンセンスなど　バイタリティー　ジュニパー、ラヴィンサラ、ペパーミントなど　ロマンス　ゼラニウム、グレープフルーツ、サンダルウッドなど

つくり方

1. ボトルに無添加シャンプーまたはボディソープを入れる。
2. ❶に精油を垂らし、ボトルを振ってよく混ぜる。
3. ボトルにラベル用シールを貼る。

09 湿布

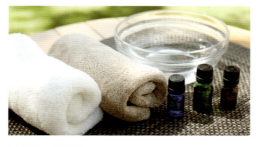

精油を含めたお湯（水）にタオルを浸して、湿布をつくります。

【どんなときに使用する？】
捻挫や熱を持った炎症などには「冷湿布」。血行不良による目の下のクマが気になるとき、首や肩コリ、胃の疲れなどには「温湿布」。

【用意するもの】
精油2〜3滴、タオル、お湯（または水）、洗面器

【注意すること】タオルの温度が変化したら、取り換えること。　【ワンポイントアドバイス！】目の下のクマには、温湿布と冷湿布を交互にを繰り返すとさらに効果が高まる。同時に、首の温湿布をすることで、顔への血流がよくなり、さらに効果がアップする。胃の疲れを感じるときは、温湿布をつくり、みぞおち部分を温めてみよう。

つくり方

1. 洗面器に熱いお湯（または水）を入れ、精油を2〜3滴入れて混ぜる。
2. ❶にタオルを短冊状にたたみ、タオルの両端を手で持ち、タオルを洗面器に浸したあとに絞る。
3. 患部にタオルをあてる。

呼吸器ケア・芳香浴

10 吸入

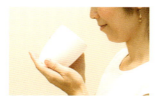

マグカップ（または洗面器）に熱いお湯を入れ、精油を1〜2滴垂らし、蒸気とともに上がる精油成分を鼻と口から吸い込みます。

【注意すること】呼吸器系にいい精油は、香りが強めのものが多いので、精油を垂らすときは1滴からスタートすること。

11 うがい

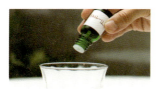

コップの水に、精油を1〜2滴垂らしてうがいをします。

【どんなときに使用する？】
オフィス・外出先・旅行先で気軽に風邪、インフルエンザ予防など体調管理をしたいとき。自宅での毎日のケアに。

12 マスク

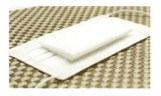

ティッシュペーパーを小さくたたみ、精油を1滴たらしたらマスクの内側に入れ、精油が直接皮膚につかないようにマスクを着用します。

【注意すること】
原液で使用できるティトゥリーなどを使用すること。ティッシュにつけた精油が皮膚につかないように注意すること。

13 フレグランス

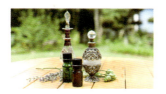

フレグランスづくりについては、76頁参照。

天然素材・手づくりで安心！「クラフトづくり」

芳香浴・掃除

14 超音波式のディフューザー

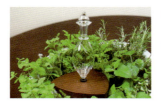

超音波による振動で精油を拡散します。水を使うタイプと、水を使わないタイプがあり、どちらも体の肺胞まで精油を届けることができる優れものです。

【どんなときに使用する？】
お部屋の芳香に。花粉・風邪やインフルエンザの季節に。

15 （ルーム・掃除用）スプレー

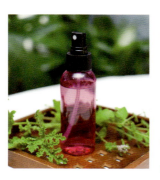

アルコール水に精油を入れ、お部屋や空気の浄化、気分転換などに手軽に使用できます。

【用意するもの】
精油 25 滴、アルコール水 30ml（無水エタノール 10ml ＋ 精製水 20ml）、スプレー容器、ラベル用シール　※濃度約 4％

【どんなときに使用する？】
ルーム お部屋や空気をさっぱりと浄化したいとき、風邪やインフルエンザの流行る季節に。場の雰囲気を変えたいとき。
掃除用 O-157 などの感染症の予防、キッチン・浴室・トイレをさわやかに殺菌消毒したいとき、拭き掃除に。

つくり方

1　アルコール水をスプレー容器に入れる。

2　目的にあう精油 3～4 種類選び、スプレー容器に垂らす。

3　フタを閉め、よく振ったら、ボトルにラベル用シールを貼る。

【注意すること】
- 直接肌に塗布するものではないため、濃度 4％ と高め。皮膚には塗布しないよう注意。
- 使用前に必ずよく振ること。
- B・F は考慮せず、精油の香り、作用のみで滴数を決めて大丈夫。

【ワンポイントアドバイス！】
■ ルーム用
- 風邪やインフルエンザ対策をしたいとき：ティトゥリー 10 滴 ＋ ユーカリ（グロブルス、ラディアタ）5 滴 ＋ ラベンダー 6 滴 ＋ レモン 4 滴
■ 掃除用（ペパーミント 0.04％ の濃度で O-157 を死滅させることができる）
- ペパーミント 5 滴 ＋ レモン 5 滴

【使用期限】腐りはしないが、香りに変化が出るため 3 カ月以内

Chapter 6

プロ並みのケアをしよう！
「お家でできる
アロマトリートメント」

アロマセラピーの最大の魅力である、香りとタッチングの相乗効果。お家で簡単・気軽・効果的・長続きできる・心身の変化を実感できるセルフケア、大切な人へのトリートメントのコツを紹介します。

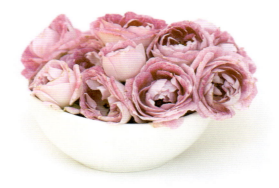

01 アロマトリートメントの効果

アロマトリートメントは香りに包まれながら、ゆったりとした手のぬくもりと心地よさを体感できるのが大きな魅力です。ティッシュ1枚分と同じ0.05㎜の薄さの手の皮膚は、体の不調な個所などを敏感に感じとることができます。目に見えないコミュニケーション、心の触れあいを通じ絆を深めていくきっかけにもなるアロマトリートメントの素晴らしさをご紹介します。

タッチングのもたらす驚きのパワー

　アロマトリートメントは「嗅覚」と「触覚」が融合されたものです。香りがもたらす効果（嗅覚）に関しては18頁を参照していただくとして、もうひとつの大切な要素である「触覚」にあたる「タッチング」について見ていきましょう。
　タッチングは、「手あて」という言い方をすると私たちにはわかりやすく親しみやすくなるかもしれません。ギリシアの医学の父・ヒポクラテス（紀元前460〜377）は「病んでいるところに手をあてると、あたかもその手に不思議な力が宿り、その力が痛みや不必要なものを引きずり出し、はがし取っているかのようだ」と述べています。また「医師たるものは医療について学理とともに、マッサージを習得せよ」とも述べ、手あての効果をとても重要視していました。2,000年以上の時が経ち、科学の発展とともにこの「手あて」のもたらすさまざまな効果が明らかになってきています。

🌿 タッチングのメカニズム

　温かい手で背中や足をゆったりとしたリズムで行うアロマトリートメントは、疲れて硬くなった筋肉をほぐします。また、緊張している神経をゆるめることで夢心地になったり、いつの間にか寝てしまう人もたくさんいます。その心地よさは、精油のもたらす香りの効果もありますが、私たちが肌で感じる「滑らかさ」や「やわらかさ」という物理的な感触も加わっています。アロマトリートメントでは植物オイルを使用することで、滑りがよくなり、肌で感じる心地よさが倍増します。

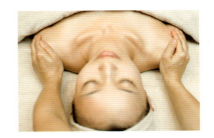

・C触感繊維を刺激し心地よさをアップ

　肌には、一定の速度でなでられたときに心地よく感じる神経繊維「C触覚繊維」があります。C触覚繊維は、1秒に5cmの速度で触れると最も反応します。アロマトリートメントで行うゆったりとした速度がこのC触覚繊維を伝わり、ゆっくり脳へ心地よさを届けます。そして、呼吸や血圧など生命維持に必要な部分を司る脳幹、感情を司る偏桃体、自律神経やホルモン調整を司る視床下部に届くだけではなく、情動や「自己」の意識と深く関わっている大脳皮質の一部、意思決定や感覚などの統合をする役割をしている前頭皮質の一部などにも届くことがわかっています。C触覚繊維は皮膚の有毛部だけに存在し、特に顔とひじ下に多く存在します。そのため、トリートメントは顔や腕にするほうが心地よさをより感じるといわれています。

・自然治癒力をアップ

　このように脳の部位を刺激することで、体全体のホメオスターシス（体温や免疫力などを一定に保つ働き）や、ストレスを受けたときに生じる体の変化をもとに戻そうとするアロスタシスを一定に保つことができます。人に触れられるというタッチングの心地よさと刺激が脳へ届いて、自律神経やホルモンのバランス調整をしたり、自然治癒力を高めたりする効果が認められています。

　さらにタッチングにより、自己の身体感覚が覚醒されます。これは自分の体の各部分がどこにあるかを思い描くものであり、体の感覚に基づいた自己の感覚を目覚めさせることができるといわれています。自分の存在感や価値を改めて感じ、活性させるともいわれています。

・皮膚は目に見える脳

　皮膚へのタッチングの刺激は、脳へと伝わることがわかりました。脳は内臓をコントロールしているだけでなく、感情や記憶、理性なども司っていることから、皮膚が受ける刺激は私たちにとって、とても重要な役割を果たします。

　そもそも人間が誕生する過程では、受精卵が細胞分裂を繰り返し、体の器官のもととなる胚葉が形づくられます。胚葉は、外胚葉、内胚葉、中胚葉に分かれ、外胚葉の内側に入り込んだものから神経管ができ、脳や脊髄となり、外側に露出したものが皮膚となります。同じ外胚葉から分かれた脳と皮膚。皮膚の一部から脳がつくられ、皮膚の感覚が脳の成長にかかわっていたともいえます。皮膚を刺激することで、臓器の状態をコントロールする脳の視床下部を刺激し、さまざまなホルモン分泌を促して全身をコントロールしています。まさに、皮膚と脳は密接な関係にあり、皮膚は目に見える脳といえます。

タッチングとオキシトシン

　皮膚へのタッチングの刺激は、視床下部へ伝わります。視床下部はさまざまなホルモン分泌をしていますが、皮膚からの刺激では、「オキシトシン」というホルモンが分泌されていることがわかっています。オキシトシンは、「愛情ホルモン」「信頼ホルモン」「絆ホルモン」「幸せホルモン」「癒しホルモン」などさまざまな別名を持ちます。このオキシトシンの働きが、私たちの心身へ非常にいい影響をもたらします。オキシトシンはまだまだ謎が多く、これから全容が解明されていく注目の物質です。

🌿 オキシトシンの働き

❶ 体内でホルモンとしての働き ⇒ 分娩時の子宮収縮や乳腺の筋繊維を収縮させて乳汁分泌を促す働き。陣痛促進剤として産科の病院で使われている
❷ 脳の神経伝達物質としての働き ⇒ 信頼や愛情、母子の絆、集団認識といった社会的行動に深くかかわっている

　❷の作用が最近注目を浴びていて、タッチングと深いかかわりがあるといわれています。

🌿 タッチングによるオキシトシン分泌の増加

　皮膚にタッチングすることで、オキシトシンの分泌が増すことがわかっています。

実験内容 少女61名を3グループに分け、大勢の聴衆を前にしてスピーチコンテストに出場してもらうというストレスを与える。実験ではオキシトシンとコルチゾール（ストレスホルモン）のレベルを測定。

Aグループ スピーチ前に母親に抱きしめてもらうなどスキンシップの激励を受ける
Bグループ スピーチ前に母親と電話で話し、聴覚の刺激で激励を受ける
Cグループ 母親からの激励はなし。差しさわりのない映画鑑賞をする

　結果は、どのグループもスピーチをした直後は、コルチゾールが急激に増加しました。**Aグループ**は、オキシトシンの分泌量が最も高く、コルチゾールの値は30分後には正常に戻りました。**Bグループ**は、オキシトシンの分泌は2番目に高く、コルチゾ

ールの値は1時間後に正常に戻りました。 Cグループ は、オキシトシンの分泌は見られず、1時間がすぎてもコルチゾールの分泌は正常値よりも30%高い状態でした。

このことからも、オキシトシンを分泌させるには、何よりも親密な関係の人との触れあいが大切ということがわかります。

◆ コルチゾール（ストレスホルモン）とオキシトシンの分泌グラフ

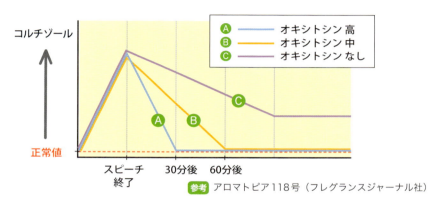

参考 アロマトピア118号（フレグランスジャーナル社）

🌿 ストレスを減少！ オキシトシンの効果

オキシトシンは、ストレスホルモンのコルチゾールを減少させ、次の症状に有用性があるといわれています。

- 血圧を下げる
- 不安をやわらげる
- 不眠の改善
- 認知症の改善
- 親密度のアップ

オキシトシンのストレスを減少させることがわかる実験をご紹介します。

実験内容 抑うつで入院している52人の子どもたちに5日間、1日30分のマッサージを続ける。

結果は、抑うつの子どもたちはストレスホルモンのコルチゾール値が高いため、同じ期間リラックスビデオを見せた子どもたちに比べて、抑うつや不安な気分が低下し、コルチゾールのレベルも低下しました。そして睡眠時間が増えました。

実験内容 友人同士でペアになり、相手の背中や手をなでるだけ。

結果は、抑うつや不安な気分が低下し心拍数や血圧も低下し、呼吸も安定しました。

この実験は洋服を着たままの状態で行ったタッチングであり、アロマセラピーではオイルを使用することにより、精油の心地よい「嗅覚」の刺激とオイルの滑らかな「触覚」がプラスされるので、さらなるオキシトシンの分泌が期待できます。オキシトシンの分泌はタッチングする側にも分泌されることが確認されています。

🌿 オキシトシンを高める！　簡単にできるトリートメント

　オキシトシンはタッチングを続けて5分ほどしてから分泌されます。5分以上タッチングを続けても分泌量が高まるわけではありませんが、タッチングをやめてからも10分ほどは分泌され続けるということがわかっています。オキシトシン分泌によりコルチゾールを減少させたいときには、1日5分程度のタッチングを数回続けることが大切です。

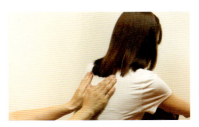

皮膚を撫でるようにやさしく、ゆったりとしたリズムで手を動かすのがポイント

「タッチング」と「香り」による痛みのゲートコントロール

　「痛いの痛いのとんでいけ〜」と言われながら痛い部分をさすられると、不思議なくらい痛みを感じなくなったという経験はありませんか？　これも一種のタッチング効果です。タッチングの心地よさと安心感を得ることによる効果といってもいいでしょう。

　タッチングと香りの相乗効果があるアロマトリートメントは、頭痛、神経痛、胃痛、歯痛、打撲といったさまざまな体の痛みに対してすぐれた力を発揮します。

　まず痛みの原因は、「打撲などの外的要因」と「病気などの内的要因」があります。どちらも痛みの刺激が脳に伝わり、私たちは痛みを脳で感じています。痛みの原因となっている外的・内的要因が解決されれば痛みは解決しますが、アロマトリートメントの「タッチング」と「香り」の効果で痛みを感じにくくさせることができます。

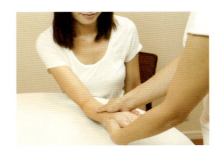

🌿 鎮痛作用や筋肉弛緩作用のある精油を使用する

　筋肉痛などの痛みは、筋肉が収縮して硬くなり皮膚温も低いのが特徴です。この場合は、血流を増やし、収縮した筋肉をゆるめ、痛みをしずめる作用のある精油を使用することで痛みの変化を感じることができます。

🌿 痛みを伝える門（ゲート）をブロックする

　脳が外的・内的な要因で痛みを感じるとき、刺激は末梢神経によって脊髄へ伝わります。脊髄には門（ゲート）があり、門が開いていると痛みが脳へと伝わるというしくみです。この門は、開いたり閉じたりしていますが、副交感神経が優位になってリラックスしていると門は閉じられ、痛みは軽減します。反対に、交感神経が優位な緊張状態となると門が開き、痛みが増幅して刺激が脳へと伝わります。

　精油の心地いい香りやタッチングは副交感神経を優位にさせるため、門が閉じることで痛みが軽減されます。この痛みを伝える門を閉じて、痛みをブロックすることを「痛みのゲートコントロール説」といいます。また、タッチングや香りによる心地よさは、痛みを抑える脳内神経伝達物質の分泌を増すともいわれています。

　自分の好みにあった鎮痛作用のある精油を使用してトリートメントをすることで、さらに痛みのゲートコントロールをすることができます。

◆ 体内の痛みの伝わり方

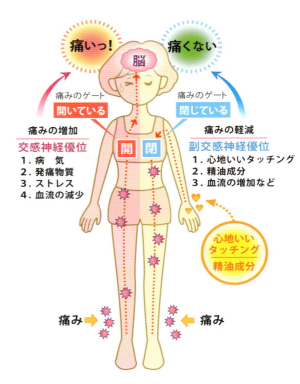

アロマトリートメントの素晴らしさ

🌿 アロマトリートメントの主な6つの効果

効果	理由
❶ 皮脂腺の働きを高める	皮脂の分泌バランスが整い、ツヤがよくなり、ダメージを受けにくい強壮な皮膚になります
❷ 老廃物や不要な水分を排出しやすくする	体内の水分移動が起こるため、老廃物や不要な水分を排出し、免疫機能を向上させます
❸ 新陳代謝が高まる	細胞1つひとつが老廃物と栄養の出し入れをできるようになるため、新陳代謝が高まって肥満の予防にもなります
❹ 神経系のバランスを取る	トリートメントによる刺激と心地よさで神経の疲労が緩和されます
❺ 痛みをやわらげる	トリートメントによって不飽和脂肪酸が体内に浸透し、細胞膜へ運ばれることで細胞1つひとつがやわらかくなり、痛みを感じる負担が軽減します
❻ 精油の作用が加わる	体調や気分により精油を使い分けることで、精油の作用が❶〜❺に加わります

　アロマトリートメントは、精油を植物オイルに希釈して使用します。アロマトリートメントのよさとは、キャリアオイルと精油のよさにタッチングの刺激が加わることです。
　素手でアロマトリートメントを行うことで、施術者にも皮膚から精油が浸透します。そうすると、双方に香りとタッチングの効果が期待できます。つまり、他者へトリートメントを行うことで他者の健康と美容のお手伝いをして感謝され、施術者自身の心身の状態もよくなるといううれしいことがたくさんあります。

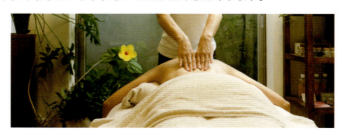

02 実践！アロマトリートメント

その日の体調や気分にあわせてアロマトリートメントを実践していくことで、疲れた体をリラックスさせたり、気分をスッキリさせたり、筋肉痛の予防ができたり、風邪をひきにくい体づくりができたり、うれしい効果を実感できます。オイルを皮膚に塗布するだけでなく、トリートメントの正しい方法を身につけることが大切です。

トリートメントの注意事項

🌿 トリートメントを行う前の準備

- 手を清潔にし、温かくする
- 室内の温度を心地よく保つ
- トリートメント用のタオルやシーツを用意する
- 精油とキャリアオイルを用意する

🌿 トリートメントの禁忌

- 急性の症状、感染症、発熱、炎症があるとき
- 薬を内服、治療中は医師の許可を得てから行う
- 妊娠中はよく注意をし、腹部、足の内側、腰のトリートメントは控える
- 食後1～2時間
- 飲酒後
- 皮膚に大きな傷があるとき
- 予防接種後24時間以内

🌿 オイルの使用量やそのほかの注意事項の記載について

使用するオイルの量は、季節やその人の肌の質によって状態が異なるので、使用量が変わります。浸透する様子を見ながら、オイルの量を加減して使用するようにしましょう。また施術する時間は、体調などによって異なるので記載していません。トリートメント1カ所につき行う回数を記載していますが、体調や状態によって回数を加

減してください。

トリートメントの基本手技

　アロマトリートメントは、心地よい香りに包まれながら、ゆったりとしたリズムに適度な刺激があるのが特徴です。トリートメントでよく用いられる手技を見ていきます。

軽擦法／エフルラージュ

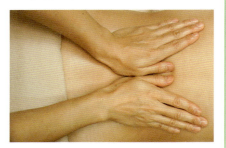

手の平全体を肌に密着させて軽い圧を加え、ゆっくり滑らせる。精油の皮膚への浸透を促し、皮膚を温め体液循環を促す。鎮静効果が高まり、心地よさが高まる。他者へ行うトリートメントでは、最初と最後に軽擦法を行うのが基本。

強擦法／フリクション

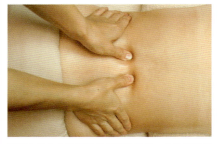

軽擦よりもやや圧をかけ強めにゆっくり滑らせる。すべての指を肌に密着させる。硬くなった組織をゆるめたり、深部の血行促進を促す。

揉捏法／ペトリサージュ

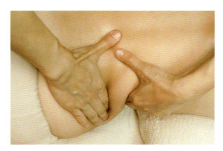

指先や手のひらを肌に密着させ、筋肉をしっかりとつかみ、左右の手を交互に動かしてもみほぐす。硬くなった筋肉をほぐす。肩、ウエスト、ふくらはぎに使用する手技。

圧迫法／プレッシング

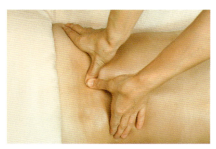

親指や手の平全体で圧迫する方法。少しずつ圧をかけて押すことで、筋肉の凝りをほぐす。手の平全体で体重をかけるように圧迫し、力を抜くとトリートメント前のストレッチとしてもいい。

キレイと健康を加速する「セルフケア」

「加齢は平等、老化は不平等」とは「誰でも年は同じように重ねていくが、見た目年齢は努力により人に差が出てくる」という意味の言葉です。いつまでも健康で若々しくいたいという願いは、誰もが持っていることでしょう。そのためには自己を見つめ、自己管理をしっかりすることが大切です。サロンでトリートメントを受けることもいいですが、毎日コツコツとセルフケアを続けることが、健康を保ちいつまでも若々しくいられるための1番の近道となります。セルフケアをするときは好きな音楽を聴いたり、心地よい環境で楽しみながら行いましょう。

🌿 フェイシャル・首・鎖骨下のトリートメント

顔の筋肉は、笑ったり、怒ったりという表情で動きが変わることから「表情筋」と呼ばれています。疲れたときに体の筋肉がこるように、顔の筋肉もよく使っている部位はこり、ほぐす必要があります。一方、使っていない部位はたるみを引き起こすので、適度な刺激を与えてあげることが大切となります。フェイシャルトリートメントは、日々の積み重ねをするからこそ、うれしい効果を実感できるもの。毎日のスキンケアのひとつとして、1日3〜5分程度を目安に行う習慣をつけていきましょう。

右の写真は、顔の右半分は顔の筋肉、左半分はフェイシャルトリートメントをするときの手の流れや方向を示しています。トリートメントは、筋肉の方向に沿って行うことが基本となります。筋肉の方向に沿わないでトリートメントを行うと、顔にはしわができ、体は揉み返しになるということが起こります。特に顔の皮膚は薄いため、手の力を抜き、皮膚を強く動かしすぎないよう、筋肉の方向に沿って正しく行いましょう。

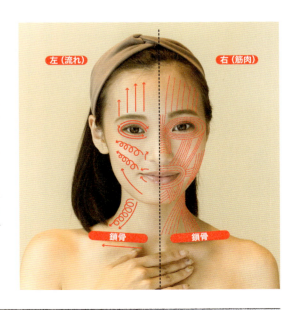

❶ 首のストレッチ

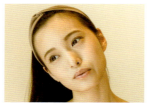

フェイシャルを行う前に首を斜め上に左右ストレッチしましょう。片側、前・横・後ろ方向と伸ばし、首の筋肉が伸びて気持ちいいと感じる方向を念入りにストレッチ。ストレッチをしているときに息を吐く。

❷ あごから耳下まで軽擦する

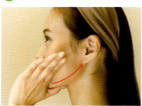

オイルを顔にたっぷりと塗布。親指を顎の下にあて、顎の骨の裏に沿いながら耳の下までさする。顎の中央から右手は右耳下まで左手は左耳下までを行う。`左右交互に各6回`

❸ 唇のラインに沿って軽擦する

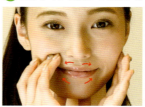

左右の親指を顎下につけて、右手の中指で上唇中央から右の口角へ、左の中指で上唇中央から左の口角へ向けて軽擦。同様に、右の中指で下唇中央から右の口角へ、左の中指で下唇中央から左の口角へ向けてさする。`左右各6回`

❹-❶ 小鼻をクルクルらせんを描く

中指を小鼻のつけ根から鼻先に向かってクルクルとらせんを描くように動かす。毛穴の汚れがある場合は念入りに行う。`左右各6回`

❹-❷ 鼻の脇から眉下まで軽擦する

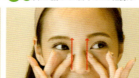

中指で小鼻の付け根から鼻の脇を通り、眉下までさする。左右同時に行う。`6回`

❹-❸ 鼻すじを軽擦する

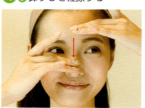

左右の親指以外の指を使い鼻すじを交互にさする。`6回`

❺ 頬を軽擦する

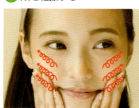

頬を手の平全体で包み込むように、口角から耳の手前までクルクルとらせんを描く。頬は面積が広いため、頬下、中央、上など3ラインに分けてらせんを描くようにする。力を入れすぎて頬を動かしすぎないように注意する。`左右各6回`

❻ 目の周りを軽擦する

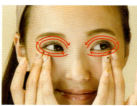

中指と薬指を使い、皮膚を動かさないように軽くなでる。なでる向きは内側と外側の両方を行う。皮膚が薄くデリケートな部位なので、しわの原因とならないように、圧はかけず皮膚を動かさないように注意する。`左右各6回`

❼ 眉毛の上を押す

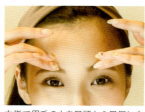

中指で眉毛の上を目頭から目尻に向かってゆっくり押し、ゆっくり指を離す。`3回` 中指で眉毛の上を目頭から目尻に向かってゆっくりさする。気持ちいいくらいの圧を入れる。`3回`

❽ 眉間を強擦する

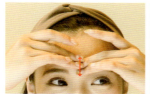

中指で眉間を上下にさする。この部分は縦じわができやすく硬くなりやすいため、圧をかけて上下にほぐすようになでる。`6回`

❾ おでこを縦に強擦する

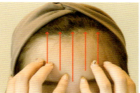

人差し指、中指、薬指を使って眉の上から髪の毛の生え際まで、おでこ全体を縦にさする。おでこは日常あまり動かさない筋肉なので、刺激を与えることが大切。`3回`

❿-❶ 耳の手前を軽擦する

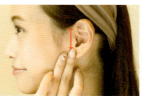

中指で耳の手前を上下になでる。顔に溜まっている余分な水分は、耳から首を通り心臓方向へと流れていくため、耳周辺の体液循環をよくしておくことも大切。`左右各3回`

❿-❷ 耳周辺を軽擦〜強擦する

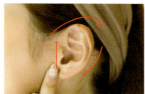

中指で耳の周辺を気持ちよいと感じるくらいの圧で軽擦〜強擦する。`左右各3回`

❿-❸ 耳を放射線状に引っぱる

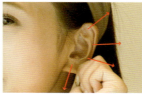

耳たぶを指で挟み、放射線状に引っぱる。`左右各1〜2回`

⓫ 耳下から肩へ軽擦する

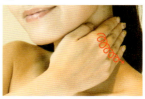

右手で左耳下から肩に向けて首を上から下にらせんを描きながらなでる。`左右各6回`

⓬ 首を軽擦する

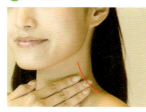

右手の手の平で左耳から肩にかけてさする。オイルをよく浸透させていく。`左右各6回`

⓭-❶ 鎖骨下を軽擦する

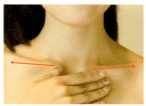

右手の中指、薬指を使って左鎖骨下中央から左外側へなでる。左右交互に行う。`左右各6回`

⓭-❷ 鎖骨下の筋肉をほぐす

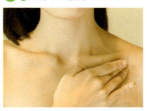

右手で左鎖骨下外側の硬くなっている筋肉をほぐす。左右行う。この部分をほぐすことで顔のリフトアップにつながる大事なポイント。

⓮ 顔全体を包み込む

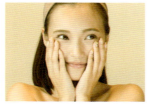

手のひらで顔全体を包み込み深呼吸をし、手の温かさを感じたら終了。

ワンポイントアドバイス

● **ホットタオルでさらに効果アップ！**
トリートメント終了後、ホットタオルをタオルが冷めるまで顔に乗せておくと、オイルの皮膚への浸透力がさらに高まります。そのあとは、タオルでオイルを軽く拭きとり、基礎化粧品を塗布しましょう。

● **フェイシャルは、首と鎖骨下を一緒に行いましょう！**
血行促進作用が高まりケア効果がアップします。

🌿 腕・ハンドトリートメント（ひじ下）

　普段は気づかないけれど、意外と疲れが溜まっているのが腕。洋服を着たままでも気軽に行うことができます。

❶ 腕全体を軽擦する

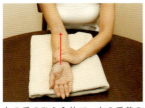

左の手のひら全体で、右の手首の内側からスタートしひじまで軽擦する。ひじから腕の外側を通り軽擦して戻ってくる。`3回`

❷ ひじの内側を軽擦・強擦する

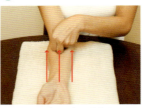

ひじをテーブルの上に固定する。ひじの内側の3ラインを軽擦しながら少しずつ圧を強くする。右手を行う場合、左手でグーをつくり、中指の第2関節部分で手首からひじ方向に向けてさする。`各6回`

❸ 手首を軽擦する

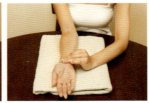

手首内側、関節周辺を上下に軽擦する。

❹ 手の甲を軽擦

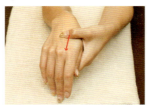

親指の腹を使い、手の甲の指のつけ根とつけ根の間を軽擦する。`1〜2回`

❺ 指を軽擦・強擦

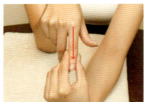

左の人差し指と中指（親指）の間に右手の指をはさみ、上下に軽擦。指先から邪気を抜くイメージで手を放す。`1回`

❻ 手のひらを揉捏

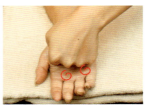

左手をグーにして、右の手のひらの上で円を描くようにグルグルこする。再度❶をやり終了。

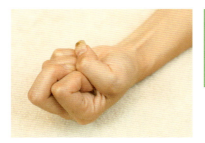

❷のグーの手。圧が入りやすい。

> **ワンポイントアドバイス**
> ● 凝っている部分は念入りに行いましょう！
> ● 反対側も必ず行いましょう！
> 　表示している回数はあくまでも目安です。

　たとえば右手が疲れている場合、右腕のみトリートメントをしがちですが、左腕も必ず行いましょう。片方のみトリートメントをすると、トリートメントをしない腕に水分が停滞し、むくみが生じるケースがあります。セルフ・他者へのトリートメントを行う場合、必ず両腕を行いましょう。足も同様です。

🌿 足・足裏トリートメント

　足は、膝上、膝、膝下、足先という順番でトリートメントします。ふくらはぎのむくみが気になると、膝下からトリートメントをしたくなりますが、ふくらはぎの停滞しているリンパ液などを心臓方向へ戻すには、通り道となる膝上のこりやむくみを取り除いて、リンパ液の通り道を確保しておく必要があります。この順番を守ることでトリートメント前後の違いをより実感できます。

※ ──→：適度に圧をかける　········：圧をかけないで皮膚に添える

❶ 膝上・膝から足のつけ根を軽擦する

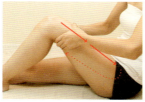

足・足裏全体にオイルをたっぷり塗布する。トリートメントするほうの膝を立てて床に座る。両手で左(右)の太もも全体をつかみ、膝上から足のつけ根方向へ軽擦する。 6回

❷ 膝上・側面を軽擦

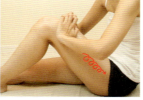

太ももの側面を左右の手で挟み、手のひら全体をあててクルクルとらせんを描きながら膝の上から足のつけ根までなでる。 6回

❸ 膝上・裏面を軽～強擦する

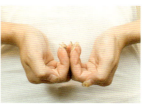

太ももの裏の中心部分を膝上から足のつけ根までさする。手は写真のようにするとやりやすい。 6回

❹ 膝の裏・骨周辺を軽擦する

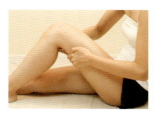

膝を立てたまま、膝の裏を上下に軽擦する。膝に痛みがある場合は、192頁を参照。 6回

❺ 足首から膝、膝から足首まで軽擦する

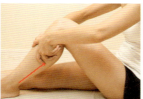

両手のひらをあて、足首から膝まで前面をなであげる。膝から足首まで足の側面を通り戻る。 6回

❻ ふくらはぎ裏の軽擦・強擦する

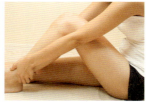

ふくらはぎの中央ラインを足首から膝まで軽擦しながら少しずつ圧をかける。手は❸と同じ。 6回

> **ワンポイントアドバイス**
> - オイルはたっぷり使用し、皮膚に浸透させていきましょう。
> - 膝の痛みがある場合、圧はかけずに同じ個所を丁寧に行いましょう。
> - 痛みや冷たく感じる部位は特に丁寧に行いましょう。

❼ 膝下外側を軽擦・強擦する

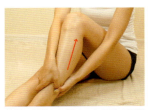

外側の足首から膝まである骨の下側に左右の親指を重ねる。重ねたまま骨の下側に沿って、膝まで上へ軽擦しながら圧をかける。 6回

❽ 膝下内側を軽擦・強擦する

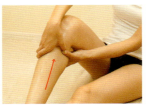

内側の足首から膝まである骨の下側に左右の親指を重ねる。重ねたまま骨の下側に沿って、膝まで上へ軽擦しながら圧をかける。 6回

❾ アキレス腱脇とくるぶしを強擦する

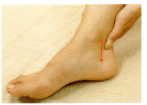

親指と人差し指でアキレス腱の横のくぼみを上下にさする。 6回

❿ くるぶし周辺を軽擦する

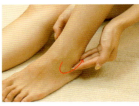

手のひら全体でくるぶしを包み込むようにクルクルと軽擦する。体液が停滞しやすい部位なので丁寧に行う。 6回

⓫ 足裏を圧迫する

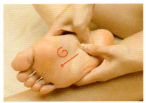

足の裏に親指を重ねて押したあと、上下にさする。ゴリゴリ硬い部分は念入りに圧迫する。痛くないよう圧を調整する。 3回

⓬ 指を強擦する

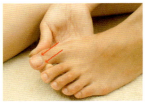

指を上下にまんべんなくさする。最後は、指先から邪気を抜くイメージで引っぱる。 1回

⓭ 足首から足のつけ根まで軽擦する

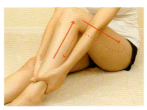

両手で足首から足のつけ根までなでる。老廃物を足のつけ根まで一気に流すイメージで足を絞るように軽擦する。

> **ワンポイントアドバイス**
> - タオルを下に敷いてトリートメントしましょう。
> - 指先、足の裏まで丁寧にやることで、足の疲れが取れ、スッキリ感がアップします！
> - 片足ずつやり、必ず両足やるようにします。

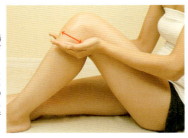

膝に痛みがある場合は、膝の骨の下側に手を画像のように添え、骨に沿うように上下にさすりましょう。膝の骨の下・両側・上なども圧を加減しながら行いましょう。

🌿 お腹のトリートメント

　便秘がちな場合だけでなく、冷えを根本的に解消するのにも腹部のトリートメントが効果的。胃が疲れているときなどにもお勧めです。

❶ お腹全体にオイルを塗布し軽擦する

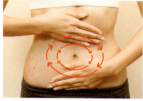

両手のひらを腹部に密着させ、おへそを中心に円を描くように、たくさんオイルを浸透させていくイメージでお腹全体をなでる。**6回**

❷-❶ 大腸の上を押す

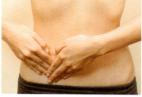

左右の中指と人差し指を重ね、右腹部（写真の部分）をゆっくり圧をかけて押す。これを大腸の上にずらしながら左下腹部まで行う。**6回**

❷-❷ 押す場所

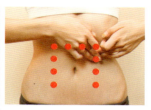

❸ おへその周辺を小さく軽擦する

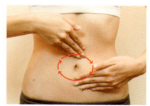

両手を重ね、おへそ周辺を小さく描くように軽擦しながら少しずつ圧を強める。**6回**

❹ みぞおちを軽擦する

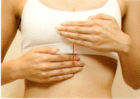

みぞおちに両手のひらをあて、手のひらでみぞおちをなでるように両手をゆっくり下に動かす。**6回**

❺ ❶を行い、みぞおちとお腹全体を包み込む

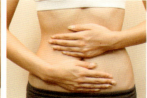

みぞおちとおへそ周辺に両手のひらをあてる。手の温もりをみぞおちと腹部で感じたら終了。

ワンポイントアドバイス
- 腹部で冷えや硬い部分がある場合、圧を入れずに軽く軽擦や圧迫を繰り返しましょう。
- 仰向けになり膝を立てると行いやすいです。

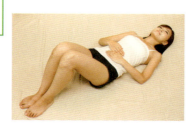

プロ並みのケアをしよう！「お家でできるアロマトリートメント」

🌿 頭皮のトリートメント

頭皮をしっかりほぐすことで疲労感も取り除くことができます。

1-1 頭皮全体を動かす　**1-2 側頭葉部分を動かす**　**2 頭皮を圧迫する**

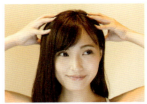 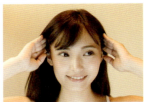 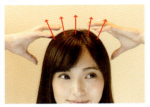

オイルを指の腹につけ、左右5本の指を頭皮にあて、軽く圧をかけた状態で、指の位置は固定しながらクルクルと回す。または、髪の毛のつけ根を持ち、頭皮を動かす。

頭皮はツボがたくさんあるので、頭皮全体をまんべんなくやるのがいいが、特に耳の上の部分（側頭葉部分）は、リフトアップや滑舌アップに有用なのでお勧め。

5本指を頭皮につけ、圧をかけてパッと手を放す。手の位置をずらして頭皮全体を行う。

3-1 頭皮3ラインを圧迫する　**3-2 ラインを圧迫しているところ**　**4-1 生え際から頭頂部に向けて軽擦する**

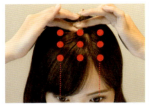 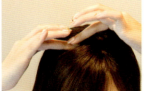 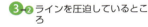

中指で3ラインを圧迫する。

おでこの生え際中央から手をずらしていき側頭葉から頭頂部まで軽擦する。**6回**

4-2 軽擦するライン　**5-1 頭頂部から後頭部をさする**　**5-2 1-1 に戻り終了**

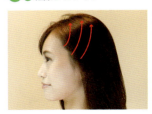 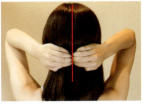 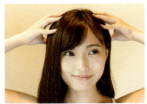

頭頂部から首に向けて後頭部をさする。**6回**

頭皮全体を動かす。

大切な人へ行う「他者へのケア」

　アロマトリートメントの目に見えない「香り」とやさしい手のぬくもりの「タッチング」の相乗効果は、相手を癒し、安心させ、元気づけ、幸福感をもたらす力があります。特にタッチングは、「体に触れる」だけでなく、「心・魂に触れる」「琴線に触れる」という目に見えないものを感じとることができます。オキシトシン（180頁）も高まるとされ、良好な人間関係を保ち、気づきを高めるためにもとてもお勧めです。施術者にもいい影響をもたらしてくれるので、両者ともに体の力を抜き、トリートメントを楽しみましょう。

他者へトリートメントする際の注意事項

・トリートメント前の注意事項（54頁、55頁、185頁も参照）

- 無理のない姿勢でやりましょう。
- 手は温めてやりましょう。
- 相手が心地いい室温を保ちましょう。
- 相手が恥ずかしくないよう、トリートメント部位だけを出し、ほかの部分はタオルで覆いましょう。
- オイルの量はたっぷり使用しましょう。
- 妊娠中期以降でトリートメントをする場合、または高齢者などへは圧はかけすぎないように、トリートメント部位も注意しましょう。
- 爪は短く切りましょう。
- 圧はかけすぎず、相手の圧の好みを確認しながらやりましょう。

あると便利なもの

　家庭では布団やタオルを使用しましょう。次のものがあると便利です。

- 敷布団　　● 枕（胸の下用）
- 大バスタオル4枚（受け手の体を覆うもの2枚、小さい枕用1枚、敷き布団の上に敷くもの1枚）

🌿 背中・腰のトリートメント

自律神経のバランスを整え、内臓の調子を整え、日ごろの疲れを取り除くためにも、背中のトリートメントはとても大切です。また、自分ではトリートメントできない部位のため、手技をマスターするととても喜ばれます。相手には体の力を抜いてリラックスしてもらいましょう。　※ ──→：適度に圧をかける　┄┄┄▶：圧をかけないで皮膚に添える

❶ 首・背中・腰全体にオイルを塗布し、そのまま軽擦する

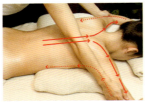

背中、肩、腕、ひじまでオイルをたっぷり塗布する。**6回**

❷ 仙骨を揺らす

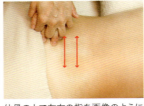

仙骨の上で左右の指を画像のように組み、仙骨を左右に揺らす。仙骨は体の中心部に位置するため、左右のバランスを整えるようなイメージで揺らす。**3回**

❸-❶ 背中全体を軽擦〜強擦する

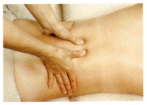

仙骨から脊柱脇の筋肉に沿って肩、腕、ひじを軽擦し、ひじから腕の内側、背中の脇を通り、腰まで軽擦する。たっぷりとオイルを浸透させるイメージで。**6回**

❸-❷ 脊柱脇を強擦する

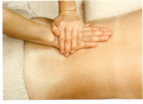

仙骨から脊柱に沿って首・肩のつけ根まで圧をかけながら動かし、強擦する。肩で手の力を抜き、肩、腕、ひじ、腕内側、背中の脇を通って腰まで戻る。強擦は体重をかけながら行う。**6回**

❹ 肩を揉捏する

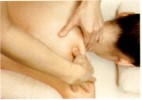

肩甲骨と脊柱の間の肩の部分を揉捏する。左右の親指を交互に動かす。右肩を行う場合は、受け手の左側に立つ。指を動かし肩の幅をまんべんなく行う。

❺ 肩甲骨を強擦する

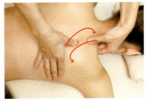

肩甲骨の際を左右の親指で交互に強擦する。立ち位置は❹と同じ。

※ ❹、❺は反対側も行う。

❻ 背中全体を軽擦する

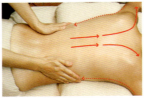

背中全体、肩、腕、ひじ、背中の脇を軽擦しながら戻ったら終了。
※ 首はオイルを浸透させるだけにしましょう。

> **ワンポイントアドバイス**
> ● 背中は手のひらをしっかりと肌に密着させて行うことで、相手の心地よさが高まります。

🌿 足のトリートメント

足は日ごろの疲れを１番感じる部位です。デスクワーク、立ち仕事、動けない人にも喜ばれるトリートメントです。

①-❶ 足全体を軽擦する　　①-❷ 足全体を軽擦する　　①-❸ 足全体の中央ラインを軽擦する　　② 足全体をらせんを描くように軽擦する

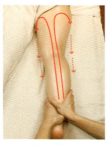 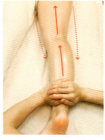 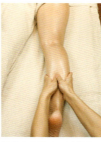 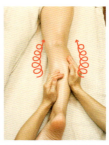

オイルはたっぷりと塗布する。足首から足のつけ根まで、両手で足のサイドを上へ軽擦する。つけ根からは手を返し、足首まで戻る。6回

足首から足のつけ根まで両手を重ね、下にある手のひらを足に密着させて軽擦する。つけ根からは足のサイドを通り足首まで戻る。6回

足首から足のつけ根まで親指を中央ラインにあて、親指以外の4本の指はしっかりサイドを支えながら軽擦する。つけ根からは足のサイドを通って足首まで戻る。6回

足首から足のつけ根まで両手のひらを密着させ、らせんを描きながら深部の筋肉をもむようなイメージで、体液を足のつけ根のほうへ移動させるように軽擦する。6回

③ 膝から足のつけ根中央・外側のラインを軽擦する　　④ 膝の裏を軽擦する　　⑤-❶ 足首から膝下までサイドを軽擦する　　⑤-❷ 足首から膝下まで軽擦する

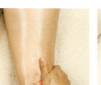 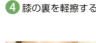 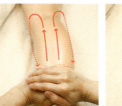 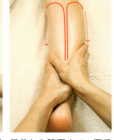

膝から足のつけ根まで中央ラインに親指を置き、親指以外の4指はサイドに固定しながら軽擦する。少しずつ圧をかけていくといい。6回

膝を抱えて親指を上下に動かしながら軽擦して、オイルをたっぷり浸透させる。膝の痛い人は、この部位が温かく感じるまで行う。

足首から膝下まで、両手でサイドから足を抱えるように軽擦する。膝からサイドを通って足首に戻る。6回

足首から膝下まで、両手を重ねて軽く圧をかけながら上へ軽擦する。膝から足側面を通って足首に戻る。6回

❻ 足首を強擦する　❼ かかとを強擦する　❽ 足裏全体を強擦・圧迫する　❾ 指先を引っぱる

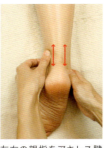 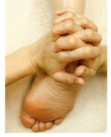 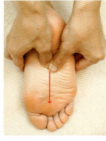 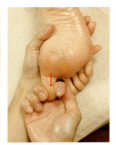

左右の親指をアキレス腱の両サイドのへこんだ部分にあて、上下に強擦する。

両手を組んでかかとにあて、手根部分をクルクルと動かし強擦する。

足裏のかかとから指先方向へ強擦し、全体を圧迫する。

足の指1本1本を強擦し、足先から邪気を抜くイメージで引っぱる。

❿ ❶-❸→❶-❷→❶-❶を行う

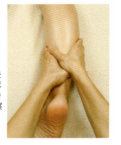

❶-❶の足全体の軽擦を行い終了。最後は足に溜まっている余分な水分を絞り出すようなイメージで軽擦をする。

> **ワンポイントアドバイス**
> ● 静脈瘤がある場合、圧をかけずに、オイルをたっぷりと浸透させ、軽擦をしましょう。
> ● 両足必ず行います。

🌿 お腹のトリートメント

　背中や足と比べると、ケアを怠りがちになるのがお腹です。お腹のケアは、「冷え性」を根本的に解決していくのにとても重要です。圧の加減を注意しながら行いましょう。

❶ お腹全体を軽擦する　❷ 大腸を圧迫する　❸ 脇腹を揉捏する

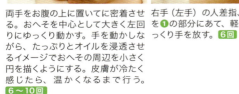 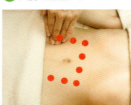 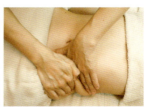

両手をお腹の上に置いてに密着させる。おへそを中心として大きく左回りにゆっくり動かす。手を動かしながら、たっぷりとオイルを浸透させるイメージでおへその周辺を小さく円を描くようにする。皮膚が冷たく感じたら、温かくなるまで行う。`6～10回`

右手（左手）の人差指、中指、薬指を❶の部分にあて、軽く圧迫し、ゆっくり手を放す。`6回`

両手で脇腹をつかんで揉捏する。反対側も行う。`6回`

④ みぞおちを軽擦する

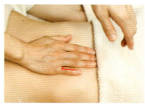

片手ずつ交互にみぞおちを上から下に軽擦。**6回**

⑤ お腹全体の軽擦

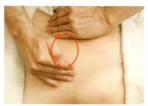

❶を行う。**6回**

> **ワンポイントアドバイス**
> - お腹全体はゆったりとしたペースで手を動かしましょう。
> - 冷たい、硬く感じる部位は圧を軽めにして丁寧に繰り返し行いましょう。

🌿 手・腕（ひじ下）のトリートメント

　人から触れられて1番心地いい部位が「顔」、2番目が「腕と手」です。特にひじ下部分は洋服を着たまま気軽にトリートメントできるため、ぜひマスターしましょう。

❶ ひじ下を軽擦する

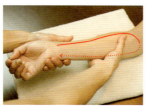

オイルはたっぷりと使う。手首からひじまで手のひらを密着させ軽擦する。

❷ ひじから手首の3ラインを軽擦～強擦する

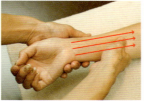

相手にひじをまげてもらい、手首からひじ下までの3ラインに親指をあて軽擦する。少しずつ圧をかけ強擦する。筋肉が硬くなって痛い部位は、ポイントを圧迫する。**各6回**

❸ 手の甲を軽擦する

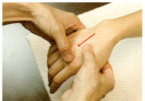

手の甲にもオイルを塗布し、指のつけ根とつけ根の間を軽擦する。

❹ 指を軽擦・圧迫する

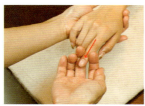

指1本ずつを人差し指と中指で挟み、まんべんなく軽擦し、指先から圧を抜く。

❺ 手のひらを揉捏する

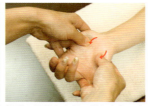

相手の親指と小指の間に自分の小指をからめて差し込み、親指で手のひらの盛り上がっている部分（母指球）に圧をかけながらもみほぐす。

> **ワンポイントアドバイス**
> - ひじ下のみを行う場合は、相手は椅子に腰かけ、机にひじをついてもらうといいでしょう。

❻ ❷→❶を行い終了

🌿 頭皮のトリートメント

　頭皮は顔とつながっているため、頭皮の血行促進をすることで見違えるほど目力がアップします。また顔のトリートメントとあわせて行うことで、リフトアップ効果を長持ちさせることが可能です。

❶ 頭皮全体を圧迫する

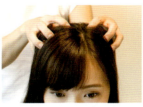

最初は軽く圧をかけ、少しずつ圧を強くしながら頭皮全体を指で圧迫する。

❷ 側頭葉を圧迫する

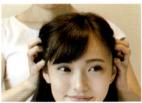

耳の上の側頭葉は言語中枢があるため疲れが溜まりやすいので、特に念入りに行う。

❸ オイルを塗布（頭皮3ライン）する

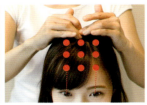

オイルを指に取り、相手の頭皮にべたつかない程度のオイルを塗布（オイルの量はほんの少し。オイル塗布しなくても大丈夫）する。

❹ 頭皮3ラインを圧迫

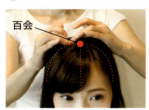

中指で3ラインを圧迫して、ゆっくり放す。`各3回` 痛いと感じるところは、圧を軽くして数回行う。頭頂のツボ・百会を数回圧迫する。

❺ 全体の軽擦

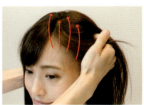

親指以外の指を使って、頭皮前方の生え際あたりから百会の方向へ軽擦。指を少しずつ下にずらしていき側頭葉から百会まで行う。片方の手は頭が動かないように、首と頭のつけ根あたりに固定する。片側ずつ両方行う。`片側3回`

❻ 百会から首の軽擦

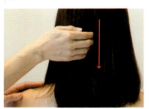

百会から首に向けて軽擦する。
`6回`

❼ 頭皮全体の圧迫

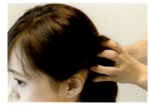

❶に戻って終了。

> **ワンポイントアドバイス**
> - ❶～❼を順番どおりに行います。顔のリフトアップ効果が期待できます。まずは片側だけ行い、顔の筋肉を左右見比べるといいでしょう。
> - 目が疲れているときは、❹を念入りに行います。
> - 髪の毛は引っぱらず、頭皮を動かすように意識して行います。

Chapter

7

こんなに対応できる！「アロマでできる165の症状レシピ」

精油という自然の薬箱をフル活用してみませんか？ 心身のちょっとしたトラブルは、精油が持つ植物の力が大きな助けとなります。セルフコントロールの達人になり、トラブルを乗り越える強い心身づくりをはじめましょう。

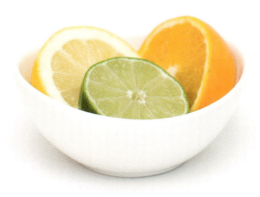

01 症状別レシピをはじめる前の10の心得

アロマセラピーは医療行為ではないので、すべてを精油でケアすることはできませんが、生活にアロマセラピーを取り入れることで、さまざまな症状に対応することができます。体のしくみを理解し知識を深めていくことで、あなた自身や大切な家族、パートナーのさまざまな心身の不調やトラブルに、アロマセラピーを役立てましょう。

◆ 症状別レシピをはじめる前の心得

心得	理由
❶ 自分の症状を把握する	まずは心身の状態を把握します。症状がある場合、原因が精神面か肉体面かで本書内のレシピを見る項目が変わります
❷ 経過観察をする	レシピを使い感情や心身の微妙な変化がどのようにあったか？記録しておくといいでしょう
❸ 最低3日間は続ける	すぐに変化を実感できるものもあれば、ゆるやかに変化を感じていくものなどさまざまです
❹ 同じレシピは2週間まで	同じレシピを毎日連続する場合は2週間までとします。1週間お休みして再開するか、別のレシピを試しましょう
❺ アプローチを変える	しばらく続けても変化が見られない場合、症状の原因をもう一度考え、別のレシピを試してみましょう
❻ 1日の精油の使用量を守る	大人が使用できる精油は1日最大6滴までです。数種類のレシピを同時に試す場合、1日の使用量を考慮しましょう
❼ 禁忌を確認する	精油の禁忌を必ず確認してからつくりましょう（54頁参照）
❽ 他者へのケア	他者へのケアをする場合、特に気をつけましょう。香りの好み、心身の状態を聞き、禁忌を必ず確認してから行いましょう。特に妊娠中、お年寄り、薬を内服している人は注意が必要です
❾ 精油に頼りすぎない	アロマセラピーを生活に取り入れるようになると、すべての症状に精油で対応してしまいがちになります。精油は薬ではありません。急性の症状などは必ず病院での受診をしましょう
❿ 病院に受診する	何となく体調がよくないなど、原因が自分でもわからないときは、まずは病院に受診をし、自分の状態がどのようになっているか医師に診断してもらいましょう。勝手な判断で誤った精油を選んでケアをしてしまうと、症状が悪化する場合もあります

02 体 呼吸器系&免疫系

> 風邪をひいたときに、のどがぷっくりと小豆大に腫れた経験はありませんか？ それは、空気と一緒に入ってくるウイルスや菌がのどの粘膜に触れたとき、体内に侵入しないように扁桃腺が戦ってくれているからです。扁桃腺はリンパ球がたくさん待機しているリンパ節です。のどにはたくさんの扁桃腺があるので、ウイルスや病気にならないために1番大切なケアです。

呼吸器系のしくみ

のどは感染源の侵入口

のどには扁桃腺が全部で7つあります。空気と一緒に入ってくるウイルスや菌がのどの粘膜に触れると、扁桃腺の中にいるリンパ球が退治してくれます。免疫力が低くなって、リンパ球の数が通常より少なくなると、ウイルスや菌の勢力が増し、扁桃腺が腫れるといった炎症が起きます。のどの入口でいかにケアをし、体の内部にウイルスや菌を侵入させないようにするかが大切です。アロマセラピーでは精油の吸入などをすることで、のどの粘膜に抗菌、抗ウイルス、抗炎症対策をすることができます。精油の体内への取り込みと排泄に関しては、27頁を参照してください。

◆ 口腔内の扁桃腺
（ワルダイエルリンパ扁桃輪）

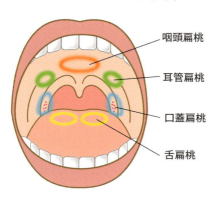

◆ 呼吸器の構造

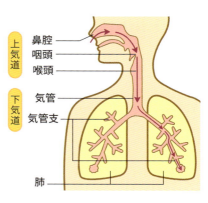

呼吸器は、部位により名称が異なります

体／呼吸器系

咳・痰・気管支炎・のどの痛み

のどはウイルスや菌の侵入口です。のどが痛い、違和感があるときは抗菌、抗炎症、抗ウイルス作用のある精油で対応しましょう。原液で使用できるティトゥリーやラベンダー、咳をしているときは鎮痙作用のある精油、痰には粘液溶解や脂肪溶解作用を含む精油を使用しましょう。

お勧めの精油
抗菌、抗ウイルス、抗炎症、免疫強壮、去痰、粘液溶解作用のある精油

ティトゥリー、ユーカリ（グロブルス、ラディアタ）、ラヴィンサラ、ペパーミント、ニアウリ、ローズマリー・シネオール、レモン、ラベンダー、ユズなど

1　1滴の原液塗布でスッキリ！ティトゥリー原液塗布

ティトゥリー、ラベンダー、ラヴィンサラは狭い範囲なら皮膚へ原液塗布が可能です。ポーチに常備し、外出先でもすぐに使えるようにしておくと便利です。

- ティトゥリー　1滴原液塗布

※ のどの痛みや違和感のあるあたりの皮膚に直接1滴塗布する。

2　携帯できて外出先でも便利！マウススプレー

乾燥すると、のどの痛みはさらに増してしまいます。外出先でも携帯できて便利なマウススプレーは、のどが痛いときだけでなく、食後のエチケットとしても便利です。

- 携帯用スプレー容器（30ml）
- 無水エタノール3ml＋水27ml
- ペパーミント2滴、ティトゥリー2滴（またはラヴィンサラ、ニアウリ2滴）、レモン2滴
- ティトゥリー7滴＋レモン3滴

つくり方 無水エタノールと水を入れ、精油を垂らしてよく振る。

※ 保存期間：2週間

3　気分までスッキリ！お手軽吸入

精油は粘膜からの吸収力が非常に高いのが特徴です。咳が出てつらいときは、精油入りの蒸気をしっかりと吸入します。

- マグカップと湯（180ml）
- ユーカリ・ラディアタ、サイプレス、ラバンジン（好きなものを1滴）

つくり方 マグカップに湯と精油を垂らす。

※ 目を閉じて、蒸気は一気に吸い込まないようにする。
※ 精油はまず1滴からスタート。

4　外出中もスッキリ！さわやかマスク

外出先での咳や痰は自分だけでなく、周囲への影響も気になります。マスクを精油に垂らすだけで、不思議なくらい気分も爽快になります。

- マスク、ティッシュ1枚
- ティトゥリー1滴

つくり方 ティッシュを小さく折り畳み、精油を1滴垂らし、マスクの内側に挿入する。

※ ティッシュに垂らした精油が皮膚に密着しないようにする。

体／呼吸器系

風邪・インフルエンザ

まずは風邪やインフルエンザにならないための予防が大切です。精油は粘膜からの浸透力も高いので、のどのケアはアロマセラピーの中で1番手軽に変化を実感しやすいでしょう。風邪をひきそうなときに早めの対応ができ、同時に免疫力を高めることもできるので、小さなお子さんからお年寄りまで習慣にしたいケアです。

【お勧めの精油】
抗菌、抗ウイルス、免疫強壮作用のある精油

ティトゥリー、ユーカリ・グロブルス、ラヴィンサラ、ペパーミント、ニアウリ、ローズマリー・シネオール、レモン、ラベンダーなど

5 まずは予防をしよう！うがい

外出先から戻ってきたら習慣にしたいのが精油を入れたうがいです。風邪をひきそうなときの早めの対応として最もお勧めです。

- コップ
- 水180ml
- ティトゥリー1～2滴

つくり方 水に精油を垂らす。
※ 飲まないように注意する。

6 並外れた殺菌パワー！ハンドソープ

無添加ハンドソープに抗菌、抗ウイルス作用の強い精油をブレンドするだけ。リラックス系の精油を使用すれば癒し効果もあります。

- ポンプ式容器（30ml）
- 無添加ハンドソープ 30ml
- ティトゥリー 4滴＋ペパーミント2滴＋ラベンダー 6滴

つくり方 無添加ハンドソープに精油を加えてよくブレンドする。

7 ゆったりしながら免疫力アップ！バスソルト

バスソルト（173頁参照）をつくり、しっかりと疲れを取りながら免疫力をアップしちゃいましょう。

- 保存容器（50g）
- 粗塩
- ラベンダー7滴＋ラヴィンサラ4滴＋ニアウリ4滴

つくり方 粗塩に精油を入れよく混ぜる。

8 寝るときもしっかり予防！芳香浴

ディフューザー、アロマポット、ティッシュに精油を数滴垂らして睡眠中に芳香浴をします。殺菌効果があるだけでなく、香りで質のいい睡眠へと導きます。

- 《ティッシュの場合》ティトゥリー1滴＋ラベンダー1滴

つくり方 ティッシュに精油を垂らす。
※ ディフューザーやアロマポットを使用する場合、部屋の広さにもよるので精油の滴数は調整が必要。

体／呼吸器系

発熱・節々の痛み

精油には解熱作用のあるものがあります。熱が下がって風邪の症状が治まってくると関節周辺が痛むこともあります。どちらの症状も精油を使うことで、回復を早めるための手助けになります。

【お勧めの精油】
解熱、冷却、体液循環促進、免疫強壮作用のある精油

ペパーミント、ユーカリ・グロブルス、ベルガモット、ラベンダー、ニアウリ、ジュニパー、レモン、オレンジ・スイートなど

9 ツライ発熱時に心地いい！冷湿布

発熱時はツライばかりでなく気分もモヤモヤするため、スッキリとした香りと冷却作用のあるペパーミントを使った冷湿布がお勧めです。節々の痛みには温湿布を。

- 洗面器と水
- ペパーミント2滴

つくり方 洗面器に水と精油を入れ、ブレンドする。その中にタオルを浸して絞り、おでこに乗せる。

※ お風呂に入れないときは、湯で温湿布をつくって体を拭くと気持ちがいい。

帯状疱疹・単純疱疹（ウイルス性疾患）

ウイルス性の疾患は、免疫力が低下したとき体内に眠っていたウイルスが原因で発症します。まずは病院で診察を受けてから、セルフケアをしましょう。

【お勧めの精油】
抗ウイルス、抗炎症、鎮痛作用のある精油

ニアウリ、ティトゥリー、ラヴィンサラ、ベルガモット、レモングラス、ユーカリ・ラディアタ、ゼラニウムなど

10 チクチクして痛い！帯状疱疹用スプレー

帯状疱疹は、三叉神経に沿って体や顔の片側にチクチクした痛みを伴った発疹ができるので、皮膚を触るケアが難しくなります。そんなときはスプレーを吹きかけます。

- スプレー容器（30ml）
- 無水エタノール3ml＋水27ml
- ユーカリ・グロブルス3滴＋ベルガモット4滴＋ラベンダー3滴

つくり方 スプレー容器に無水エタノールと水、精油を入れてよく振る。

※ 発疹のある部分にこまめに、たっぷりとスプレーする（使用する前によく振る）。

11 早く治したい！口唇ヘルペス用オイル

ヘルペスは口周辺に発症する口唇ヘルペスと、生殖器に発症するものがあります。ここでお話しするのは「口唇ヘルペス用」です。患部に塗布します。

- 植物オイル5ml（1回分）
- ティトゥリー1滴

つくり方 植物オイルに精油を垂らす。

※ ティトゥリーは原液を塗布しても大丈夫。

※ ヘルペスがつぶれて茶色になったら、植物オイル5ml＋ラベンダー1滴＋ゼラニウム1滴でトリートメントすると早く治る。

体／筋肉・関節系

03 体 筋肉・関節系

毎日の生活において、疲労が溜まることで体の「痛み」を感じることが多いのが筋肉と関節です。硬くなった筋肉をゆるめ疲労物質の乳酸を除去し体液循環をよくすること、そして年齢とともに負担のかかる関節をケアすることで、驚くほど体の変化を実感することができます。筋肉痛や関節痛などツライ症状が出る前の予防ケアにも役立ちます。毎日の疲れをその日のうちに取り除くことは、いつまでも若々しさを保つ秘訣です。

疲労時の筋肉・関節周辺のメカニズム

筋肉痛、肩こり、腰痛

運動しすぎたり、力がかかりすぎたりして普段よりも筋肉に負担がかかると、筋肉が収縮します。負担がかかった筋肉に痛みを感じることを「筋肉痛」といい、疲労物質の「乳酸」が体内に発生します。乳酸は血液によって運ばれ、体内で代謝されて排出されますが、血液の循環が悪いと体内に残って痛みの原因となってしまいます。

筋肉痛を解消する4つのポイント

● 乳酸を除去する　● 血行をよくする　● 温める　● リラックスする

◆ 筋肉と血管、乳酸の図

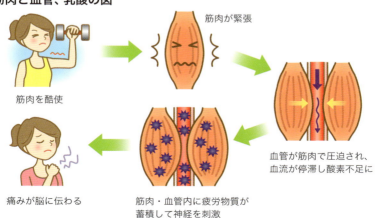

こんなに対応できる！「アロマでできる165の症状レシピ」

体／筋肉・関節系

アロマでできる対策！ 痛いときは温めるの？ 冷やすの？

首や肩凝りなどの場合、湯船にゆっくり浸かって入浴するか、電子レンジで温湿布をつくって患部を温めます。
炎症などが起きて患部が熱を持ち、腫れたりしている場合は、冷却や鎮静作用のある精油を使用して冷湿布で冷やします。

関節の構造

体の各部位で「痛み」を感じやすい部分が「関節」です。骨と骨を多様な形で連結し、手足や体のさまざまな動きを可能にしています。毎日の歩行、階段の昇り降りなど、日常生活において何気なく負担がかかっているのが関節です。また、年齢とともに体内の女性ホルモン分泌が減ることで関節周辺にも変化が生じ、膝の痛みを感じやすくなります。

関節の周囲は関節包と呼ばれる結合組織で取り巻かれています。関節の骨と骨を強く結びつけ、関節をはずれないようにしているのが靭帯です。関節包で覆われた内側は滑膜という膜が関節腔を包んでいます。関節腔の内部は、滑膜から分泌される滑液という液体で満たされていて、これが関節を動かすための潤滑油の働きをしています。

老化や使いすぎによる軟骨の消耗、滑液の減少や停滞が起こることで、骨と骨があたったり膝が変形したりして痛みを発症します。老化による関節の痛みは、エストロゲン（女性ホルモン）の減少が深く関係しています。特に女性は年齢とともに膝などの関節に痛みを感じることが多く、エストロゲン様作用を含む精油での対応がお勧めです。膝関節の痛みは歩くことに直接影響します。歩く振動は脳へと伝わることで脳を活性化させます。歩く速度が遅いと認知症発症の確率が7倍高くなるといわれているため、特にひざ関節ケアは大切です。

◆ 関節の構造

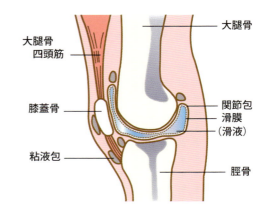

関節を動かす筋肉は関節をはさんで存在し、骨につながる部分は結合組織の腱となって滑膜についています。滑液の中に発痛物質が停滞することで関節の痛みを感じます

体／筋肉・関節系

筋肉痛・肩こり・腰痛

筋肉のこりがある部位は、筋肉が収縮して硬くなっている状態です。原因は大きく分けると2タイプあります。「❶運動や仕事などで筋肉を酷使したもの」「❷ストレス状態が長く続き、緊張状態が続いたもの」。まずは、原因をしっかり突き止めましょう。❶と❷では、ケアの方法や選ぶ精油が異なります。

【お勧めの精油】
体液循環促進、加温、鎮痛、鎮静、抗炎症、うっ滞除去作用のある精油

ローズマリー（カンファー、シネオール）、レモングラス、ラベンダー、ヘリクリサム、マージョラム、ジュニパー、ブラックペッパー、ユーカリ・シトリオドラ、ウィンターグリーン、ペパーミント、イランイラン、オレンジ・スイートなど

12 とにかく痛みを何とかしたいときのオイル

「痛み」は日常生活に支障をきたします。つらい痛みからとにかく解放されたいとき用のオイルです。

- 小皿
- 植物オイル10ml（1回分）
- ウィンターグリーン1滴＋レモングラス1滴＋マージョラム2滴

つくり方 植物オイルに精油を垂らす。
※ オイルをたっぷり浸透させていく。
※ 使用は短期間にとどめる。

13 筋肉痛（こむらがえり）になりそうなときの予防オイル

運動しすぎたり、負担のかかる作業をしたあと、翌日筋肉痛にならないようにするための予防オイルです。疲れているときこそ、アロマでのひと手間が予防へとつながります。

- 小皿
- 植物オイル10ml（1回分）
- レモングラス1滴＋ラベンダー2滴＋マージョラム2滴

つくり方 植物オイルに精油を垂らす。
※ 筋肉痛になりそうな個所を中心にトリートメントする。

14 洋服着るのもツライ！四十肩・五十肩用オイル

肩は手が届くため肩甲骨に自分でオイルを塗布することが可能です。肩に違和感を感じたら、すぐにケアをはじめます。

- 小皿
- 植物オイル10ml（1回分）
- ユーカリ・シトリオドラ2滴＋ジュニパー2滴＋オレンジ・スイート1滴

つくり方 植物オイルに精油を垂らす。
※ 肩関節にたっぷりオイルを浸透させる。
※ 炎症があり熱や腫れがある場合は、トリートメントを控える。

15 座っていても立っていてもツライ！ 腰痛オイル

腰は体の要、とても大切な部位ですが、日常生活で1番負担がかかる部位でもあります。デスクワークや運動不足などで引き起こる、血行不良による腰の痛み用オイルです。

- 小皿
- 植物オイル10ml（1回分）
- ローズマリー（カンファー、シネオール）1滴＋ジュニパー2滴＋レモングラス1滴

つくり方 植物オイルに精油を垂らす。
※ 仙骨・腰椎・臀部（尻）にオイルを浸透させる。

体／筋肉・関節系

関節痛（膝、ひじ、リウマチ、腱鞘炎など）

関節痛の主な原因は、大きく分けると2タイプあります。「❶体を酷使しすぎたことによるもの」「❷加齢に伴うもの」。まずは、原因をしっかり突き止めましょう。❶と❷では、ケアの方法や選ぶ精油が異なります。毎日続けてケアをすることで、痛みの変化が実感できるようになります。医師の診断を受けたうえで、ケアをしましょう。

お勧めの精油

鎮痛、鎮静、鎮痙、抗炎症、加温、うっ滞除去、体液循環促進作用のある精油

ラベンダー、マージョラム、レモングラス、ローズマリー（カンファー、シネオール）、ウィンターグリーン、ジュニパー、サイプレス、ゼラニウム、ブラックペッパー、ユーカリ・シトリオドラ、ペパーミント、ハッカ、カモミール・ローマン、イランイラン、ヘリクリサムなど

---

16 楽しく外出したい！膝用オイル（痛みが強い）

膝の痛みは、外出する楽しみを奪ってしまいます。また、歩く速度が遅いと認知症発症率が高くなるというデータがあります。歩く＝脳の健康といっても過言ではありません。毎日根気よくケアを続けます。

- 遮光ビン（30ml）
- 植物オイル30ml（つくり置き用）
- ユーカリ・シトリオドラ4滴＋ジュニパー4滴＋レモングラス2滴

つくり方 植物オイルに精油を垂らす。

※ 膝周辺にたっぷりとオイルを浸透させる。
※ 保存期間：冷暗所で3カ月

---

17 膝を曲げるのもツライ！膝用オイル（むくみが強い）

膝の痛みを感じる場合、あまり動かすことができないことから膝周辺に水分が停滞しやすくなります。また発痛物質が滑液に含まれ、むくみと同時に痛みも発生します。膝だけでなく膝上のケアも同時に行います。

- 遮光ビン（30ml）
- 植物オイル30ml（つくり置き用）
- サイプレス4滴＋ゼラニウム3滴＋ラベンダー5滴

つくり方 植物オイルに精油を垂らす。

※ 膝上の太ももケアをしてから膝周辺にオイルを浸透させる（トリートメント方法は191頁）。
※ 保存期間：冷暗所で3カ月

---

18 手がプルプル震える？腱鞘炎予防オイル

手を使いすぎて炎症が起きるのが腱鞘炎です。手を使いすぎちゃったかなと思ったら、まずは患部を温めてからオイルトリートメントをします。

- 小皿
- 植物オイル5ml
- ウィンターグリーン1滴（または、ラベンダー2滴＋レモングラス1滴）

つくり方 植物オイルに精油を垂らす。

※ ひじ下部分、特にひじ関節と手の甲もトリートメントする（トリートメント方法は190頁）。

体／筋肉・関節系

捻挫・打撲・ぎっくり腰

応急手当としては、まず冷やして、痛みや炎症による熱や腫れを抑えることが大切です。応急処置をすることで、その後の回復力が断然アップします。

【お勧めの精油】
抗炎症、鎮静、鎮痙作用のある精油

ペパーミント、ヘリクリサム、ヤロウ、ユーカリ・シトリオドラ、ラベンダー、マージョラム、ローズマリー（カンファー、シネオール）など

19 捻挫・打撲・ぎっくり腰用冷湿布

まずはしっかり冷やします。決して温めてはいけません。捻挫の場合、冷たい水に直接捻挫した部位をしばらく浸したあとに、患部に冷湿布をします。

- 水
- ペパーミント2滴＋ラベンダー4滴

つくり方 冷湿布のつくり方は174頁。
※ 冷湿布をしながら安静にする。

20 捻挫・打撲・ぎっくり腰用アロエジェル

冷湿布をしたあとも痛みがある場合が多いので、オイルトリートメントはせずにアロエジェルを塗布します。数回分つくり、残ったら密閉容器に入れて冷蔵庫で冷やしておきます。

- 密閉容器（30ml）（つくり置き用）
- 市販のアロエジェル30g
- ウィンターグリーン1滴＋ペパーミント3滴＋ラベンダー5滴

つくり方 ジェルに精油を垂らす。
※ 保存期間：冷蔵庫2カ月

21 回復を早める！痛みが消えたあとのオイル

しばらく安静にして動かさなかった部位は、血流が悪く冷えて筋肉もこりがちです。筋肉をしっかりほぐすことで、回復も早くなります。

- 小皿
- 植物オイル5ml（1回分）
- ヘリクリサム1滴（ヤロウ1滴）＋マージョラム1滴＋ジュニパー1滴

つくり方 植物オイルに精油を垂らす。
※ 患部とその周辺をトリートメントする。

22 古傷ケアにも！靭帯・筋肉損傷用オイル

捻挫や骨折したあとに周辺の筋肉や靭帯のケアをしておくと、むくみ解消にもなり回復がとても早くなります。患部は避けて周辺にオイルを浸透させます。古傷が痛むときにもお勧め。

- 遮光ビン（30ml）
- 植物オイル30ml（つくり置き用）
- ラベンダー5滴＋ヘリクリサム3滴（ヤロウ3滴）＋ペパーミント1滴＋レモングラス1滴

つくり方 植物オイルに精油を垂らす。
※ 患部を避け、硬くなっている筋肉へアプローチする。
※ 保存期間：冷暗所で3カ月

こんなに対応できる！「アロマでできる165の症状レシピ」

04 循環器系

朝目覚めて活動的にすごし、夜はリラックスして質のいい睡眠をとるのが理想的な1日のすごし方です。この1日のリズムには自律神経の働きが深く関わっています。日常生活の何気なく感じる「だるさ」「むくみ」などは自律神経の乱れによる循環器系の不調です。自律神経は天候にも左右されたり、そのメカニズムを知ると、日常の何気ない体調不良を解消することができます。

自律神経について

自律神経と各臓器の働き

自律神経は自動的に生命活動を維持している神経です。体温、呼吸、血圧、心拍、ホルモン分泌、血液循環、各臓器の働きは無意識に自律神経にコントロールされています。自律神経には、「交感神経」と「副交感神経」と呼ばれる2つの系統があります。交感神経の働きが優位になると、副交感神経が抑制されるというように、常に2つがバランスを取っている状態です。自律神経の中枢は、視床下部であり、脊髄神経をはじめ、末梢は皮膚を含めた全身の各臓器に広がっています。交感神経、副交感神経が優位になっているときの各臓器の働きを確認しておきましょう（次頁図）。

交感神経が優位	活動、緊張した状態
副交感神経が優位	緊張がゆるんでリラックスした状態

気圧の変化と自律神経の関係

雨の日や台風が近づいているとき、やる気が起きない、だるい、頭が痛い、眠いといった、いわゆる体調が悪いというような経験はありませんか？ 実は、自律神経の働きは天候によっても変化します。気圧の変化に応じて、私たちの体は自然と変化するのです。高気圧の日は、血管が収縮し、低気圧の日は血管が拡張します。血管が拡張するということは血圧が下がる原因となります。私たちの体重の約60%は水分で、そのうち40%の水分は細胞の中にあります。水分は流動的なので、低気圧の日は細胞内の水分が圧力の低い空気中へと向かおうとします。これがむくみの原因につなが

体・心／循環器系

ります。自律神経は雨で太陽の光が少ないといったことなどを感知し、副交感神経が優位となります。これは休息とエネルギーを蓄えているモードに入っている状態です。眠い、やる気が起きないといった症状が起こります。また低気圧の日は、アレルギーの原因であるヒスタミンが分泌されやすいことがわかっていて、天候が悪い日は、鼻水やくしゃみ、アレルギーといった症状が起こりやすくなり、体調が悪くなるというのも気のせいではなく、副交感神経が優位になることで起こる症状なのです。

◆ 体内の自律神経の働きのようす

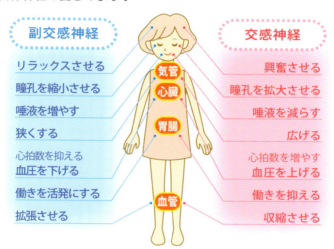

🌿 アロマでできる対策！ **緊張状態が続いてリラックスできないとき**

悩みや心配ごと、考えごとが多いと、リラックスしたくても交感神経が優位となります。副交感神経が優位になるよう、鎮静、鎮痛、鎮痙作用のある精油を選びましょう。

全身の血液循環とリンパ循環

🌿 全身の血液循環

血液は心臓から送り出され、全身を巡って心臓へ戻ります。「心臓から送り出される血液が流れる血管が動脈」「心臓へ戻っていく血液が流れるのが静脈」で、3層構

体・心／循環器系

造の太い血管です。このほかに栄養分や酸素などを細胞とやり取りするために、1層構造で薄い膜でできている毛細血管があります。動脈は酸素や栄養を各細胞まで運び、静脈は二酸化炭素や老廃物を細胞から受け取って心臓まで運びます。静脈に流れている血液は90％が心臓へ戻りますが、10％はリンパ管へ取り込まれます。

全身のリンパ循環

全身には、血管を流れる血液のほかに、リンパ管という管が網の目状に全身に走っていて、その中にリンパ液が流れています。==リンパ液は、血管から濾し出された液体で、細胞が出した老廃物などを回収して運びます。==全身にはリンパ節という、リンパ管の中継点となる個所がいくつもあり、リンパ節で老廃物などをろ過しながら最終的に静脈に戻っていきます。血液は、ポンプの役割となる心臓から押し出されますが、リンパにはポンプ機能がありません。筋肉が動くときや近くの血液が押し出されるときの圧力で流れているため、リンパ液はとてもゆっくりとした速度で流れています。

冷え性

冷えを根本的に解消するには、体を温める食生活、運動などに加え、加温作用や体液循環促進作用のある精油でケアをして、体の芯から温めることが大切です。内臓を冷やさないよう血液が内臓周辺に集まることから、手足に血液が行き届かなくなって末端の冷えが起こります。お腹のトリートメントをして手足への血流をよくしましょう。

【お勧めの精油】
加温、体液循環促進、免疫強壮、鎮静作用のある精油

ローズマリー・シネオール、ペパーミント、ブラックペッパー、ジンジャー、サンショウ、ユズ、ジュニパー、ゲットウ、ハッカ、ラベンダー、ローズウッド、フランキンセンス、イランイラン、ジャスミン、オレンジ・スイートなど

23　体ポカポカ！お腹用オイル

おへそを中心としてお腹のトリートメントをしましょう。仰向けになり、膝を立てながらやるとやりやすいです。トリートメントをすることで腹部周辺が活性化するため、ポッコリお腹や便秘がちな人にもお勧めです。

・小皿
・植物オイル5ml（1回分）
・ローズマリー・シネオール1滴＋ジンジャー1滴＋ゲットウ1滴

つくり方 植物オイルに精油を垂らす。
※ 腹部のトリートメント方法は193頁。

体・心／循環器系

むくみ

むくみの症状は足だけではありませんが、特に足のむくみは疲れが増すだけでなく、足が太く見えることで、気分が滅入ってしまいます。疲れを取りスッキリとむくみを解消してくれるケアは、ダイエット効果も期待できるうれしい作用がたくさんあります。

【お勧めの精油】
うっ滞除去、利尿、静脈強壮、血栓溶解、収斂作用のある精油

サイプレス、レモン、グレープフルーツ、サンダルウッド、ジュニパー、ゼラニウム、ヘリクリサム、シダーウッド、キャロットシード、マージョラム、ローズマリー・シネオール

24 翌朝足がほっそり！むくみ解消オイル

足のむくみケアは、その日のうちにトリートメントをすることで、翌朝驚くほど足が軽くスッキリします。見た目も細くなり、自分の足を見るのが楽しくなります。

- 遮光ビン (30ml)
- 植物オイル30ml（つくり置き用）
- サイプレス5滴＋ゼラニウム3滴＋グレープフルーツ4滴

つくり方 植物オイルに精油を垂らす。
※ 保存期限：6カ月
※ トリートメント方法は191頁。

静脈瘤

静脈瘤とは、静脈に血が溜まって血管が膨らむ症状のことです。特に出産後や高齢の女性に多く見られます。症状が進むと手術をしなくてはなりませんが、早めにケアすることで、静脈瘤だけでなく足の疲れも取り除くことが可能です。

【お勧めの精油】
うっ滞除去、利尿、静脈強壮、血栓溶解、収斂作用のある精油

サイプレス、レモン、グレープフルーツ、サンダルウッド、ジュニパー、ゼラニウム、シダーウッド、マージョラム、ローズマリー・シネオール、ローズウッド、ニアウリなど

25 コツコツ続けよう！静脈瘤用オイル

静脈瘤の部位は血管壁が弱くなっているため、圧をかけずにオイルをたっぷりと浸透させていくことが大切です。つくり置き用のオイルをつくり毎日続けてみましょう。

- 遮光ビン (30ml)
- 植物オイル30ml（つくり置き用）
- サイプレス5滴＋キャロットシード3滴＋レモン4滴

つくり方 植物オイルに精油を垂らす。
※ 保存期限：6カ月
※ トリートメント方法は191頁。

こんなに対応できる！「アロマでできる165の症状レシピ」

体・心／循環器系

動悸・頻脈・血圧

血圧とは、心臓が血液を押し出すことで、血管にかかる圧力のことです。圧力がとても強いのが高血圧、低いのが低血圧。血圧は自律神経の働きにより左右されるため、自律神経のバランスを整えることでも血圧を安定させることが可能です。

【お勧めの精油】
血圧降下、血管拡張、鎮静、体液循環促進作用のある精油

イランイラン、クラリセージ、ラベンダー、ベンゾイン、ヘリクリサムなど

血圧上昇、血行促進作用のある精油

ブラックペッパー、ローズマリー・カンファー、クローブ、ペパーミントなど

---

26 息苦しさを感じたときに！アロマスプレー

外出先で呼吸を落ち着け、心の安定を保ちたいときに便利です。右記の精油以外にも、自分自身が心地いいと感じる香りで作成してみましょう。空気中に噴霧するためのスプレーなので、皮膚につかないよう注意します。

- 携帯用スプレー容器 30ml
- アルコール水（無水エタノール 3ml ＋精製水 27ml）
- ラベンダー 10滴＋オレンジ・スイート 8滴＋シダーウッド 5滴

つくり方 アルコール水に精油を垂らす。

※ 空気中に噴霧する用なので高濃度のため、皮膚につけないように。

---

27 不思議と気持ちが安定する！胸骨オイル

胸骨周辺はストレスを感じると疲れやすい部位。胸骨の上や胸骨を中心として左右の肋骨に沿うようにしてトリートメントします。不思議なくらい安心感が得られます。寝る前に行うのがお勧め。

- 小皿
- 植物オイル 5ml（1回分）
- イランイラン（またはカモミール・ローマン）＋ローズウッド（またはニオイコブシ）1滴＋サンダルウッド 1滴

つくり方 植物オイルに精油を垂らす。

---

28 目覚めスッキリ！朝の手浴

朝起きたとき、低血圧の人は元気が出ないなど、体のエンジンがかかるのに時間が必要です。精油の力を借りて活動的な朝をすごしましょう！ 朝から疲労感があり、スッキリとした気持ちになりたいときにもお勧め。

- 洗面器と湯（手が入れられるくらいの温度）
- ローズマリー（またはペパーミント）1～2滴

つくり方 洗面器に湯を入れて、精油を垂らす。

※ 洗面器に5分くらい両手を浸けて、蒸気とともに上がる精油の香りを楽しむ（43頁参照）。

体・心／循環器系

疲労感・だるさ・頭痛

何となくだるい、疲れがなかなか取れない……どこが悪いわけでもないけど元気が出ない、頭痛がするなどは天候の微妙な変化が原因かもしれません。天候やストレスの影響を受ける自律神経のバランスを整えていきましょう。疲労を感じているときには、セルフケアもおっくうになるため、簡単にできるケアがお勧めです。

【お勧めの精油】
体液循環促進、頭脳明晰化、加温、鎮静、精神強壮作用のある精油

ローズマリー（シネオール、ベルベノン）、ペパーミント、レモン、グレープフルーツ、ジュニパー、ラヴィンサラ、ニアウリ、ブラックペッパー、クローブ、ベルガモット、ラベンダー、ローズウッド、シダーウッド、ローレル、ラバンジンなど

29 第一印象をしっかり！フェイシャルトリートメント

疲労感を感じているときは、顔の印象もぼやけがちです。第一印象は見た目が80％といいます。ハツラツとした表情は誰もが好印象を抱きます。精油は皮膚から血液に浸透して全身を巡ります。狭い部位のフェイシャルトリートメントをするだけでも、全身の変化を感じることができます。

- 小皿
- 植物オイル5〜10ml（1回分）
- ローズマリー・シネオール1滴＋ラバンジン1滴＋レモン1滴

つくり方 植物オイルに精油を垂らす。
※ フェイシャルトリートメントの方法は187頁参照。

30 頭痛の予感？！まずは1滴塗布

もしかして頭痛が起こりそう？　と思ったら、まずは早めのケアをしましょう。原液でも塗布でき鎮痛作用のあるラベンダーを1本、いつでも使用できるようにポーチに入れておくと便利です。

- ラベンダー1滴

※ こめかみにラベンダー原液を1滴塗布する。

31 ホッとしながら温まる！お腹の温湿布

温湿布をつくってお腹にあてるだけで、ポカポカして気持ちよくなり、ホッと安心できます。寝るときに仰向けになりながら温湿布をすると、体が温まってリラックスできます。

- ラベンダー1滴
- 温湿布（つくり方は174頁）

※ みぞおちに精油を塗布し、その上に湿布をする。
※ 寝る前に行うときは、温湿布をビニール袋に入れる。

こんなに対応できる！　「アロマでできる165の症状レシピ」

05 体 心 泌尿器系

膀胱炎は、男性よりも女性がかかりやすい感染症です。理由は、女性のほうが男性よりも尿道が短いからです。だからといって、ほとんどの女性がかかるわけではありませんが、1度かかると再発しやすいのが特徴です。疲労の蓄積、ストレスなどで免疫力が落ちているときに、外尿道口から侵入した菌に感染しやすくなります。精油には抗菌、抗細菌、抗ウイルス作用のあるものが多いため、膀胱炎や尿道炎の気配を感じたら早めの対応をしましょう。

腎臓と尿

🌿 腎臓の働き

尿は腎臓でつくられています。腎臓は横隔膜の真下、脊柱を挟んで左右に一対あり、握り拳ほどの大きさのソラマメ型をしています。とても小さな臓器ですが、心臓から排出される血液の約25%が腎臓に分配され一部が尿として排泄されます。腎臓は尿をつくる以外に、血液をpH7.4くらいの弱アルカリ性に保つための調整をしています。また体液の質や量を保ったり、血液と細胞との栄養分や老廃物のやり取りを水分の再吸収などをしながら調整しています。

私たちは食事をしたり運動をしたりさまざまな活動をしていますが、その活動内容で体内の血液の量や質が変化することはありません。腎臓が体液をいつも一定の状態に保つよう働き続けているのです。

大人は1日に約2リットルの尿を排泄していますが、尿となる前の原尿は1日に約200リットルにもなります。腎臓は体に不必要な分だけを尿として排泄し、必要な物質は吸収して血液に戻します。

◆ 血液と尿の量

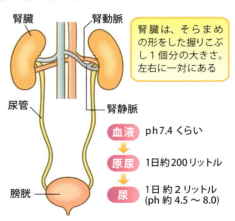

腎臓は、そらまめの形をした握りこぶし1個分の大きさ。左右に一対にある

血液 ph7.4くらい
↓
原尿 1日約200リットル
↓
尿 1日 約2リットル (ph 約4.5～8.0)

体・心／泌尿器系

膀胱炎と腎盂炎

膀胱炎と間違いやすい症状に腎盂炎があります。腎盂炎は、呼吸器の感染症の菌やウイルスが血液によって腎臓に運ばれて起こる症状です。膀胱炎や尿道炎は下腹部中心のケアとなりますが、腎盂炎は、体全体に感染源があります。どちらにしても、まずは病院で診察してもらいましょう。腎盂炎の場合は腎臓に炎症が起こっていて尿が通常のようにつくれない状態のため、アロマトリートメントはしてはいけません。

※ ジュニパーは体液循環促進作用や解毒作用があるため、症状が治まってから使用するにはお勧めですが、症状があるときは血流がよくなりすぎて腎臓に負担をかけてしまうため、使用するのは避けましょう。

膀胱炎

疲労やストレスの蓄積で免疫力が下がったとき、排尿をがまんすることが多いときなどに膀胱炎を発症しやすくなります。1度発症すると再発することが多い感染症なので、尿道に違和感があればすぐにケアをしましょう。

【お勧めの精油】
抗菌、抗真菌、抗ウイルス、解毒、解熱作用のある精油

ティトゥリー、ベルガモット、シダーウッド、ジュニパー、レモン、グレープフルーツ、ラベンダー、ローズマリー・シネオール、ペパーミントなど

32 膀胱炎予防！下腹部トリートメント

膀胱炎を再発しやすい人は、毎日1％濃度のオイルでトリートメントをしましょう。2週間続けてやり、1週間休み、そのあとは少しずつトリートメントする間隔をあけていきましょう。

- 遮光ビン（30ml）
- 植物オイル30ml（つくり置きオイル）
- シダーウッド2滴＋ゼラニウム2滴＋ティトゥリー2滴

つくり方 植物オイルに精油を垂らす。
※ 保存期間：6カ月
※ 下腹部のトリートメントは193頁。

33 膀胱炎予防！バスソルト

外尿道口から菌が侵入することにより発症するのが膀胱炎。抗菌作用の高い精油で沐浴するのがお勧め。日頃の疲れも取り、免疫力も高めます。

- 粗塩30g（1回分）
- ティトゥリー4滴＋ベルガモット2滴

つくり方 粗塩に精油を入れ、湯船に入れる。

06 消化器系

胃、腸、肝臓、食道をはじめ、消化器は自律神経の働きによってコントロールされています。活動や緊張状態が続いていると交感神経が優位になり消化器系の働きは抑制され、リラックス状態の副交感神経が優位になると消化器系の働きが活発になります。消化器系の不調を感じたら、生活スタイルと同時にストレスを上手にコントロールしていく必要があります。精油は、体、肌、心に働きかけるので、アロマセラピーは消化器系のトラブルや予防に最適です。

消化管と消化器の構造

消化と吸収

消化管は、口腔から肛門までをいいます。食物を分解（消化）し、体に栄養分を取り込み（吸収）、栄養分を失った食物の残りを排泄しています。体をつくり、動かすためには、酸素とともにさまざまな栄養分を取り込む必要があります。消化管は外部のものを取り込み、栄養分だけを摂取するための器官です。消化管は口から肛門まで1本の管でできていて、長さは9mにもなります。食物は体の細胞が取り入れるには大きく固いものがほとんどなので、食べたものを咀嚼し、細かくやわらかくする「消化」が必要になります。また、消化されて十分にやわらかくなり液体に溶けた状態になることで、栄養分は消化管内を覆う上皮細胞を通り抜けて「吸収」されます。

◆ 消化管の構造

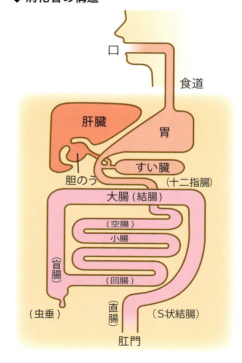

体・心／消化器系

🌿 蠕動運動
ぜんどううんどう

　蠕動運動とは、消化管が食物などを運ぶための動きをいい、筋肉を交互に収縮・弛緩して運んでいきます。おもに食道、胃、小腸、大腸などで行われています。食べたものが食道を通過するとき、食物のあるところだけが膨らんでいます。このとき、外層の縦走筋は縮み、食道の内径を広げるようにして働きます。そして、膨張した内層の輪走筋は緊張をゆるめ、上部の輪走筋は食物を下に押し進めるように収縮します。このような筋肉の動きが連続して起こり、膨らんだ部分が波のように次から次へと移動していくことを「蠕動運動」といいます。

◆ 食道の蠕動運動

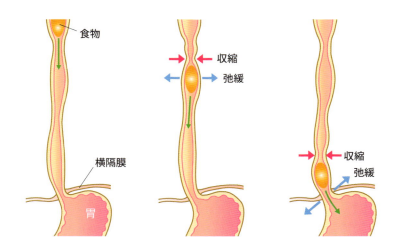

🌿 蠕動運動の要「平滑筋」
へいかつきん

　体の40〜50％は筋肉で占められていて、筋肉が収縮することで体は動いています。約500種類の筋肉がありますが、大きく分けると、関節を介して体を動かす「骨格筋」、心臓を動かしている「心筋」、内臓の壁をつくっている「平滑筋」となります。骨格筋は運動神経の支配を受けていますが、心筋や平滑筋は自律神経の支配を受けているため、意思に関係なく動いています。平滑筋は交感神経が優位になると収縮し、副交感神経が優位になるとゆるみます。緊張やストレス状態の交感神経が優位となっているときは消化器の働きが悪くなるため、胃もたれや便秘という消化器系の不調を感じることになります。

体・心／消化器系

消化不良・食欲不振・食欲過多

疲労、ストレス、不安、落ち込み、夏バテなどが消化器系の乱れを招きます。自律神経のバランスを上手に精油で取ることが消化器系の働きを正常に戻します。消化液の分泌を促す、蠕動運動を促進する精油を選びましょう。

【お勧めの精油】
健胃、消化促進、食欲増進、鎮痛、鎮静作用のある精油

オレンジ（スイート、ビター）、ペパーミント、カルダモン、グレープフルーツ、ブラックペッパー、レモン、マージョラム、ジュニパー、ローズマリー・ベルベノン、ラベンダーなど

---

34 ムカムカ胃もたれ解消！消化促進オイル

食べたあとに胃がもたれたり、ムカムカしたりするのは、胃の働きが悪く消化活動が行われていない状態です。スッキリとした香りのペパーミントは、消化を促してくれます。

- ・小皿
- ・植物オイル5ml（1回分）
- ・ペパーミント1滴＋レモン1滴

つくり方 植物オイルに精油を垂らす。

※ みぞおちをやさしくなでるようにトリートメントする。

---

35 まずはストレス解消！胃にやさしいオイル

胃は自律神経によって支配されています。「ちゃんと食物を消化しなさい！」と命令しても働いてはくれません。まずはリラックスして、胃がしっかり蠕動運動ができるような環境を整えましょう。

- ・小皿
- ・植物オイル5ml（1回分）
- ・オレンジ・スイート1滴＋ラベンダー1滴＋カルダモン1滴

つくり方 植物オイルに精油を垂らす。

※ みぞおち、フェイシャルトリートメントでリラックスする。
※ ストレスケアをすることで、食欲過多にもいい。

---

36 ツライ食あたり用オイル

疲れているときは、普段大丈夫な食物にも敏感に反応して食あたりを起こしてしまうことがあります。嘔吐、発熱、下痢、腹痛がある場合は、医師の診断を受けてから症状がやわらいだときにトリートメントをしましょう。

- ・小皿
- ・植物オイル5ml（1回分）
- ・ペパーミント1滴＋クローブ1滴＋ティトゥリー1滴

つくり方 植物オイルに精油を垂らす。

※ みぞおち、下腹部を中心にやさしくなでるようにトリートメントする。

体・心／消化器系

胃痛

キリキリ胃が痛むのは、過度の緊張が長引くなど、ストレスを感じている場合が多く、胃を守るための粘液の分泌が低下し、胃酸で胃がダメージを受けやすくなっています。放っておくと、胃潰瘍や胃炎へと発展してしまう可能性があるので、早めの対応をしましょう。

【お勧めの精油】
鎮痛、鎮痙、鎮静、健胃作用のある精油

カモミール・ローマン、ペパーミント、マージョラム、ラベンダー、ベンゾイン、オレンジ（スイート、ビター）など

---

37 キリキリ痛い！胃の痛み解消オイル

鎮痛、鎮痙作用のある精油で、胃の緊張をほぐしながら、香りによって副交感神経を優位にし、心身のリラクゼーションを高めます。

- 小皿
- 植物オイル5ml（1回分）
- カモミール・ローマン1滴＋ラベンダー1滴＋オレンジ（スイート、ビター）1滴

つくり方 植物オイルに精油を垂らす。

※ できるだけ仰向けになって音楽を聞くなど、心地いい環境でやりましょう。

---

38 気持ちよくリラックス！温湿布

みぞおち部分をトリートメントする鎮痛、鎮痙作用のある精油を塗布してから温湿布をしましょう。胃を温めることで平滑筋がゆるみます。

- ラベンダー原液1滴、または上記37のブレンドオイル
- 温湿布

つくり方 温湿布のつくり方は174頁。

※ 原液塗布またはトリートメント後に温湿布をみぞおちの上に塗布する。

---

39 外出先での応急処置！原液塗布

外出先で突然胃がキリキリ痛みはじめたときの応急処置です。痛みが続くようなら病院での診断を必ず受けましょう。

- ラベンダー原液1滴

※ みぞおち部分に塗布する。

---

40 緊張から解放！ルームスプレー

リラックス系（または、自分が心地よさを感じる香り）でルームスプレーをつくり、緊張状態をほぐしましょう。

- スプレー容器30ml
- アルコール水（無水エタノール3ml＋精製水27ml）
- オレンジ・スイート8滴＋カモミール・ローマン4滴＋ベンゾイン3滴＋マージョラム3滴

つくり方 アルコール水に精油を垂らす。

※ 空気中に噴霧する用なので高濃度のため、皮膚につけないように。

こんなに対応できる！「アロマでできる165の症状レシピ」

体・心／消化器系

排便・便秘

特に食べすぎたわけでもないのに、便秘や下痢の状態が長引いたり、交互に繰り返したりするのも、自律神経の乱れから起こる症状のひとつです。自律神経の乱れは、消化器系に負担をかけるだけでなく、血行不良となって冷えの原因にもなります。

【お勧めの精油】
調整、鎮痛、鎮痙、鎮静、高揚、精神強壮、健胃、体液循環促進、加温作用のある精油

ベルガモット、ゼラニウム、フランキンセンス、グレープフルーツ、カモミール（ローマン、ジャーマン）、クラリセージ、サイプレス、ジンジャー、オレンジ（スイート、ビター）、ペパーミント、カルダモン、マンダリン、レモン、マージョラム、ベルガモット、ライム、メリッサ、ヤロウ、レモングラス、ラベンダー、ローズ、ローズマリー、ジュニパー、ゼラニウム、ブラックペッパー、ベンゾインなど

41　お腹がゆるいかも？ 腸のバランス調整オイル

自分ではなかなか気づかないのが体の深部の冷えです。まずはお腹を冷やさないよう、加温、体液循環促進作用を含む精油を中心に選び、腹部のトリートメントをします。

- 小皿
- 植物オイル 5ml（1回分）
- ブラックペッパー 1滴＋ジンジャー 1滴

つくり方 植物オイルに精油を垂らす。
※ 腹部のトリートメントは 193 頁。

42　便秘解消！ ストレス解消オイル

便秘になる理由は、腸の蠕動運動が弱まっていること。これは、ストレスがかかっていることや加齢による老化が原因と考えられます。または、排便をもよおしてもゆっくりする時間がなく、排便のタイミングを逃してしまうこともあります。まずは、何が原因となっているかを考えてみましょう。

- 遮光ビン 30ml
- 植物オイル 30ml（つくり置き用）
- ベルガモット 5滴＋カモミール・ローマン 2滴＋フランキンセンス 4滴

つくり方 植物オイルに精油を垂らす。
※ 下腹部、腹部、フェイシャルなどをトリートメントする。
※ トリートメント方法は 193 頁。
※ しばらく続けること。

43　便秘解消！　加齢による便秘解消オイル

加齢によって蠕動運動が弱まり、排便機能に影響が出ている場合、活性化作用のある精油で下腹部に刺激を与えることも大切です。

- 遮光ビン 30ml
- 植物オイル 30ml（つくり置き用）
- ローズマリー・シネオール 2滴＋ジュニパー 4滴＋ジンジャー 3滴

つくり方 植物オイルに精油を垂らす。
※ 下腹部のトリートメント方法は 193 頁。

体・心／消化器系

肝臓の疲れ

肝臓は体の解毒工場のような臓器（226頁）で、摂取したものを分解、代謝をしています。脂っこいものやアルコールを過剰摂取したとき、疲労しているときなどは、肝臓はフル活動しています。肝臓の疲れは、さまざまな症状を引き起こすので、肝臓を強壮して体内をキレイにしながら元気になりましょう。

【お勧めの精油】
肝臓強壮、解毒、浄化、体液循環促進、加温作用のある精油

ローズマリー・ベルベノン、ウコン、クローブ、レモン、グレープフルーツ、ペパーミント、キャロットシード、ジュニパー、メリッサ、ブラックペッパー、ゼラニウム、ゲットウ、ハッカなど

44 飲みすぎちゃって反省！二日酔いオイル

飲みすぎちゃって反省しているよりもアロマで気分も体もスッキリしちゃいましょう。あともう少しでアルコールが体内から抜けそうなときにはトリートメントがお勧めです。

- 植物オイル5ml（1回分）
- ローズマリー・ベルベノン1滴＋グレープフルーツ2滴

つくり方 植物オイルに精油を垂らす。
※ 肝臓周辺にオイルを擦り込むようトリートメントする。
※ 気分が悪いときにはトリートメントは避ける。

45 なんだか元気がでない！カンタン温湿布

疲労やストレスが溜まっていると、臓器全体の働きが低下します。特に肝臓が疲れると、疲労感が増してやる気がなくなります。そんなときは簡単にできる温湿布ケアがお勧めです。

- 温湿布（つくり方は174頁）
- ゲットウ1滴＋ハッカ1滴

※ 寝る前に温湿布をするのもお勧め。
※ 5ml植物オイルに上記の精油を入れ、肝臓周辺をトリートメントしたあとに温湿布するのもいい。

46 食生活が乱れているときに！肝臓にやさしいオイル

忙しいと、ついつい手軽なファストフードやスナック菓子を食べてしまいがちです。添加物の多い食生活は肝臓に負担がかかり、顔や体のくすみや疲れの原因にもなるので、肝臓ケアをしましょう。

- 遮光ビン30ml
- 植物オイル30ml（つくり置き用）
- ウコン3滴＋キャロットシード4滴＋レモン5滴

つくり方 植物オイルに精油を垂らす。

07 生活習慣病

　現在、患者数が増え続けている糖尿病、高血圧、脂質異常症などは「生活習慣病」といわれ、食事や運動習慣などの生活スタイルと深く関わっています。生活習慣病は、がん、脳卒中、心臓病など、多くの疾病の発症や進行に深く関わっているといわれています。アロマセラピーでできるさまざまな生活習慣予防法を見ていきます。

生活習慣病のメカニズム

生活習慣病の要因

　厚生労働省保健医療局生活習慣病対策室によると、疾病の原因は遺伝子による「遺伝要因」、有害物質や病原体などの「外部環境要因」、食生活や運動などの「生活習慣要因」の３つが挙げられています。その中で生活習慣要因は、「栄養」「運動」「休養」「煙草」「飲酒」。この５つの生活習慣が原因となって引き起こる糖尿病、高血圧、脂質異常症などを生活習慣病といいます。これらの生活習慣病は食生活の見直しなどを行うことにより症状に変化が見られます。

肝臓の働きと生活習慣病

　肝臓は、横隔膜の下にある人体最大の臓器です。体の栄養分の代謝や貯蔵、解毒などの働きが行われている人体の解毒工場のような部位です。肝臓には心臓からの血液の25％が流れ込みます。血液に含まれる有害物質や老廃物、アルコールなどを分解する「解毒機能」、そして糖質、たんぱく質、脂質の合成や分解、ビタミンの活性化などをする「代謝機能」、グリコーゲンや脂肪の「貯蔵機能」、脂肪の消化、吸収に働く胆汁をつくる胆汁・分泌の「生産機能」が主な働きとなります。
　生活習慣病は、脂質、アルコール、煙草の過剰摂取が原因のひとつでもあるため、これらを解毒する肝臓の働きを高めること、血液やリンパ液の循環を見直し、不必要なものを排泄することが有用となります。精油には、解毒や体液循環促進作用を含むものが多いため、アロマセラピーを上手に取り入れることで生活習慣病予防の手助けができます。

体・心／生活習慣病

🌿 アロマセラピーでできる5つの生活習慣病の対策方法

❶ バランスの取れた食事を心がける	精油で脳内神経伝達物質を変化させ、腹八分目の量で抑えられるようにし、食事コントロールを上手にできるようにする。栄養バランスに関しては個人の意識が大切
❷ 適度な運動をする	自己管理の意識を高める。運動する前後に精油を取り入れ効率をあげる
❸ 質のいい睡眠を心がける	精油の作用で睡眠前の脳波をα波にし、質のいい睡眠へと導く
❹ 体内の解毒を心がける	肝臓・腎臓の解毒作用、体液循環促進作用のある精油でトリートメントする
❺ ストレスを溜めない	自律神経のバランスを上手に取る

生活習慣病予防

体の解毒工場である肝臓の働きを高め、体内の不必要なものを解毒して排泄するように肝臓と腎臓にアプローチし、強壮するもの、さらに食欲をコントロールできるようなトリートメントをしましょう。

【お勧めの精油】
肝臓強壮、解毒、体液循環促進、胆汁分泌促進、血糖値低下、鎮静、調整作用のある精油

カモミール（ジャーマン、ローマン）、ジュニパー、サイプレス、ゼラニウム、ペパーミント、レモン、ローズ、ローズマリー・ベルベノン、ユーカリ（グロブルス、ラディアタ）、キャロットシード、クローブ、ジンジャー、フランキンセンス、ベルガモット、ラベンダーなど

47 体内デトックス！肝臓強壮オイル

脂っこい食事やアルコールの過剰摂取、煙草は肝臓に負担をかけます。デトックスがしっかり肝臓で行われるよう、また負担のかかる肝臓を強壮するトリートメントをします。

- 遮光ビン30ml
- 植物オイル30ml（つくり置き用）
- ローズマリー・ベルベノン2滴＋レモン5滴＋サイプレス4滴

つくり方　植物オイルに精油を垂らす。

※ 肝臓の上（右肋骨の上から）オイルを浸透させるようにトリートメントする。

こんなに対応できる！「アロマでできる165の症状レシピ」

体・心／生活習慣病

48 血糖値が高めの人に！お勧めオイル

ゼラニウム、レモン、ユーカリ（グロブルス、ラディアタ）には血糖値低下作用が認められています。糖尿病でインシュリンを打っている人はトリートメントできませんが、食事コントロールをしているだけの人にはトリートメントが可能です。

- 遮光ビン30ml
- 植物オイル30ml（つくり置き用）
- ゼラニウム5滴＋レモン4滴＋ユーカリ・グロブルス2滴

つくり方 植物オイルに精油を垂らす。

※ 毛細血管に負担をかけないよう、圧をかけずにたっぷりのオイルでトリートメントする。

49 血管壁を丈夫に！デトックス用オイル

血液中の中性脂肪や老廃物などが多くなると、血液の粘性が増して血管壁がもろくなります。血管壁を丈夫に保ちながらしっかりデトックスします。

- 遮光ビン30ml
- 植物オイル30ml（つくり置き用）
- サイプレス5滴＋ジュニパー3滴＋キャロットシード2滴

つくり方 植物オイルに精油を垂らす。

※ 圧をかけずにたっぷりのオイルでトリートメントをする。

50 セルライトや脂肪を減らす！デトックス用オイル

生活習慣病予防対策するならば、血液サラサラ効果と脂肪燃焼作用のある精油を使用し、セルライトケアを心がけましょう。

- 遮光ビン30ml
- 植物オイル30ml（つくり置き用）
- ブラックペッパー3滴＋レモン5滴＋ローズマリー・ベルベノン3滴

つくり方 植物オイルに精油を垂らす。

※ 気になる部位のどこでもトリートメント可能（顔は除く）。

51 食べたい気持ちをストップ！芳香浴

食べたい気持ちがどうしても抑えられないときは、香りを嗅ぐだけでも満腹中枢を刺激し、食欲を抑えることが可能です。

- ティッシュ
- パチュリー1滴

つくり方 ティッシュにパチュリーを1滴たらして嗅ぐ。

※ パチュリーには一時的に食欲を抑制させる作用あり。

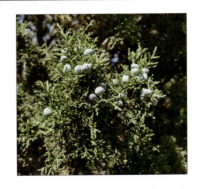

ジュニパー（上図はジュニパーの実）も、食欲コントロールや生活習慣病に役立つ。

08 ダイエット

ダイエットは女性の永遠のテーマです。自分にあうダイエット方法を見つけるのも大切ですが、心地いい香りに包まれリラックスしながら精神面へアプローチをすること、食事コントロール、運動やセルフケアを続けることがダイエット成功へのカギとなります。精神面と肉体の強化を図りながら理想の自分を手に入れる！　アロマセラピーによるダイエット方法を見ていきます。

食欲のメカニズム

🌿 体脂肪増加のしくみ

　食事をするたびに、私たちはカロリーを摂取しています。そのカロリーは、私たちが生きていくうえで最低限必要な内臓を動かしたりする「基礎代謝」、そして、仕事をしたり運動したりするときに使用する「活動代謝」によって消費されます。摂取カロリーから基礎代謝と活動代謝カロリーを差し引いたものが「余剰カロリー」となります。余剰カロリーが多いほど脂肪に変換されて貯蔵されます。

```
　摂取カロリー（食事）
－ 消費カロリー（基礎代謝 ＋ 活動代謝）
　余剰カロリー（脂肪に変わる）
```

　主な体脂肪増加の９つの原因のうち６つはアロマセラピーでの対応が可能です。まずは自分の体重増加の原因を見つめ直すことからはじめ、原因に対応するケア方法を取り入れていきましょう。

アロマセラピーで対応可能な原因
❶早食い　❷ストレス　❸ホルモンのアンバランス　❹代謝不良　❺低体温
❻肝機能の低下

その他
❼過剰な塩分とアルコール摂取　❽ビタミン摂取と運動不足　❾遺伝と環境

ダイエットを成功させるマインド

ストレスを取り除く

　ダイエットを成功させるポイントは、どのような方法を選んだとしてもまずは継続することが大切です。しかし、ストレス状態が長く続くことで副腎皮質ホルモンが分泌されると、脳が満足できずについつい食べたい衝動にかられてしまいます。まずはストレスを取り除くことです。ストレスと上手につきあう自分なりの方法を考えてみましょう。ストレスは脳の視床下部が感じています。視床下部は香りをかぐことでも刺激を与えることができるため、精油を上手に取り入れていくことでストレスケアをすることができます。

　脂肪溶解、解毒、体液循環促進、加温、肝臓強壮作用などのある精油を上手に取り入れながらトリートメントをしましょう。セルライトへのアプローチは温めて活性化させることが大切です。精油の作用とトリートメントの刺激を組みあわせることもポイントです。

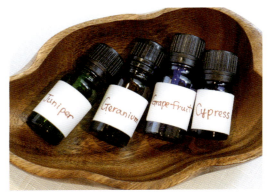

セルフコントロール

　定期的に痩身トリートメントなどをサロンで受けるのも１つの方法ですが、「毎日のセルフケアの積み重ね」と「ダイエットに関しての知識と意識を持つ」ことが大切です。楽しく結果が出るセルフケア方法を身につけ、セルフケアをしている状態が「楽しい！　心地いい」という「快楽」の情報を脳に記憶させることができます。脳は「快楽」の体験を繰り返ししたいという習性があるので、セルフケアを続けることができます。継続することで結果も実感しやすくなり、セルフコントロールに対しての意識が高まります。香りが脳へ与える影響を上手に利用しましょう。

ダイエット

アロマセラピーのよさは、体・肌・心のケアを1度にできることです。ダイエットレシピはセルフケア前後の体・肌・心の変化を実感できるので、トリートメントを楽しみましょう。

【お勧めの精油】
脂肪溶解、解毒、体液循環促進、浄化、抗酸化、肝臓強壮、胆汁分泌促進、鎮静、調整作用のある精油

ジュニパー、サイプレス、ローズマリー（シネオール、ベルベノン）、カモミール（ジャーマン、レモン）、ゼラニウム、ペパーミント、レモン、ローズ、ユーカリ（グロブルス、ラディアタ）、キャロットシード、クローブ、ジンジャー、ブラックペッパー、フランキンセンス、コリアンダー、ラベンダー、ゲットウ、サンショウなど

52 ぼこぼこセルライトさよならオイル

太ももや二の腕のぼこぼこしたセルライトは、太っている人だけでなく痩せている人にもあります。セルライトのケアは、「温める」「動かす」「解毒」がテーマ。

- 遮光ビン30ml
- 植物オイル30ml（つくり置き用）
- ジュニパー5滴＋グレープフルーツ3滴＋ブラックペッパー2滴

つくり方 植物オイルに精油を垂らす。

※ 太ももは握り拳をつくってセルライト部分をゴリゴリ刺激し、温かく感じるまでトリートメントする（191頁参照）。

53 余分な水分を排泄！足首ほっそりオイル

むくみがちな足をそのままにしておくと、くびれのないゾウの足のようになってしまいます。足首ほっそりオイルは、疲労回復にもつながります。

- 遮光ビン30ml
- 植物オイル30ml（つくり置き用）
- ゼラニウム4滴＋サイプレス5滴＋ゲットウ3滴（またはローズマリー・シネオール）

つくり方 植物オイルに精油を垂らす。

※ 足首や周辺の関節だけでなく、膝上から足のつけ根までトリートメントするのが最も効果的（191頁参照）。

54 血液循環・代謝アップオイル

部分的なトリートメントでも血液循環や代謝はアップします。トリートメントによる皮膚の刺激が細胞を柔軟にし、酸素や栄養の供給、老廃物の排泄を促します。

- 遮光ビン30ml
- 植物オイル30ml（つくり置き用）
- ジュニパー5滴＋ローズ1滴（またはゼラニウム4滴）＋クローブ2滴

つくり方 植物オイルに精油を垂らす。

55 痩せてもキレイ！たるみ予防オイル

急激に体重が減って、痩せた部分の皮膚がたるむことがあります。皮膚弾力作用のある精油でダイエット中からトリートメントをします。

- 遮光ビン30ml
- 植物オイル30ml（つくり置き用）
- ネロリ3滴＋オレンジ・スイート5滴＋フランキンセンス4滴

つくり方 植物オイルに精油を垂らす。

※ 顔を含めた全身に使用できるので、気になる部分にたっぷりオイルを浸透させる。

体・心／花粉症

09 花粉症

花粉症はアレルギー反応のひとつです。毎年花粉症の症状が悪化する人もいれば、症状が軽くなる人もいます。この差は一体何だと思いますか？ 症状改善の基本である食事、休息、運動を見直し、体質を改善することでアレルギーの反応に変化が見られるようになります。アロマセラピーでできる体質改善、そしてツライ花粉症の症状に対するケア方法を見ていきましょう！

花粉症のメカニズム

花粉が私たちの体に侵入した場合、体は花粉を異物（アレルゲン）と見なすと、対抗するための抗体をつくります。これをIgE抗体といいます。IgE抗体ができたあと、再び花粉が体内に侵入してくると、鼻や目の粘膜にある肥満細胞の表面に結合します。抗体がついた肥満細胞からは、ヒスタミンと呼ばれる化学物質が分泌され、花粉を対外に放出しようとして、くしゃみ、鼻水、鼻づまり、目のかゆみといった症状を引き起こします。ロイコトリエンという物質も放出され、これは血管に働きかけ血管を拡張させ、粘膜を腫らし、鼻づまり、目の腫れ、充血を引き起こします。

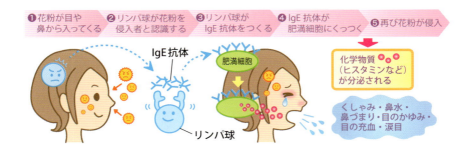

🌿 花粉症を克服！
アロマセラピーでできる体質改善のための３つのポイント

鼻の粘膜にはウイルスや細菌を撃退する働きがあるため、この働きに悪影響をおよぼす疲労、ストレス、寝不足、アルコール、煙草、乾燥などに注意することが大切です。栄養バランスの取れた食事、質のいい睡眠、適度な運動を心がけましょう。また

体・心／花粉症

体内を常にきれいにしながら、不必要な水分を体に溜め込まないようにしっかりと解毒し浄化することが大切です。すぐに結果が出るものではありませんが、小さな積み重ねが花粉に負けない体をつくることにつながります。アロマセラピーでは、次の3つのことをメインに行うことで体質改善を手助けすることができます。

❶ **解毒・浄化** 体の不必要なものを体外に排泄させる。体液循環を高め、体を老化させる原因となる活性酸素を除去し、血液をサラサラにする。

❷ **肝臓の強壮** 体の解毒・代謝を行っている肝臓の働きを高め、疲労を感じにくい体にする。

❸ **皮膚の強壮** 乾燥やバリア機能が低下している肌は花粉によって肌荒れを起こすため、潤いがあって花粉に負けない肌づくりをする。

花粉症

「花粉症にはアロマ！」というくらい、アロマセラピーが花粉症対策に有用というのはご存知の人も多いでしょう。アロマセラピーでできる花粉症対策をはじめ、花粉に強い体や肌にするために、しっかりトリートメントしていきましょう。

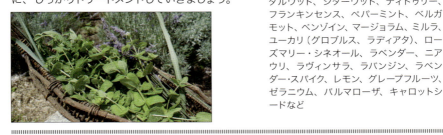

【お勧めの精油】
抗アレルギー、去痰、鎮咳、鼻粘液排出、肝臓強壮、解毒、収斂、皮膚軟化作用のある精油

カモミール・ジャーマン、メリッサ、サンダルウッド、シダーウッド、ティトゥリー、フランキンセンス、ペパーミント、ベルガモット、ベンゾイン、マージョラム、ミルラ、ユーカリ（グロブルス、ラディアタ）、ローズマリー・シネオール、ラベンダー、ニアウリ、ラヴィンサラ、ラバンジン、ラベンダー・スパイク、レモン、グレープフルーツ、ゼラニウム、パルマローザ、キャロットシードなど

56 外出から戻ったらまずうがい

市販のうがい薬ではなく、精油を使用します。抗菌、抗ウイルス、抗細菌作用のあるもので原液塗布できる精油がお勧めです。

・コップと水（180ml）
・ティトゥリー1〜2滴

つくり方 コップに水と精油を1〜2滴垂らす。

※ うがいをしながら飲み込まないように注意する。

体・心／花粉症

57 鼻づまり・のどの痛みに！粘膜ケア吸入

鼻づまりやのどの痛みは集中力低下のもと。何とかしたいものです。マグカップに熱湯を入れ、精油成分をのどの内側の粘膜まで届けてみましょう。スッキリします！

- ・マグカップと湯（180ml）
- ・ユーカリ・グロブルス1〜2滴

つくり方 マグカップに湯と精油を1〜2滴垂らす。

※ まずは1滴入れて試してみる。
※ 吸入しているときは目を閉じ、深呼吸をしながら蒸気とともに上がってくる精油成分を鼻とのどに吸い込む。

58 ショボショボ目もさわやか！かゆいときのスプレー

顔、首、手などは皮膚が露出しているため、花粉による肌へのダメージがあります。カサカサしてかゆいときや目の周辺がショボショボしているときにスプレーしましょう。不思議なくらいかゆみを忘れてしまいます。

- ・スプレー容器（30ml）
- ・好きな芳香蒸留水 30ml
- ・ティトゥリー 5滴＋ラバンジン4滴

つくり方 芳香蒸留水に精油を垂らす。

※ 使用前によく振り直接肌に塗布する。
※ 瞼などは目を閉じてスプレーする。
※ 粘膜以外、皮膚のどこにでも塗布可能。

59 外出先で気になるヒリヒリ肌！　ミツロウクリーム

花粉は季節の変わり目に飛散するため、肌が乾燥しやすい状態になります。花粉＋乾燥肌でヒリヒリしたときには、外出先でも使えるミツロウクリームがお勧めです。

- ・ミツロウクリーム（レシピは170頁）
- ・ティトゥリー 5滴＋パルマローザ3滴＋フランキンセンス2滴

※ 皮膚だけでなく唇にも塗布可能。
※ こまめに塗布するといい。

60 花粉よサヨナラ！解毒オイル

花瓶の水を何日もそのままにしておくと濁るように、体に水分が溜まりやすい人は、むくみやすく免疫力が低下しやすい人です。トリートメントをして体内の不必要な水分を排泄します。

- ・遮光ビン 30ml
- ・植物オイル 30ml（つくり置き用）
- ・ローズマリー・シネオール4滴＋ゼラニウム5滴＋レモン3滴

つくり方 植物オイルに精油を垂らす。

61 花粉よサヨナラ！肝臓強壮オイル

肝臓を強壮することで、疲れにくい体にします。同時に免疫力を強化する精油をブレンドします。

- ・遮光ビン 30ml
- ・植物オイル 30ml（つくり置き用）
- ・ローズマリー・ベルベノン3滴＋レモン5滴＋ユーカリ・グロブルス2滴

つくり方 植物オイルに精油を垂らす。

※ 肝臓周辺をメインにトリートメントするといい。

10 ⓒ ストレス

> 心身にダメージを与えるストレスのほとんどは、人間関係が原因となっています。脳にはストレスに対応する司令塔があり、ストレスを感じた反応は体の各部位へと伝えられます。切っても切れないストレスと心と体の関係をバランスよく保ち、ストレスフリーな生活を送るためのアロマセラピーのノウハウを見ていきます。

心の状態は脳が支配する

密接な関係があるストレスと脳

　適度なストレスは毎日の生活に刺激ややりがいをもたらし、心身を強くさせてくれます。しかし、過度なストレスを長期にわたって受けると、心身にダメージを与え病気を引き起こします。ダメージを与えるストレスには、「人間関係などの精神的なもの」と「疲労、睡眠不足、気温の変化、病気やケガなど心身的なもの」の2つがあります。

　ストレスは脳の視床下部へと伝わります。その後、視床下部から下垂体、副腎系へと伝わります。下垂体と副腎は、ストレスの信号に反応してホルモン分泌をします。そして、もうひとつが交感神経で、交感神経とホルモン分泌が心臓や筋肉などに働きかけ、ストレス反応を起こします。その結果、心拍数や呼吸数が増加し、血圧が上昇するという反応が体に起きます。ストレス反応が長期間続くと、免疫力が低下したり、うつ病になったり、自律神経などに障害が起こりやすくなります。

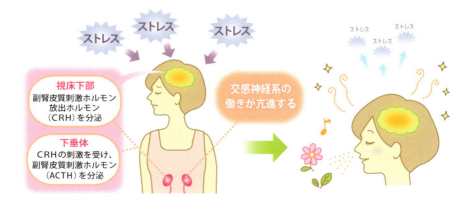

心／ストレス

ストレスとセロトニン

　私たちの心は脳が支配しています。「喜び」「幸せ」「悲しみ」といった喜怒哀楽の感情は脳が判断して起こるものだということがわかっています。それでは、私たちがストレスを感じているとき、脳の状態はどのようになっているのでしょうか？　喜怒哀楽を感じるとき、脳内ではさまざまな脳内神経伝達物質が分泌されます。ストレスと密接な関係にあるのが「セロトニン」という脳内神経伝達物質で、精神を安定させる働きがあります。

◆ セロトニンの主な働き

❶ **平常心の維持** ドーパミンやノルアドレナリンによる興奮を抑え、適度にコントロールできている状態で、自分を冷静に見つめられる。

❷ **冷静な覚醒** 理想的な覚醒状態を保つことができる。

❸ **痛みの軽減** セロトニンは脳内で鎮痛剤の役割がある。セロトニンを活性化させることで、痛みの伝達を抑えることができる。

　このようにセロトニンが正常に分泌されていると、脳は平静を保ち、心は安定し、痛みに強いということがわかります。

精油でセロトニン分泌を充実

　セロトニンが十分に分泌されていれば脳と心の安定化ができ、ストレスによる体の不調や感情の乱れがなくなります。そこで思い出してほしいのが、精油は精神や心への働きがあるということです。香りを嗅ぐことにで扁桃体が刺激され、感情が変化します。感情の変化は脳内の神経伝達物質の変化によるものなので、精油は脳内の神経伝達物質を変化させることがわかります。ストレスに強い状態をつくるには、セロトニンを分泌する精油を上手に使用するのがカギとなります。

◆ セロトニンと関係する精油

● カモミール・ローマン　　● ラベンダー　　● ネロリ　　● マージョラム　など

心／ストレス

疲弊

何もしたくない、眠いのに眠ることができない、息苦しいというような症状はストレスが原因となっている場合が多く、症状も人によりさまざまです。症状の原因となっていることを見つめ、ストレスから解放されるアプローチの方法を見つけて、本来のあなたらしさを取り戻しましょう。

【お勧めの精油】
鎮静、鎮痛、鎮痙、健胃、消化促進、駆風、肝臓強壮、加温、体液循環促進、精神強壮、免疫強壮作用のある精油

イランイラン、カモミール（ローマン）、オレンジ（スイート、ビター）、グレープフルーツ、ジュニパー、ゼラニウム、ティトゥリー、ブラックペッパー、フランキンセンス、ペパーミント、ベルガモット、ニアウリ、マージョラム、ユーカリ（グロブルス、ラディアタ）、ラベンダー、ラヴィンサラ、ラバンジン、ローズウッド、ローズマリーなど

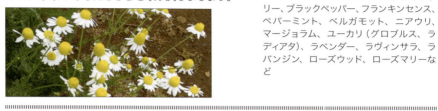

62 とことんリラックスしたいときの空間づくり

何もしたくない……とにかく心を落ち着けてリラックスしたいというときには、自分が心地よいと感じる香りに包まれるのが1番！　参考までにリラックス系のレシピをご紹介しましょう。

・ディフューザー、アロマポットなど
・ローズウッド＋ラベンダー＋フランキンセンス

※ 滴数は部屋の広さによって調整する。

63 元気ハツラツになりたいときの空間づくり

リラックスもしたいけれど、元気を取り戻して活動的になりたいときにお勧めのレシピです。

・ディフューザー、アロマポットなど
・ジュニパー＋サンショウ（またはクローブ、シナモン）＋レモン

※ 滴数は部屋の広さによって調整する。

64 自律神経のバランスを整える！　脊柱温湿布

脊柱を温めることで自律神経のバランスを取ることができます。家族やパートナーに脊柱にオイルを塗布してもらい、そのあと温湿布をします。

・温湿布（つくり方は174頁）
・植物オイル5ml
・ラベンダー2滴＋ベルガモット2滴

つくり方 植物オイルに精油を垂らす。
※ 脊柱または背中全体にオイルを塗布し（できればトリートメントをしてもらうとさらにいい）、そのあと温湿布をビニール袋に入れて、脊柱の上に置く。温湿布が冷めるまでリラックスする。

心／ストレス

呼吸が浅い

吸ったときに新鮮な酸素を取り入れ、吐くことで体の二酸化炭素や不要なものを排出することは、あたりまえにできるように思えますが、自律神経が乱れると呼吸が浅くなり、どこか落ち着かなくなってしまいます。アロマセラピーで深くしっかり呼吸できるようにケアしましょう。

【お勧めの精油】
鎮静、鎮痛、鎮痙、健胃、消化促進、加温、体液循環促進作用のある精油

イランイラン、カモミール・ローマン、オレンジ（スイート、ビター）クラリセージ、グレープフルーツ、ジュニパー、フランキンセンス、ペパーミント、ベルガモット、マージョラム、ユーカリ（グロブルス、ラディアタ）、ラバンジン、ラベンダー・スパイク、ローズウッド、ローズマリー、ユズ、サンショウ、ゲットウなど

65　睡眠中も香りを楽しもう！呼吸を整える芳香浴

- ディフューザー、アロマポット、ティッシュなど
- フランキンセンス＋ラバンジン

呼吸が浅くなる原因のひとつとして、睡眠不足があります。深く質のいい睡眠をとるためにも、心地いい香りに包まれながら休みます。

※ 精油の滴数は部屋の広さにより調整する。

66　呼吸が上手にできないときのカンタン芳香浴

- ティッシュ
- ペパーミントまたはラベンダー・スパイク

何となく息苦しさを感じたら、まずは大きく息を吐いてみましょう。息を吸いながら精油成分を取り入れます。スッキリとした気分になる香りがお勧めです。

※ ティッシュに精油を垂らして深呼吸する。

67　苦しさをストップ！呼吸スッキリミツロウクリーム

- ミツロウクリーム（つくり方は170頁）
- ユーカリ（ラディアタ、グロブルス）3滴＋ニアウリ4滴＋ジュニパー3滴

万能なミツロウクリームはさまざまなところに使用でき、外出先でも臨機応変に使用することができます。リップ、毛先の乾燥ケアに使用すると同時に鼻の苦しさをストップする手助けとなります。

つくり方 ミツロウクリームに精油を垂らす。

※ 香りを楽しめるところであれば、好きなところに塗布して大丈夫。

気持ちのコントロール

不安、落ち込み、心配などネガティブな気持ちを抱くことは誰にでもありますが、いつまでも同じ気持ちのままでは、新たなチャンスを逃してしまうばかりか前に進むことができません。気持ちを上手に切り替えましょう。

【お勧めの精油】
精神強壮、免疫強壮、加温、体液循環促進、頭脳明晰化、鎮静、鎮痛、鎮痙、健胃、消化促進作用のある精油

ジュニパー、サイプレス、ゼラニウム、グレープフルーツ、イランイラン、カモミール・ローマン、オレンジ（スイート、ビター）クラリセージ、フランキンセンス、ペパーミント、ベルガモット、マージョラム、ユーカリ（グロブルス、ラディアタ）、ラバンジン、ラベンダー・スパイク、ローズウッド、ローズマリー、ローレル、ローズ、ネロリ、ユズ、サンショウ、ゲットウ、クスノキ、ニオイコブシなど

68 気持ちがざわざわしたら！集中力アップ芳香浴

考えごとや心配ごとが多いと、ひとつのことになかなか集中できません。1度心を落ち着かせて、頭脳明晰化作用のある香りで頭をクリアにします。

- ディフューザー、アロマポット、ティッシュなど
- レモン2滴＋ローズウッド1滴＋マージョラム1滴

※ 精油の滴数は部屋の広さにより調整する。

69 集中力アップ！香りでプチ瞑想

静かな場所で背筋を伸ばし、香りを感じながら少しの時間瞑想してみましょう。雑念が取り払われ集中力がアップします。

- ディフューザー、アロマポット、ティッシュなど
- サンダルウッド1滴＋シダーウッド1滴＋マンダリン1滴

※ 精油の滴数は部屋の広さにより調整する。

70 過度な心配があるときのハンドトリートメント

洋服を着たまま気軽にできます。トリートメントするラインを意識して行うことで経絡を刺激し、気持ちが楽になります。

- 小皿
- 植物オイル5ml（1回分）
- オレンジスイート1滴＋クロモジ2滴

つくり方 植物オイルに精油を垂らす。
※ ハンドトリートメントは190頁。

71 憂鬱な気分から脱出！気持ちが明るくなるオイル

いつでもどこでも使えるように少量つくって、ポーチに1本入れておきましょう。耳の後ろや手首などにつけると香水の代わりに使えます。

- ドロッパーつき遮光ビン（5ml）またはロールオン（5ml）
- 植物オイル4.5ml
- ローズ1滴＋グレープフルーツ1滴＋フランキンセンス1滴

つくり方 植物オイルに精油を垂らす。

心／ストレス

72 気持ちのデトックス！心の断捨離オイル

ネガティブな感情や思い出は全部吐き出しちゃいましょう。心のデトックスをしてゆとりを持つことで、新しい気づきやチャンスが訪れるかも。

- ・小皿
- ・植物オイル 5ml（1回分）
- ・ローズ1滴＋サイプレス1滴＋ベルガモット1滴

つくり方 植物オイルに精油を垂らす。

※ 胸骨のトリートメントをする。

73 お散歩した気分！気分転換アロマスプレー

外出する時間はないけれど、ちょっと気分転換してリフレッシュしたいときに便利なアロマスプレー。森の中を歩いているようなイメージで思わず深呼吸したくなります！

- ・スプレー容器 30ml
- ・アルコール水（無水エタノール3ml＋精製水27ml）
- ・青森ヒバ8滴＋サイプレス5滴＋ラベンダー7滴＋ライム5滴

つくり方 アルコール水に精油を垂らす。

※ 噴霧用のため、濃度が高いので皮膚につかないように注意する。

74 ストレスで頭が痛い！頭痛用オイル

ストレスを感じると自律神経が乱れ、頭痛になることがあります。痛みとストレスから解放されるオイルです。

- ・ドロッパーつき遮光ビン（5ml）（つくり置き用）
- ・植物オイル 4.5ml
- ・ペパーミント1滴＋ラベンダー1滴

つくり方 植物オイルと精油を垂らす。

※ 痛い部分に塗布する。

75 試験やプレゼン前に！緊張しすぎる人のリラックスオイル

本番に向けて準備してきたのに、緊張しすぎて集中できない、考えていることを伝えられないなんてことがないように、平常心を保って、本番に望めるようにします。

- ・ドロッパーつき遮光ビン（5ml）（つくり置き用）
- ・植物オイル 4.5ml
- ・ローレル1滴＋ラベンダー・スパイク1滴＋オレンジ・スイート1滴

つくり方 植物オイルに精油を垂らす。

※ 耳の後ろなどに塗布し、深呼吸しながら香りを感じる。

76 がんばって成し遂げたい！アロマスプレー

ここ1番にがんばりたいときに、刺激的でやる気がアップするスプレー。

- ・スプレー容器（30ml）
- ・アルコール水（無水エタノール3ml＋精製水27ml）
- ・ユーカリ・グロブルス7滴＋シナモン3滴＋レモングラス5滴

つくり方 アルコール水に精油を垂らす。

※ 噴霧用のため、高濃度なので皮膚に塗布しないよう注意する。
※ 使用前によく振る。

11 肌 皮膚

正しいケア方法を身につけて実践すること、精神面を良好に保つことで、見た目年齢を上げずにいつまでも若々しい姿でいることができます。毎日のちょっとしたお手入れの積み重ねが、見た目年齢の差となり将来あらわれます。毎日簡単にできるものから週に1回のスペシャルケアまで、添加物を一切含まないアロマセラピーでできる方法を見ていきます。

皮膚のメカニズム

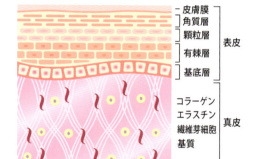

皮膚の構造

全身を覆っている皮膚の厚さは、約1.4mmです。表面積は1.6m²という巨大な皮膜で、体内で1番大きな臓器です。皮膚は、「表皮」「真皮」「皮下組織」の3つの層に分かれていて、皮膚の付属器官として、汗腺、皮脂腺、末梢神経などが存在します。表皮は4つの層（右図）と皮膚膜から成り立ち、28日周期でターンオーバーを繰り返します。真皮は表皮の下にあり、皮膚の厚さの95％を占め、皮膚の張り・弾力に最も関係の深い部位です。皮下組織は表皮と真皮を支えている最も内側にある組織で、静脈と動脈が通り、皮膚組織の栄養を届け、老廃物を運ぶことから、栄養バランス、ホルモン、ストレスの影響を受けます。

美肌の5原則「うなはたけ」

美しい肌の条件は、「潤い」「滑らか（キメが細かい）」「張り（ツヤ）」「弾力」「血色のいい（透明感）」があること。この条件の頭文字を取り「うなはたけ」という美肌の5原則があります。肌は内臓の状態を映し出します。自分の肌状態にあわせたスキンケアを行うと同時に、体内のケアもアロマセラピーで行いましょう。心地いい香りに包まれながらのスキンケアは、美肌効果があるだけでなく心も豊かになります。

美容／皮膚

しわ

年齢とともに少しずつ現れてくる小じわは、自分だけではなく人から見ても加齢を感じる部分です。乾燥が原因なので、乾燥肌のケアを含めたトリートメントで、浅い小じわなら早めの対応をして、なかったことにしちゃいましょう。

【お勧めの精油】
保湿、皮膚軟化、細胞成長促進、収斂作用のある精油

カモミール・ローマン、パルマローザ、ラベンダー、フランキンセンス、キャロットシード、ローズウッドなど

77　お肌がふっくら！潤いフェイシャルオイル

乾燥が気になるのは冬だけではありません。紫外線による肌へのダメージ、冷房による乾燥など、肌が乾燥するタイミングは1年中あります。簡単に毎日できるフェイシャルオイルトリートメントをぜひマスターしましょう。

- 遮光ビン（30ml）
- 植物オイル30ml（つくり置き用）
- ローズウッド5滴＋パルマローザ3滴＋フランキンセンス3滴

つくり方 植物オイルに精油を垂らす。
※ 朝でも夜でも使用できる。
※ 素肌の状態でフェイシャルトリートメントをする（187頁）。
※ 使用後は、通常の基礎化粧品を塗布する。
※ 毎日やる場合、3分くらいでできるように練習しておく。

78　基礎化粧品にもオイルをプラス！　朝のオイル

基礎化粧品に手づくりのオイルをプラスしてみましょう。つけるタイミングは、ローション→オイル→クリームです。乳化剤の入っている乳液などの使用を避けることで、お肌が潤います。

- 遮光ビン（30ml）
- 植物オイル30ml（つくり置き用）
- ローズマリー・シネオール3滴＋ゼラニウム4滴＋フランキンセンス3滴

つくり方 植物オイルに精油を垂らす。
※ お肌が潤うくらいの量を塗布する。乾燥気味の部位は重ね塗りする。

79　基礎化粧品にもオイルをプラス！　夜のオイル

入浴後、基礎化粧品にオイルをプラスしましょう。乳化剤などが入っていない天然素材のものを使用します。たっぷり塗布したあと、パッティングで浸透させることが大切です。夜はリラックス系の香りがお勧め。

- 遮光ビン（30ml）
- 植物オイル30ml（つくり置き用）
- カモミール・ローマン2滴＋ラベンダー5滴＋サンダルウッド4滴（またはサイプレス）

つくり方 植物オイルに精油を垂らす。
※ 肌が潤うくらいの量を塗布する。乾燥気味の部位は重ね塗りする。

美容／皮膚

敏感肌

敏感肌タイプは、ほかの人が刺激を感じないものでも皮膚に刺激を感じ、赤くなったりヒリヒリしたりしてしまいます。クリームを塗るなどの肌を保護するケアだけでなく、使用している基礎化粧品、洗顔方法などの見直しをすることが大切となります。肌に優しいナチュラル素材を使用し、まずはバリア機能を高めること。次に栄養を与えて、丈夫な皮膚づくりをしましょう。

【お勧めの精油】
皮膚軟化、癒傷、瘢痕形成、細胞成長促進、収斂作用のある精油

カモミール（ジャーマン、ローマン）、イランイラン、オレンジ・スイート、キャロットシード、コパイバ、サンダルウッド、ジャスミン、ゼラニウム、パルマローザ、プチグレン、フランキンセンス、ベンゾイン、マンダリン、ミルラ、メリッサ、ヤロウ、ラベンダー、ローズ（アブゾリュート、オットー）、ローズウッド、ニオイコブシ、クロモジなど

80　ヒリヒリしない！バリア機能回復オイル

素肌の状態でいきなりオイルを塗布せず、芳香蒸留水を皮膚に塗布してからオイルトリートメントをします。手のひらにたっぷりの量のオイルを取って、やさしくトリートメントします。

- 遮光ビン（30ml）
- 植物オイル30ml（つくり置き用）
- カモミール・ローマン2滴＋ベンゾイン3滴＋パルマローザ3滴

つくり方 植物オイルに精油を垂らす。

※ オイルが浸透しやすいので、途中で足りなくなったらオイルを追加する。
※ トリートメント後は、ホットタオルを使ってオイルをさらに浸透させるとなおいい。

81　外出先で乾燥が気になるときに！　乾燥ケア用ミツロウクリーム

外出先では乾燥する場所が多いので、どうしても肌が乾燥気味になります。そんなときは、ミツロウクリームを塗布します。乾燥は肌のトラブルをまねくため、とにかく乾燥を防ぐようにします。ファンデーションの上からでも塗布できます。

- ミツロウクリーム（つくり方170頁）
- ジャスミン2滴（またはローズ2滴）＋ラベンダー4滴＋ミルラ2滴

つくり方 ミツロウクリームに精油を垂らす。

※ ミツロウクリーム塗布後のべたつきが気になる場合、上から芳香蒸留水を塗布することでサラッとした肌触りとなる。

82　洗顔で肌が変わる！ソープ

とにかく皮膚への刺激を少なくしたいので、洗顔もたっぷりの泡でやさしくなでるようにします。特にすすぎをたっぷり、最低でも30回は流水で洗い流すようにします。

- 手づくりソープ（つくり方は172頁）
- カモミール・ローマン、ラベンダーなどがお勧め

※ すすぎは手を肌につけないようにして、水だけで洗い流す。

美容／皮膚

オイリー肌・硬化肌

肌のべたつきが気になるオイリー肌、硬くなった肌の人は、オイルの使用を避ける傾向にありますが、実はオイルによるケアが向いています。皮脂分泌バランスを調整するものや、皮膚軟化作用のある精油を中心に選ぶと、肌の変化を感じることができます。

【お勧めの精油】
皮膚軟化、癒傷、瘢痕形成、細胞成長促進、収斂作用のある精油

カモミール・ローマン、サンダルウッド、シダーウッド、ジャスミン、ネロリ、レモン、フランキンセンス、ベルガモット、ベンゾイン、ミルラ、ユーカリ・ラディアタ、ラベンダー、ラバンジン、ローズマリー・シネオール、ハッカ、ニオイコブシ、ユズ、ゲットウなど

83　毛穴の汚れもスッキリ！クレイパック

オイリー肌タイプは、皮脂の分泌が盛んです。皮脂が酸化したものや汚れが毛穴に詰まっていることが多いので、まずは毛穴のお掃除をしましょう。これだけでも肌がかなり違ってくるはずです。

- ・クレイパック（つくり方は171頁）
- ・ゲットウ1滴＋サイプレス1滴

※ クレイパックは入浴時に行う。
※ 顔も首も同時にパックする。

84　キュッと毛穴引き締め＆皮脂分泌バランスオイル

クレイパックで毛穴の汚れを取り除いたあとは、精油は収斂作用で毛穴を引き締め、皮脂分泌バランス作用で肌全体のバランスを整えます。

- ・遮光ビン（30ml）
- ・植物オイル30ml（つくり置き用）
- ・ローズマリー・シネオール3滴＋コパイバ4滴＋ラバンジン4滴

※ オイルの量もたっぷり使う。

85　気分爽快！毛穴引き締めローション

洗顔後、たっぷりの量を塗布してお肌に浸透させましょう！　清涼感のある香りとさっぱり感が気分も爽快にさせてくれます！

- ・スプレー容器（30ml）
- ・芳香蒸留水（ラベンダーがお勧め）30ml
- ・フランキンセンス4滴＋サンダルウッド3滴＋ユーカリ・ラディアタ1滴

つくり方 芳香蒸留水に精油を垂らす。
※ 使用前に必ずよく振る。

美容／皮膚

ニキビ

ニキビの1番の原因はアクネ菌という細菌です。これは毛穴の汚れからくるものです。ほかにも、ストレス、便秘、使用する化粧品、シャンプーなど、さまざまな原因が考えられます。基本となるケアは「肌を清潔に保つこと」に尽きます。敬遠されがちですが、オイルは毛穴につまった汚れを浮かびあがらせる作用もあるため、とても有用です。

【お勧めの精油】
抗菌、抗真菌、癒傷、癒痕形成、細胞成長促進、収斂作用のある精油

ティトゥリー、シダーウッド、ミルラ、ユーカリ（グロブルス・ラディアタ）、ラベンダー、レモングラス、ローズウッド、グレープフルーツ、サイプレス、サンダルウッド、ジュニパー、ゼラニウム、フランキンセンス、ペパーミント、レモン、ローズマリー・シネオール、ローズ、カモミール・ローマン、ベルガモット、ゲットウ、ユズなど

86　リラックスしながら殺菌！フェイシャルサウナ

毛穴の汚れもスッキリ落とすことができ、肌サッパリ！　毛穴の汚れが取れることで美白効果もあり、香りの作用も気持ちがいい。週2〜3回のホームケアを。

- 洗面器と湯
- ティトゥリー1滴＋ラベンダー1滴

つくり方　湯に精油を垂らす。

※ 湯に直接顔をつけるのではなく、蒸気をあびる。
※ 洗面器にお湯と精油を入れ、目を閉じ顔に洗面器からの蒸気をあてる。蒸気がにげないよう、バスタオルを頭からかぶるといい。素肌の状態で蒸気を浴び、蒸気が出なくなるまで3〜5分続ける。

87　ニキビのときも大丈夫！殺菌＆お肌が生まれ変わるオイル

ニキビができているときにオイルを使うのは、皮膚に悪影響があるのではないかと心配になりがち。抗菌、細胞成長促進作用を含む精油を使用することで、ニキビをしっかりケアすることができます。

- 遮光ビン（30ml）（つくり置き用）
- 植物オイル30ml
- シダーウッド3滴＋フランキンセンス5滴＋ベルガモット3滴

つくり方　植物オイルに精油を垂らす。

※ 光毒性のあるベルガモットを含むため夜に使用する。
※ 朝使用するときは、「ベルガモット3滴」を「ゼラニウム3滴」に変更する。

88　あごのニキビ！　ホルモンバランス調整オイル

ニキビは顔のどの部位にできるかで、できる原因が違います。あごやフェイスラインにできるニキビは、ホルモンバランスの乱れかストレスが原因です。

- 遮光ビン（30ml）（つくり置き用）
- 植物オイル30ml
- ラベンダー4滴＋ゼラニウム＋3滴＋ゲットウ3滴

つくり方　植物オイルに精油を垂らす。

美容／皮膚

美白・しみ

若いころの日焼けでできてしまったしみや、日ごろの疲れでくすみがちな肌をどうにかしたいとき、漂白作用や細胞成長促進作用のある精油を上手に使いましょう。肌のターンオーバーをしっかりし、くすみを取り除くことで少しずつ変化を感じます。漂白作用は柑橘系に含まれているものが多いため、使用する時間帯を考慮し、根気よく継続的なケアを心がけましょう。

【お勧めの精油】
漂白、細胞成長促進、皮膚軟化作用のある精油

セロリ、ラベンダー、ローズウッド、キャロットシード、パルマローザ、グレープフルーツ、レモン、サイプレス、サンダルウッド、ゼラニウム、フランキンセンス、ローズマリー・シネオール、ローズ、カモミール・ローマン、ベルガモット、オレンジ・スイート、ユズなど

89　全身のしみケアに！美白ローション

全身にたっぷり使え、おまけに肌がスッキリして気持ちいい。とにかくケチらずたっぷり皮膚に塗布するのがポイント。

- スプレー容器(30ml)（つくり置き用)
- 芳香蒸留水 30ml
- セロリ3滴＋グレープフルーツ5滴＋ラベンダー4滴

つくり方 芳香蒸留水に精油を垂らす。

※ 使用前に必ずよく振ってから皮膚に塗布する。
※ セロリの香りが苦手な場合、オレンジ・スイート、レモン、ベルガモット、ユズ、ライムなどに変更しても大丈夫。使用は夜のみ。

90　毛穴の汚れを取りながら美白！フェイシャルオイル

フェイシャルケアをするなら、同時にたくさんのうれしい作用があると毎日やる気になり、ケアを継続することができます。

- 遮光ビン（30ml）（つくり置き用)
- 植物オイル 30ml
- ゲットウ3滴＋フランキンセンス5滴＋ベルガモット2滴（ほかの柑橘系でも代用可)

つくり方 植物オイルに精油を垂らす。
※ フェイシャルトリートメントは 187 頁。

91　透明感がよみがえる！美白ハーブティー

美白作用をメインにハーブを選び、リラックスや利尿作用があるハーブをサブ的にチョイスすると、うれしい効果がたくさん期待できます。

- ローズヒップ1杯＋ローズ1杯＋レモングラス1杯

つくり方 ハーブをポットに入れて湯を注ぎ、5分以上蒸らす。
※ 1杯の目安はティースプーン。

美容／皮膚

老化肌

お手入れをさぼっていると、突然しわやたるみが表面化し、一気に老け顔になってしまうこともあります。早急なスペシャルケアをしましょう。

【お勧めの精油】
皮膚軟化、漂白、細胞成長促進、保湿、収斂、体液循環促進作用のある精油

キャロットシード、パルマローザ、グレープフルーツ、レモン、サイプレス、サンダルウッド、ゼラニウム、フランキンセンス、ローズマリー・シネオール、ローズ、カモミール・ローマン、ベルガモット、オレンジ・スイート、ユズ、セロリ、ラベンダー、ローズウッド、ゲットウなど

92　キュッと引き締まった肌！リフトアップオイル

たるみケアは顔だけでなく、頭、首、鎖骨下も同時にやると、効果が断然違います。

- 小皿
- 植物オイル10ml（1回分）
- ローズ（アブゾリュート、オットー）1滴＋ローズマリー・シネオール1滴＋フランキンセンス2滴

つくり方 植物オイルに精油を垂らす。
※ フェイシャルトリートメントは187頁参照。

93　血流アップで潤いアップ！フェイシャルオイル

冷え性タイプの人は、血行不良によって栄養と酸素が届けられずに、肌がくすみがちになります。肌のターンオーバーをするには、血行をよくして皮膚に栄養を届けるようにします。

- 小皿
- 植物オイル10ml（1回分）
- サンダルウッド1滴＋ゼラニウム2滴＋カモミール・ローマン1滴

つくり方 植物オイルに精油を垂らす。
※ フェイシャルトリートメントは187頁参照。

94　こわばった筋肉をほぐす！表情美人オイル

顔の筋肉も疲労します。こわばった筋肉は表情をつくりにくくし、不愛想に見えるときもあるので、日ごろ動かしている筋肉をほぐします。

- 小皿
- 植物オイル10ml（1回分）
- ラベンダー2滴＋ローズウッド1滴

つくり方 植物オイルに精油を垂らす。
※ 特に咬筋（歯を食いしばったときに硬くなる筋肉）と頬骨周辺の筋肉がこわばると硬くなりやすい部位を念入りに。

95　週1回のスペシャルケア！ホットローズパック

毎日のケアにスペシャルケアをプラスし、さらに潤い透明感のあるお肌を手にいれましょう！香りの作用もプラスされ、女性性を高めながら魅力ある女性へ。

- ミツロウクリーム（つくり方は170頁参照）
- ホットタオル
- ローズ（アブゾリュート、オットー）1滴

※ 素肌にたっぷりとミツロウクリームを塗布して、フェイシャルトリートメントを行う。顔にラップをした上にホットタオルを冷めるまで乗せ、ミツロウクリームをやさしくふき取り終了。

美容／皮膚

日焼け・唇

日焼けは「百害あって一利なし」。うっかり焼けてしまっても、すぐに対応すれば乾燥やしみを防止することができます。肌だけではなく唇のダメージケアもアロマセラピーで行いましょう。ポイントは、日焼けしたら時間を空けず、すぐにケアをすること。そして、日ごろから紫外線に強い肌づくりをすることも大切です。

【お勧めの精油】
鎮静、皮膚軟化、漂白、細胞成長促進、保湿、収斂作用のある精油

キャロットシード、パルマローザ、グレープフルーツ、レモン、サイプレス、サンダルウッド、ゼラニウム、フランキンセンス、ローズマリー・シネオール、ローズ、カモミール・ローマン、ベルガモット、オレンジ・スイート、ユズ、セロリ、ラベンダー、ローズウッド、ゲットウなど

---

96 ひんやり気持ちいい！ ほてりをしずめるジェル

日焼けしたあとは、アロエジェルに精油を入れたものを冷蔵庫で冷やしてから、ほてっている部位に塗布するとひんやりクールダウンになって気持ちがいいです。

- フタつき容器30g（つくり置き用）
- 市販のアロエジェル30g
- ラベンダー3滴+カモミール・ローマン2滴

つくり方 アロエジェルに精油を垂らす。
※ 全身に使用できる。
※ 保存期間2週間。

---

97 リラックスしながら日焼けケア！ ほてりをしずめるローションパック

日焼けしてほてっている肌は、まずしっかり冷やして潤いを与えることが大切です。ローションパックでリラックスしながらケアします。日焼けあとの疲れにもアプローチできます。

- ローション用フェイスシート
- ラベンダー蒸留水（ネロリでも可）10〜30ml
- ラベンダー1滴+ローズウッド1滴

つくり方 小皿に蒸留水と精油を入れ、よく混ぜてフェイスシートを浸す。
※ 顔にフェイスシートを15分塗布する。

---

98 冬に強い味方！ スペシャルリップパック

ミツロウクリーム、または植物オイルに精油を希釈したオイルを唇に塗布してオイルを浸透させていき、そのあとはラップで唇を覆います。10分ほどするとプルンとふっくら唇になります。

- ラップ
- 乾燥用ブレンドオイル（植物オイル30mlにラベンダー7滴+ローズウッド4滴+カモミール・ローマン2滴）

※ 唇にオイルまたは、81のミツロウクリームを塗布し、よく浸透させるようにマッサージし、ラップを上から乗せて5〜10分放置する。
※ 唇、フェイス、ボディ兼用。

美容／皮膚

目の疲れ

パソコン、スマートフォンの多用は、目を酷使するだけでなく、目の周辺のしわを増やすなど老化の原因となります。目がショボショボしてきたら、血行促進作用とリラックス作用のある精油で、目の周辺筋肉の緊張をほぐし、活性化させましょう。

【お勧めの精油】
血行促進、鎮静、保湿、体液循環促進作用のある精油

ジュニパー、ローズマリー・シネオール、ゲットウ、ヒバ、イランイラン、コパイバ、コリアンダー、サイプレス、ゼラニウム、パルマローザ、フランキンセンスなど

99　目がショボショボ！充血解消温湿布

目を酷使していると目が乾燥してショボショボしてきます。おまけに充血して目が真っ赤になります。目は口ほどにモノをいうので、疲れが表面化しないように目もしっかりケアします。

- 温湿布（つくり方は174頁）
- ラベンダー 4滴

つくり方 温湿布に精油を垂らす。

※ 直接タオルをまぶたの上に塗布するので、皮膚刺激の低い精油を選ぶ。

100　目の周辺がピクピク緊張！目ヂカラアップオイル

目の周辺は筋肉のため、目を酷使することで目の周辺筋肉もこります。こることで血行不良となり、目の下にクマができてしまうことも。目の周辺はデリケートな部分なので注意が必要ですが、ぜひ正しいトリートメントを毎日続けていきましょう。鎮痛作用のある精油をメインに選びます。

- 遮光ビン（30ml）（つくり置き用）
- 植物オイル 30ml
- カモミール・ローマン 3滴＋コリアンダー 4滴＋ヒバ 3滴

つくり方 植物オイルに精油を垂らす。

※ 目の周辺トリートメントは188頁。
※ トリートメント後は、温湿布（174頁）をするとさらに効果が実感できる。

101　みるみるスッキリする！頭皮のツボ押し＆芳香浴

頭皮にはたくさんの経穴があり、頭皮を刺激することで疲れが和らぎますが、特に「頭皮3ラインの圧迫」（頭皮のトリートメント・194頁）を刺激することで、目がスッキリします。ラベンダーの原液を3ラインに少量ずつ塗布するのも有用ですが、好きな香りで芳香浴を楽しみながら行うのもお勧めです。

- ラベンダー原液塗布

※ ラベンダーを使用しない場合、好きな香りで芳香浴をしながら行うといい。

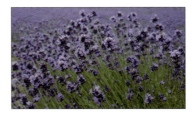

こんなに対応できる！「アロマでできる165の症状レシピ」

美容／頭皮・髪

12 頭皮・髪

髪がパサついたり、張りやコシがなくなる……昔は直毛だったのにクセ毛になってきたなど、肌と同じように加齢とともに毛髪の変化を感じることが多くなるのは自然のこと。しかし、そこを何とか食い止めるためにアロマセラピーでケアをしましょう。肌も体型も昔とそんなに変わらないのに老けて見えてしまう。ピンときた人は、さっそく髪のケアをはじめてみましょう。

毛髪と頭皮のメカニズム

毛髪は80〜90％がケラチンというたんぱく質、残りはメラニン色素、脂質、水分などで構成されています。3層で構造されており、それぞれが違った構造をしています。

キューティクルは髪の内部を保護する役目があり、キューティクルがはがれることで髪のダメージが進行します。

頭皮は皮膚なので、「表皮」「真皮」「皮下組織」の3層構造になっています。毛細血管から髪に栄養が運ばれるため、毛細血管の活性化が健康な毛髪を維持するのに大切です。髪の毛にはメラニンがあり、メラニンの量が多いと髪の毛の色は濃くなり、少ないと白髪となります。

◆ 髪の3層構造

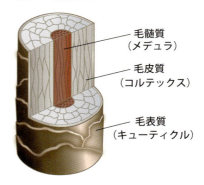

- 毛髄質（メデュラ）
- 毛皮質（コルテックス）
- 毛表質（キューティクル）

毛髪ダメージの原因と対応

髪の毛も肌と同じようにターンオーバーを繰り返します。髪の毛ダメージは生活環境、カラーリング、紫外線、ドライヤーの熱、ブラッシングなどによります。ダメージからの回復には、頭皮の状態に応じたケアとストレスを軽減することも大切です。

◆ 頭皮と毛根の構造

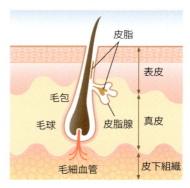

- 皮脂
- 表皮
- 毛包
- 毛球
- 皮脂腺
- 真皮
- 毛細血管
- 皮下組織

美容／頭皮・髪

ダメージ髪・白髪

毛髪の健康を保つには、栄養を毛髪にしっかりと届けることが大切です。そのためには、頭皮を清潔に保ち、ターンオーバーをしっかりすること。そして、血流をよくし、毛細血管からしっかりと栄養を受け取れるようにする必要があります。

【お勧めの精油】
血行促進、抗菌、収斂、細胞成長促進、皮膚軟化、体液循環促進作用のある精油

ジュニパー、ゼラニウム、サイプレス、シダーウッド、サンダルウッド、オレガノ、クローブ、コパイバ、ティトゥリー、ニアウリ、バジル、パルマローザ、ブラックペッパー、フランキンセンス、ペパーミント、ラベンダー、レモン、ベルガモット、ローズマリー・シネオール、ローレル、ローズウッド、ハッカ、ヒノキなど

102 毛穴の汚れをスッキリ！ヘア用オイル

ひとつの毛穴からは2〜3本の毛髪が生えています。汗をかいたり、空気中の汚れがついたり、頭皮の毛穴は想像以上に汚れているものです。たっぷりオイルを頭皮に塗り、毛穴の汚れを浮かびあがらせ、汚れを取り除くことから頭皮ケアをスタートさせます。

- 遮光ビン（30ml）
- 植物オイル30ml（つくり置き用）
- ジュニパー4滴＋レモン5滴＋パルマローザ3滴

つくり方 植物オイルに精油を垂らす。

※ 髪の毛よりも頭皮にオイルをたっぷりつける。頭皮に刺激を与えながら、頭皮全体をトリートメントする（トリートメント方法は194頁）。
※ 時間に余裕がある場合、オイルトリートメント後、ラップをしてさらに10分ほど放置しておくと、汚れだけでなく、頭皮をやわらかくすることができる。

103 早めのケアが大切！ストレスによる薄毛用オイル

ストレス、加齢、特に女性は出産後にホルモンバランスが変化することで薄毛に悩む人が多くなります。女性だけでなく男性もホルモンバランスの乱れによって同じ状態が起こるので、早めのケアをします。

- 遮光ビン（30ml）（つくり置き用）
- 植物オイル30ml
- タイプ別精油
  - **女性ホルモンバランス** ゼラニウム4滴＋イランイラン2滴＋パルマローザ4滴
  - **ストレス（リラックス系）** ローズウッド5滴＋フランキンセンス5滴＋ベルガモット2滴
  - **ストレス（元気になる系）** ペパーミント3滴＋コパイバ4滴＋クローブ2滴
  - **男性** サイプレス4滴＋ジュニパー4滴＋ローレル3滴

つくり方 植物オイルに精油を垂らす。

※ トリートメント方法は194頁。

美容／頭皮・髪

104 べたつき頭皮もスッキリ！洗髪後の頭皮スプレー

頭皮の血行を促すために、洗髪後はスプレーを頭皮にかけましょう。清涼感があり、収斂作用の高い精油を使用するといいでしょう。

- スプレー容器（30ml）（つくり置き用）
- 芳香蒸留水30mlまたはアルコール水（無水エタノール3ml＋精製水27ml）
- サイプレス5滴＋ペパーミント3滴＋フランキンセンス4滴

つくり方 芳香水に精油を垂らす。

※ 洗髪後、スプレーをして頭皮全体を軽くたたくように刺激する。

105 その日の気分にあわせて！無添加シャンプー

市販の無添加シャンプーに精油をブレンドして、オリジナルな香りでシャンプーしましょう。気分や頭皮のタイプにあわせて2〜3タイプつくり置きしておくと、バスタイムがさらに楽しくなります。

- プッシュ式空容器（30ml）（つくり置き用）
- 市販の無添加シャンプー
- タイプ別精油
  - **頭皮の血行促進作用を高める** ジュニパー4滴＋ローズマリー・シネオール3滴＋ゼラニウム4滴
  - **乾燥肌** カモミール・ローマン3滴＋ローズウッド5滴＋ラベンダー4滴
  - **脂性肌** サイプレス5滴＋ベルガモット3滴＋ブラックペッパー2滴

106 フケが気になる！皮脂バランスを取るシャンプー

フケは、頭皮が乾燥肌か脂性肌かでアプローチ方法が異なります。頭皮タイプにあうシャンプーを選び、しっかりとしたすすぎをすることが大切です。

- プッシュ式空容器（30ml）
- 無添加シャンプー 30ml
- タイプ別精油
  - **乾燥肌** ゼラニウム4滴＋ラベンダー5滴＋ローズウッド3滴
  - **脂性肌** ティトゥリー4滴＋ペパーミント2滴＋サイプレス3滴

つくり方 シャンプーに精油を垂らす。

※ 朝使用する際は、光毒性が含まれる柑橘系精油の入ったものを使用しないようにする。

107 パサつく毛先に！乾いた髪にも使える毛先用クリーム

キレイに身支度をしても、毛先が乾燥してパサついていると残念。毛先に擦り込むように少量使用します。

- ミツロウクリーム（レシピは170頁）
- パルマローザ3滴＋カモミール・ローマン2滴＋サンダルウッド3滴（またはシダーウッド）

※ 毛先につけるとフワッと香りも漂うので、保湿作用がある好みの精油を使用するのがお勧め。

美容／口腔

13 口腔

古代ギリシアでは、マスティハの木の樹脂を噛み、唾液の分泌を促し、マスティハに含まれる抗菌作用で口腔衛生や胃のケアをしていました。中東ではフランキンセンスの樹脂を噛むことで健康を維持するなど、その方法は古くから現在まで行われています。外界からのウイルスや菌の侵入口となる「のど」のケアばかりでなく、のどの手前にある口腔ケアもしっかりやりましょう。

口腔のメカニズム

口腔内のメカニズム

口腔は、粘膜が皮膚へと変わるくちびる、味覚を感じる舌のほかに、歯、唾液腺、頬、上下のあごなどから構成されています。口腔は、飲み物や食べ物を噛み、味わい、飲み込むほか、声帯から出た音を声や言葉にする働きを持っています。呼吸は鼻と口でできますが、鼻の過湿・防塵機能によって肺などが守られるので、口呼吸をしていると体に悪影響をおよぼします。舌を含めた口腔内は粘膜で覆われているので、ウイルスや菌の侵入もあります。

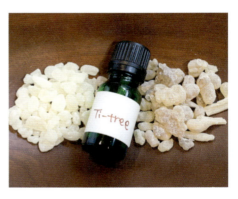

古代から口腔ケアに使われてきたマスティハ（左）、フランキンセンス（右）

精油の粘膜吸収

口腔内の粘膜で吸収されたものは、胃、腸、肝臓などを通過せずに直接血液中に浸透します。たとえば発作などを起こした場合、舌下錠（ぜっかじょう）の効果がすぐにあらわれるのは、舌も粘膜でできているので、粘膜からの吸収が優れているということになります。精油も同じように粘膜から吸収されるため、精油の持つ作用を期待できます。突然の歯痛、ストレスによる口内炎など応急処置としても利用方法が高いのが精油です。

こんなに対応できる！「アロマでできる165の症状レシピ」 253

美容／口腔

口腔ケア

口腔内のケアは簡単で短時間でできるものが多いので、毎日の生活に気軽に取り入れることができます。応急処置にもなる精油の使い方は、知っておくととても便利です。

【お勧めの精油】
抗菌、抗真菌、抗ウイルス、鎮痙、麻酔、収斂作用のある精油

ウィンターグリーン、オレガノ、クローブ、コパイバ、ティトゥリー、バジル、ペパーミント、ヤロウ、ユーカリ・ラディアタ、ゲットウ、ヒノキ、ハッカ、レモン、ベルガモットなど

---

108 急に激痛！歯の痛みに原液塗布

突然歯が痛みはじめたけれど、歯医者さんへ行くことができないときは、軽い麻酔作用のあるペパーミントの原液塗布がお勧めです。

- ペパーミント1〜2滴
- 綿棒

※ 綿棒にペパーミント1〜2滴塗布し、痛みのある歯の歯茎に塗布する。
※ 口周辺や手に精油が直接つかないよう注意する。

---

109 繰り返す口内炎に！うがい・原液塗布

ストレスや疲労の蓄積、胃腸の調子が悪いときにできやすいのが口内炎です。まずうがいを日ごろからするように心がけて予防します。

- コップ、水
- ティトゥリー1〜2滴

つくり方 水に精油を垂らす。

※ 口内炎ができてしまったら、綿棒にティトゥリー1〜2滴を塗布して、直接口内炎に塗布してみる。

---

110 食後の気になるブレスケアアロマスプレー

外出先などで歯磨きができないとき、ブレスケア用のアロマスプレーが便利です。

- スプレー容器（30ml）（つくり置き用）
- アルコール水（無水エタノール3ml＋精製水27ml）
- ペパーミント3滴＋レモン4滴

※ 口周辺の皮膚につかないように注意する。

---

111 歯茎のケアを！歯磨き粉

抗菌、抗真菌作用のある精油を使用して歯磨き粉をつくってみましょう！ 抗ウイルス作用は免疫力を高め、収斂作用は歯茎の引き締めにも役立ちます。

- フタつき容器（50g）
- 粗塩（小さじ1杯）＋クレイ（大さじ2杯）＋重曹（3g）＋ココナッツオイル（大さじ1.5杯）
- クローブ1滴＋ペパーミント1滴＋レモン2滴

つくり方 容器に材料と精油を入れて、よくブレンドする。

※ ココナッツオイルは23度以下で固まるが、固まっても使用に問題はない。

14 女性のライフスタイルとトラブル

女性ホルモンは一生にティースプーン1杯分と非常に少ない分泌量ですが、感情や体調をコントロールする大切なホルモンです。年齢とともに変化していくホルモンの変化は誰にでも起きます。精油には、女性ホルモンに似た作用を持つものが多く含まれるため、女性ホルモンのメカニズムを理解し、アロマセラピーを取り入れて上手に体の変化とつきあっていきましょう。

女性ホルモンのメカニズム

女性ホルモン

女性ホルモンには「卵胞ホルモン（エストロゲン）」と「黄体ホルモン（プロゲステロン）」の2つがあります。月経周期と深い関係があり、この2つのホルモンの分泌周期により体、感情、肌などの状態が異なります。女性ホルモンは視床下部の脳下垂体から指令を受けて、エストロゲンが卵巣の卵胞から分泌され、排卵後にプロゲステロンが黄体から分泌されます。視床下部や脳下垂体は感情面をコントロールしている部分でもあります。大きなショックなどのストレスを感じると、月経周期が乱れることがあります。また女性ホルモンが乱れることによる月経前症候群（PMS）は、涙もろくなるなど感情コントロールが難しくなります。

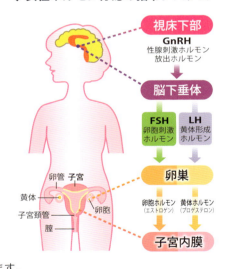

◆ 女性ホルモン分泌の指令システム

月経周期による、体・心・肌の変化

卵胞ホルモンと黄体ホルモンのそれぞれの周期で、どのような変化が「体」「感情」「肌」に起こるか比べてみましょう。

女性のライフスタイルとトラブル

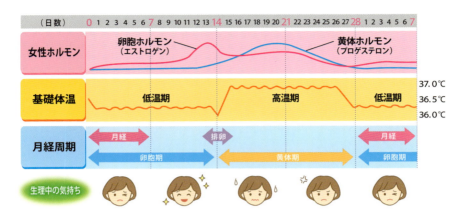

	月経中
体	・生理痛、倦怠感、吐き気など体の不調を感じる ・貧血気味になる　・むくみやすくなる ・免疫力の低下　・冷える
心	・不安や落ち込みがちになる ・神経質になる　・匂いに敏感になる
肌	・ツヤがなくガサつきがちで不調になる
	卵胞ホルモン（エストロゲン）中：月経後、排卵前まで。 卵胞ホルモン分泌が活性化する
体	・女性らしい体つきになる ・（思春期）女性生殖器が発達する ・むくみが取れ、活発に活動する
心	・活動的になる　・新しいことにチャレンジしたくなる ・ポジティブになる　・精神的に安定する
肌	・キメが細かくなる　・ツヤがでる ・メイクのノリもよい
	黄体ホルモン（プロゲステロン）中：排卵後から月経前まで。 黄体ホルモン分泌が活性化する
体	・むくみやすくなる、便秘がちになる ・子宮内膜が厚くなり妊娠を可能にする ・水分を停滞させる　・血行が悪くなる

女性のライフスタイルとトラブル

心	・自律神経が乱れやすくなる ・気分の浮き沈みが激しく、不安定になる ・やる気がでない
肌	・ニキビが増える　　　・化粧のノリが悪くなる ・血行不良によりくすみやクマが目立つ

　症状は人によって異なりますが、何だか調子が悪いと感じたときに、自分の生理周期を確認して上記の表と照らしあわせてみましょう。体、心、肌の変化を受け入れることで、上手に女性ホルモンとつきあうことができるようになります。妊娠中や授乳中の精油の使用は、「精油の禁忌」（54頁）をよく確認しながら行いましょう。

アロマセラピーでできること

❦ エストロゲン様作用とホルモンバランスを取る精油

　精油には、卵胞ホルモン（エストロゲン）に似た作用のある精油が多くあります。エストロゲン分泌が低下したときに起こる症状は、エストロゲン様作用とホルモンバランスを取る作用のある精油を使用することがとても有用です。

- イランイラン
- クラリセージ
- ジャスミン
- カモミール・ローマン
- ジュニパー
- ゼラニウム
- パルマローザ
- キャロットシード
- サイプレス
- シダーウッド
- マージョラム
- ミルラ
- ヤロウ
- ラベンダー
- ローズ　など

❦ 使用上の注意

　子宮筋腫などの婦人科系疾患で通院し、月経を起こさせない薬を内服している場合、エストロゲン様作用を含む精油は、薬と相反する作用があるため使用してはいけません。医師の診断をもとに、精油選びに注意しながらトリートメントを行いましょう。

女性のライフスタイルとトラブル

月経痛

月経直前から前半にかけて、プロスタグランジンという物質が増加します。プロスタグランジンは痛みを発する物質で、子宮の収縮を促して子宮内膜を体外に排出する役割があります。この分泌量が多いと収縮が強くなって痛みが発生します。月経痛のある女性は、プロスタグランジンの量が月経痛のない女性よりも多いことがわかっています。子宮の収縮をゆるめることがケアのポイントとなります。

【お勧めの精油】
- 多量月経・月経過多の人向き　ゼラニウム、ローズ
- 少量月経の人向き　クラリセージ、ラベンダー、マージョラム、ローズマリー・カンファー
- 通常月経量の人向き　イランイラン、カモミール・ローマン、ネロリ

112　つらい痛みを何とかしたい　原液塗布

下腹部にラベンダーの原液を塗布してみます。個人差はありますが、不思議なくらいに痛みを感じなくなります。

- ラベンダー1滴を原液塗布

※ 下腹部の痛みを感じる部位の皮膚に直接塗布する。

113　つらい痛みで疲弊気味！　痛み＆癒しトリートメント

痛みが長引くと心も体も疲弊し、さらにつらい状態になります。下腹部、腰、仙骨周辺にオイルを浸透させるようにやさしくトリートメントしましょう。その後、下腹部と仙骨をホットタオルで温めるのがお勧め。

- 小皿
- 植物オイル5ml（1回分）
- クラリセージ1滴＋ラベンダー1滴

つくり方　植物オイルに精油を垂らす。
※ トリートメント後は、ホットタオルをつくり下腹部を温めるか、入浴して体全体を温める。
※ 月経量に応じて精油を変える。

114　腰・足を温めて月経痛とさよなら！　フットバス

月経時は、体の冷えを同時に起こしてしまいがちです。足からじわじわ温めると下腹部周辺も温まり、リラックスすることで子宮の収縮が弱くなり、月経痛をやわらげます。

- フットバス（バケツなどで代用可。湯の温度は高め）
- イランイラン1滴＋オレンジ・スイート2滴

つくり方　湯に精油を垂らす。
※ 湯の温度が下がるまでやる。
※ 月経量に応じて精油を変える。

月経不順・無月経・妊活

月経が3カ月以上ない<mark>続発性無月経</mark>と、最初から月経がない<mark>原発性無月経</mark>があります。続発性のものは、過度のストレスや無理なダイエットなどが原因となります。特に若い人はホルモンの分泌リズムが整っていないため、月経周期が<mark>39日以上の「希発月経」、21日以内の「頻発月経」</mark>を繰り返すパターンもあります。

【お勧めの精油】
ホルモンバランス調整、加温作用のある精油

イランイラン、カモミール・ローマン、シダーウッド、サイプレス、クラリセージ、キャロットシード、ゼラニウム、ラベンダー、ローズ、パルマローザ、ジンジャー、ブラックペッパーなど

---

115 今度はいつ来るのだろう？ 月経不順トリートメント

いつ来るかわからない月経を心配することで、さらに不安がつのり、月経周期が乱れるということもあります。あまり心配せず、心地いい香りに包まれてのんびりセルフトリートメントをします。

- 遮光ビン（30ml）（つくり置き用）
- 植物オイル30ml
- ゼラニウム5滴＋ジンジャー2滴＋キャロットシード3滴

つくり方 植物オイルに精油を垂らす。
※ 腹部、下腹部を中心にトリートメントする。

---

116 今度はいつ来るのだろう？ 月経不順バスソルト

腹部のトリートメントより気軽にできる方法です。数パターンのブレンドで、毎日違う香りを楽しんで入浴します。

- 粗塩30g（1回分）
- A ラベンダー3滴＋シダーウッド2滴 B カモミール・ローマン2滴＋サイプレス2滴 C パルマローザ2滴＋キャロットシード1滴

つくり方 粗塩に精油を混ぜて、浴槽に入れる。

---

117 ホルモンバランスを調整 精油ブレンド

ホルモンバランス調整作用のある精油をブレンドしておけば、トリートメント、芳香浴、吸入、手浴、足浴などに使用できて便利です！

- 遮光ビン（5ml）（つくり置き用）
- イランイラン6滴＋サイプレス10滴＋ミルラ4滴

つくり方 遮光ビンに精油を入れる。
※ 精油のみなので、使用するときは希釈すること。

---

118 エストロゲンアップ！ 足と腹部のトリートメント

血液検査をするとエストロゲンなどの数値を知ることができます。エストロゲン数値が低いことで続発性月経となっている場合は、エストロゲン様作用のある精油でケアをします。

- 遮光ビン（30ml）
- 植物オイル30ml
- ジャスミン3滴＋クラリセージ3滴

つくり方 植物オイルに精油を垂らす。
※ 腹部と足の内側のトリートメントをする（トリートメントの方法は191、193頁）。

女性のライフスタイルとトラブル

月経前症候群（PMS）

月経前症候群は「PMS」とも呼ばれます。月経前1週間から現れる不調で、むくみ、食欲増加、頭痛、腹痛、乳房のはり、便秘・下痢、肌荒れといった肉体的なものから、イライラ、涙もろいなど精神的な影響が出る場合もあります。月経がはじまると症状は治ります。==ホルモンバランス調整作用のある精油は、月経量に影響を与えるものが多いので、自分の月経量にあう精油を選びましょう。==

【お勧めの精油】
ホルモンバランス調整、多幸、精神強壮作用のある精油

・タイプ別精油
- 月経量を気にしないで使える：イランイラン、カモミール・ローマン、キャロットシード、グレープフルーツ、ジンジャー、メリッサ、ローズウッド、パルマローザ、ライムなど
- 多量月経・月経過多の人向き：ゼラニウム、ローズ、サイプレスなど
- 少量月経の人向き：クラリセージ、ラベンダー、マージョラムなど

119　精神を安定させて穏やかにすごす！胸骨トリートメント

理由はないのにイライラしたり、怒りっぽくなったり、涙もろかったり、周囲にあたり散らしてしまったり、自分で自分が嫌になる前に胸骨をトリートメントします。やさしくオイルをたっぷり浸透させてみましょう。

- 小皿
- 植物オイル5ml（1回分）
- ベルガモット2滴＋カモミール・ローマン1滴

つくり方 植物オイルに精油を垂らす。
※胸骨と肋骨周辺にオイルを浸透させながら、深呼吸する。

120　痛みをやわらげる！PMS用ロールオン ❶

腹痛、頭痛などの痛みは突然やってくるものです。外出先でも手軽に塗布できるように、ロールオンをつくって持ち歩きましょう。ホルモンバランスを調整する作用があります。

- ロールオン（5ml）
- 植物オイル4.5ml
- ローズ1滴（またはゼラニウム）＋サイプレス2滴＋イランイラン1滴

つくり方 植物オイルに精油を垂らす。
※痛みのある部位に塗布する。

121　痛みをやわらげる！PMS用ロールオン ❷

120同様、痛みに直接アプローチする鎮痛作用のある精油のブレンドです。

- ロールオン（5ml）
- 植物オイル4.5ml
- ペパーミント1滴＋ラベンダー1滴

つくり方 植物オイルに精油を垂らす。
※痛みのある部位に塗布する。

女性のライフスタイルとトラブル

出産・産後

出産や産後は体調や気持ちが不安定になりやすいため、アロマセラピーは非常に有用ですが、妊娠中・授乳中は気をつけなくてはいけない精油も多くあります。授乳中の場合、精油を使用してから最低2時間空けてから授乳するなど、精油の作用をよく知ったうえで、正しい使用を心がけましょう。

【お勧めの精油】
精神強壮、多幸、ホルモン調整作用のある精油

ローズ（アブゾリュート、オットー）、ジャスミン、クラリセージ、グレープフルーツ、ベルガモット、レモン、オレンジ（スイート、ビター）、マンダリン、ライム、フランキンセンス

122 陣痛のときにお勧め！ 芳香浴

子宮の収縮が強く痛みを伴うタイプの分娩には、痙攣、鎮痛作用の高い精油がお勧めですが、子宮の収縮が弱いタイプの人には向かないので注意します。

- ・ディフューザー、アロマポット、ティッシュ芳香
- ・クラリセージ、ジャスミン

※ 状況を見ながら芳香浴する。

123 産後ブルー予防！ ハンドトリートメント

産後の喜びは大きいものの、感情が敏感になりちょっとしたことでブルーな気分になりやすい時期です。芳香浴をするのもお勧めですが、洋服を着たままで手軽にできるハンドトリートメントをしてみましょう。

- ・遮光ビン（30ml）（つくり置き用）
- ・植物オイル30ml
- ・ラヴィンサラ1滴＋グレープフルーツ2滴

つくり方 植物オイルに精油を垂らす。

※ 授乳中は濃度0.5％と低くし、トリートメントしたら授乳まで2時間は空けること。
※ ハンドトリートメント方法は190頁。

124 妊娠中・産後にも使用できる！ 妊娠線予防オイル

皮膚軟化作用のある精油を使用することで、妊娠線の予防をしましょう。たっぷりのオイルを擦り込むように浸透させ、妊娠中から使用するようにします。

- ・遮光ビン（30ml）（つくり置き用）
- ・植物オイル30ml
- ・オレンジ・スイート1滴＋ネロリ1滴

つくり方 植物オイルに精油を垂らす。

※ 圧をかけずに、クリームを塗るような感覚でたっぷりオイルを浸透させる。

女性のライフスタイルとトラブル

更年期

閉経を迎える年齢平均50歳を挟んで10年間に訪れるといわれる更年期。加齢とともに女性ホルモンの分泌量が低下することが原因です。まったく症状を感じない人から、寝込むほどつらい症状になる人まで、人によってかなり症状がさまざまです。症状がひどい場合は、まず病院で診断を受けましょう。

イランイラン、クラリセージ、ジャスミン、フランキンセンス、ベルガモット、ミルラ、メリッサ、カモミール（ジャーマン、ローマン）、ジュニパー、ペパーミント、マージョラム、ラベンダー、ローズ、ローズマリー（カンファー、シネオール）、レモン、グレープフルーツ、オレンジ（スイート、ビター）、マンダリン、ライム、ユズ、ハッカ、クロモジ、ニオイコブシなど

【お勧めの精油】
エストロゲン様、子宮強壮、ホルモンバランス調整、鎮静、多幸、精神強壮作用のある精油

---

125 ホットフラッシュに！エストロゲントリートメント ❶

急に顔がほてったり、汗だくになったり、のぼせたりといった、ホットフラッシュの症状に悩まされているときは、定期的に下腹部やフェイシャルトリートメントをします。

- 遮光ビン（30ml）（つくり置き用）
- 植物オイル30ml
- ゼラニウム4滴＋クラリセージ2滴＋ライム2滴

つくり方 植物オイルに精油を垂らす。

※ フェイシャルの場合は夜行う（フェイシャルのトリートメント方法は187頁、腹部のトリートメント方法は193頁）。

---

126 ホットフラッシュに！エストロゲン精油ブレンド

ホットフラッシュは外出中にも急に襲ってきます。そんなときは精油をティッシュに1滴垂らして深呼吸をします。ポーチに1本入れておくと便利です。

- 遮光ビン（5ml）（10〜20回分）
- ゼラニウム10滴＋クラリセージ5滴＋ライム5滴

つくり方 遮光ビンに精油を入れる。

---

127 ストレス・情緒不安に！エストロゲントリートメント ❷

ストレスを感じやすく、妙なハイテンションだったかと思うと急に落ち込むなど、情緒不安なときは、下腹部と胸骨トリートメントをします。

- 遮光ビン（30ml）（つくり置き用）
- 植物オイル30ml
- ベルガモット4滴＋ローズ（アブゾリュート、オットー）2滴＋ローズマリー・カンファー1滴

つくり方 遮光ビンに植物オイルと精油を入れる。

※ 腹部のトリートメント方法は193頁。
※ 夜のフェイシャルトリートメントもお勧め。

15 男性のライフスタイルとトラブル

男性も年齢とともにホルモン分泌が低下するのは女性と同じです。男性は男性ホルモンが占める割合が90%と多いため、女性よりも自分自身に対する感じ方、生き方までもが大きく変わるのが特徴です。新しい転換期ととらえると同時に、男性ホルモンのメカニズムを理解し、アロマセラピーを取り入れて上手に体の変化とつきあっていきましょう。

男性ホルモンのメカニズム

男性ホルモン分泌

男性ホルモンは、男性らしさをつくり出すホルモンで別名「アンドロゲン」といいます。

男性ホルモンにはいくつかの種類があり、90%はテストステロンと呼ばれるホルモンです。テストステロンは精巣でつくられ、視床下部から指令を受けた脳下垂体を経て、精巣から分泌されます。

◆ 男性ホルモン分泌の指令システム

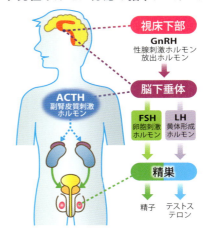

男女の性ホルモンの違い

男性も女性も性ホルモンを分泌しています。性ホルモンは、コレステロールが材料となっていて、ステロイドホルモンとも呼ばれています。性ホルモンには男性ホルモンと女性ホルモンがあります。男性は男性ホルモン分泌が約90%を占め、残りの約10%は女性ホルモンを分泌しています。女性は女性ホルモン分泌が約70%、残りの約30%は男性ホルモンを分泌しています。男性も女性も相反する性ホルモンを持っていますが、分泌する割合が大きく違います。また分泌する部位も異なり、男性は男性ホルモンを精巣から、女性ホルモンを副腎から分泌するのに対して、女性は女性ホルモンを卵巣から、男性ホルモンを副腎から分泌します。

性別	ホルモンの働き	
男性 （男性ホルモン約90%、 女性ホルモン約10%）	**男性ホルモン ⇒ 男性らしい体**	
	・皮膚が硬化 ・血圧上昇 ・筋肉形成促進 ・父性的	・皮脂分泌を活性 ・体温上昇 ・男性らしい骨格
女性 （女性ホルモン約70%、 男性ホルモン約30%）	**女性ホルモン ⇒ 女性らしい体**	
	・キメが細かく滑らかな肌 ・毛細血管を拡張 ・皮下脂肪を増やす ・母性的	・皮脂分泌を抑制 ・メラノサイトを刺激 ・女性らしい曲線美

男性ホルモン様作用を含む精油

　精油にはエストロゲン様作用が含まれているものが多く存在しますが、男性ホルモン様作用が含まれている精油はあまりありません。芳香成分のセスキテルペンアルコール類の「ネロリドール」に男性ホルモン様作用が含まれていて、この成分を含む精油には「ニアウリ」「ネロリ」「ジャスミン」があります。

　「ニアウリ」はケモタイプで、ニアウリ・ネロリドールとニアウリ・シネオールがあります。ネロリドールはネロリドールの成分が90％ほどあるため、精油の中で男性ホルモン様作用が１番多く含まれます。男性ホルモンの働きを活発にする植物を意味する植物アンドロゲンについては最近知られるようになりました。テストステロンを含有する植物は至るところに存在しますが、現在研究が少ししか行われておらず、今後の研究が期待されています。

◆ 現在確認できている植物アンドロゲンを含む植物

- マツの花粉（マツ科）
- ダヴィディー（ユリ科）
- 薬用ニンジン（チョウセンニンジン、シベリアニンジンともにウコギ科）
- ネトル（イラクサ科）
- ハマビシ（ハマビシ科）

身だしなみ

男性ホルモン分泌が低下すると代謝や解毒する力が弱くなり、内臓脂肪がたまりやすい、疲れやすいなどさまざまな変化が出てきます。それにともない、皮膚の様子が以前とは違う、体臭が気になるなどということが起こります。変化にともない、お手入れの方法も変えてみましょう！

【お勧めの精油】
収斂、抗菌、抗真菌、細胞成長促進、皮膚軟化、制汗作用のある精油

グレープフルーツ、サイプレス、シダーウッド、ジュニパー、ニアウリ、パチュリー、フランキンセンス、ペパーミント、レモン、ローズ、ローズウッド、ローズマリーなど

128 皮脂分泌を整える！シェービングローション

もともと男性は皮脂分泌が盛んなため、脂性肌タイプが多いのが特徴ですが、年齢を重ねるごとに皮脂分泌が少なくなり乾燥気味になることもあります。特に毎日行うシェービングで肌にダメージを受けるため、ケアをしていきましょう。

- 30mlスプレー容器（つくり置き用）
- ラベンダー芳香蒸留水 30ml
- **乾燥が気になるとき** ローズウッド3滴＋フランキンセンス2滴
- **さっぱりしたいとき** ローズマリー1滴＋サイプレス2滴

つくり方 スプレー容器に芳香蒸留水と精油を入れる。

※ 使用前に必ずよく振ること。

129 息さわやか！マウスウォッシュ

抗菌作用が高く、さわやかな香りの精油でつくるマウスウォッシュは、口腔内だけでなく気分もスッキリ！　うがいをすると免疫力アップ効果も期待できます！

- 30ml空容器（つくり置き用）
- アルコール水 30ml（無水エタノール3ml＋精製水27ml）
- ティトゥリー4滴＋ペパーミント2滴＋ユズ2滴（またはレモン2滴）

つくり方 容器にアルコール水と精油を入れる。

※ 使用前に必ずよく振ること。

130 さよなら加齢臭！ボディソープ

男性が気になるのが加齢臭です。皮脂腺に含まれるパルミトレイン酸が酸化したもので、脂質が多くバランスの悪い食事、インスタント食品の摂取、喫煙、過労、ストレスなど、体内が酸化することで加齢臭が生じます。まずは体の解毒と浄化を心がけましょう。

- ポンプ式容器(30ml)（つくり置き用）
- 無添加ボディソープ
- サイプレス3滴＋ニアウリ3滴＋レモン4滴

つくり方 無添加ボディソープに精油を垂らす。

※ 朝使用するときは、レモン4滴をレモングラス1滴に変更する。

男性のライフスタイルとトラブル

メンタル

テストステロン分泌の低下にともない、体力だけでなくメンタル面にも影響が出てきます。今までどおりのスケジュールがこなせない、やる気が出ない、落ち込みやすいなど、人には言いにくいことをアロマセラピーでこっそりケアしましょう。

【お勧めの精油】
精神強壮、鎮静、鎮痛、免疫強壮、健胃、収斂作用のある精油

ジュニパー、クローブ、サイプレス、ウコン、オレガノ、キャロットシード、コパイバ、コリアンダー、サンダルウッド、ジンジャー、タイム、ティトゥリー、ニアウリ、ブラックペッパー、メリッサ、ユーカリ（グロブルス、ラディアタ）、ペパーミント、ベルガモット、ラヴィンサラ、ラベンダー、ラバンジン、ライム、ローレル、レモングラス、ゲットウ、ハッカ、ニオイコブシ、ホウショウ、レモン、グレープフルーツ、オレンジ（スイート、ビター）など

131 誰にも言えない……落ち込んだときの芳香浴

男性は悩みごとは口に出さず、1人で解決しようとしてしまいます。落ち込んだときも誰にも言わずに自分自身で心の整理と処理をしようとします。落ち込んだときは、香りで気分転換も必要です。

- ディフューザーかアロマポット
- ペパーミント＋コパイバ＋ライム

※ 部屋の広さにより滴数を変更する。

132 ハードスケジュールをこなす！ロールオンアロマ

仕事が忙しいときこそメンタル面も強化が必要。活力がわいてくるブレンドでハードスケジュールをてきぱきこなしましょう。

- ロールオン容器（5ml）
- 植物オイル 4.5ml
- ニアウリ3滴＋ジュニパー1滴＋ユーカリ・ラディアタ1滴

つくり方 植物オイルに精油を垂らす。
※ 首や手首に塗布し香りを楽しむ。

133 男性ホルモンアップ！背中のトリートメント

パートナーや家族に、脊柱にオイルを塗布してもらいましょう。背中のトリートメントを行うことで同時に自律神経のバランスを取り、減退気味の意欲もわき起こります。

- 植物オイル 10ml（1回分）
- ジャスミン1滴＋ニアウリ3滴
- ジュニパー2滴＋ニアウリ1滴＋クローブ1滴

つくり方 植物オイルに精油を垂らす。
※ 脊柱、胸骨、肩、首、フェイス、ヘッドなどがお勧め。

男性のライフスタイルとトラブル

134 性欲減退かな？ ❶ リラックスバスソルト

男性の性機能の勃起は副交感神経が優位なとき、射精は交感神経が優位なときに行われるため、適度なリラックスと興奮が必要です。過度なストレスがかかっている場合は、リラックス系の精油をまず使用し、その後、催淫や強壮作用のある精油を使用していくのがお勧めです。

- 粗塩30g（1回分）
- ラベンダー4滴＋オレンジ・スイート2滴

つくり方 粗塩に精油を入れる。
※ 湯船に入れてゆったりと入浴を楽しむ。

135 性欲減退かな？ ❷ カップルトリートメント

134でリラックスしたあとは、催淫や強壮作用のある精油を使って、カップルでトリートメントをしてみましょう。タッチングによってオキシトシンが分泌され、ロマンティックな気分がさらにアップします。

- 植物オイル10〜20ml（1回・2人分の背中）
- ローズ1滴＋グレープフルーツ2滴＋ローズマリー・カンファー1滴
- イランイラン1滴＋ブラックペッパー1滴＋マンダリン2滴

※ 植物オイルに精油を垂らす。
※ カップルで背中をゆっくりとなでるようにやさしくトリートメントする。

136 タバコが吸いたくなったら 芳香浴＆マウスウォッシュ

禁煙してしばらくすると無性にタバコが吸いたくなるのは、体内にニコチンが残っていることが原因です。タバコを吸いたいという欲求を満足させるよう、香りを嗅いだだけでドーパミンが分泌される精油が役立ちます。ストレスが原因で喫煙しているタイプの人にもお勧めです。芳香浴＆マウスウォッシュを利用します。

- スプレー容器（30ml）
- アルコール水30ml（無水エタノール3ml＋精製水27ml）
- グレープフルーツ4滴＋ペパーミント3滴

つくり方 アルコール水に精油を垂らす。
※ 使用前に必ずよく振る。
※ 上記のブレンドで芳香浴もお勧め。部屋の広さで滴数を調整する。

137 禁煙成功へと導く！ ニコチンデトックストリートメント

体内にニコチンが残っていることで、禁煙して3日目ごろをピークにタバコを吸いたい症状が約1週間続きます。この間にトリートメントでデトックスすることで、早くニコチンを取り除くことも可能です。香りの作用も働き、吸いたいという症状がやわらぎます。

- 植物オイル15〜20ml（1回分）
- ジュニパー2滴＋クローブ1滴＋ローズ1滴

つくり方 植物オイルに精油を垂らす。
※ トリートメントする範囲によって植物オイルの量を調整する。

こんなに対応できる！「アロマでできる165の症状レシピ」

16 家族のケア

常備している家庭の薬箱の中を、精油に置き換えてみませんか？ 精油の持つ作用は応急処置などにも対応でき、また、私たちが本来備えている自然治癒力を高めるという素晴らしい力があります。植物の本物の香りを身近に感じ、生活に取り入れるということは、小さい子どもの心を豊かにし、シルバー世代にはホッと心の休まるひとときとなります。西洋薬にはない魅力がたくさん詰まった精油、家庭に役立つ活用方法を見ていきましょう。

赤ちゃん・子どものケア

精油は薬理成分の集合体で、とてもパワフルな作用を持っています。大人でもほとんどの精油を希釈して使用します。体の小さな赤ちゃんや子どもは、代謝能力が大人とはまったく違うため、精油は10分の1ほどに薄めるなどの注意が必要になります。また作用が強すぎるので、使用できる精油もかぎられます。精油の知識を深めれば深めるほど精油の魅力に気づいていきます。知識が深まると、起こるトラブルの対応を精油に頼ってしまいがちですが、赤ちゃんや子どものケアは精油の作用に十分に注意しながら行いましょう。

❶ 芳香浴：ラベンダー、ティトゥリー、カモミール・ローマンのみ
❷ 皮膚への塗布：芳香蒸留水

🌿 子どもと大人の違い

子どもと大人は体の大きさが違うだけではありません。子どものみがかかる病気もたくさんあり、症状のあらわれ方も大人とは異なります。子どもは病気をしながら成長していくものですが、成長の過程では病気の進行も早い反面、回復力も早いのが特徴です。ちょっと風邪気味かな？ と思ったら、アッという間に熱が40度という場合も多いでしょう。この場合は、すぐに病院の受診をしましょう。また、環境の変化やストレスにもすぐに反応するのが子どもの特徴。呼吸が乱れ気味、元気がない……など、ちょっといつもと違うかな？ と思った場合、病気だけでなく心の変化も大人が感じとってあげることが大切です。

家族のケア

赤ちゃん・乳幼児

赤ちゃんや乳幼児のケアにとても便利なのが芳香蒸留水です。そのままコットンやタオルにつけてデリケートな肌をケアしましょう。

【お勧めの精油】
ラベンダー、ティトゥリー、カモミール・ローマン
※ 濃度は大人の10分の1くらいに薄めて使用する。

---

138 やさしい香りがうれしい！芳香蒸留水でオムツ替え

オムツ替えのとき、おしりをきれいにしてから芳香蒸留水をつけたタオルやノンアルコールのウェットティッシュで拭きます。オムツかぶれも防ぐことができます。

・タオル、ノンアルコールのウェットティッシュ
・ラベンダー蒸留水

※ 芳香蒸留水を直接お尻に塗布して拭き取るか、タオルやウェットティッシュに含ませて拭き取っても可。

---

139 こまめにシュッシュッ！あせも対策

赤ちゃんや乳幼児はあせもができやすいので、芳香蒸留水を使って肌を清潔に保ってあげましょう。ラベンダー蒸留水には抗菌、抗ウイルス作用もあるので、沐浴の最後にラベンダー蒸留水をお湯に入れてかけてあげましょう。

・ラベンダー蒸留水

※ 沐浴以外では、コットンやタオルにラベンダー蒸留水を含ませ、肌を拭く。

---

140 お昼寝しながら免疫力アップ！空気洗浄スプレー

昼寝をしている周辺にアロマスプレーを噴霧します。並外れた抗菌作用のあるティトゥリーの精油が役立ちます。

・スプレー容器(30ml)(つくり置き用)
・ラベンダー蒸留水またはアルコール水(無水エタノール3ml＋精製水27ml)
・ティトゥリー 5滴

つくり方 スプレー容器に蒸留水(またはアルコール水)、精油を入れる。

※ 使用前に必ずよく振る。

---

141 免疫力アップ！中耳炎予防吸入

子どもがかかりやすい中耳炎は、安易に考えると難聴や神経を麻痺させるといった合併症を引き起こす危険性があります。中耳炎にかからないための予防をしっかりしましょう。

・マグカップ、湯
・ティトゥリー 1滴

つくり方 湯に精油を垂らす。

※ マグカップからの蒸気を鼻と口から吸い込む。このとき、目は必ず閉じる。

こんなに対応できる！「アロマでできる165の症状レシピ」

家族のケア

シルバー世代

私たちは、白髪が増えたり、体力や肌の変化を感じたりすることで自分自身の加齢を感じます。加齢の症状として、自分でなかなか気がつかないのが「嗅覚の衰え」。初期の認知症状と嗅覚の衰えは密接な関係になるため、日常生活でアロマセラピーを取り入れることは、脳を若々しく保つためにもとても有用です。

※ シルバー世代の詳細に関しては、37頁。

【お勧めの精油】
アセチルコリンエステラーゼ活性抑制、精神強壮、免疫強壮、鎮静、鎮痛、加温、健胃作用のある精油

オレンジ・スイート、カルダモン、グレープフルーツ、ティトゥリー、ニアウリ、フランキンセンス、ペパーミント、ベルガモット、レモン、ラヴィンサラ、ライム、ラベンダー、ラバンジン、マンダリンなど

※ 精油の取り扱いや禁忌（51〜55頁）などを確認しながら、精油を使用する。
※ 薬を内服している場合、主治医の許可を得てからアロマセラピーのケアを行う。

142　深い睡眠へ導く胸骨トリートメント

睡眠30分前くらいに胸骨のトリートメントを行い、のんびりリラックスしましょう。1日の疲れや緊張はその日のうちに取り除き、明日の準備のための深い睡眠へと導きます。

- 植物オイル5ml（1回分）
- ローズ1滴＋ヒノキ1滴（またはラヴィンサラ）

※ 胸骨にたっぷりオイルを浸透させる。または腕のセルフトリートメントをする。

143　耳が遠くなったかな？耳のトリートメント

老人性の難聴は聴覚神経などの衰えによるもので、補聴器をつける場合が多くなりますが、耳の内側の内耳はリンパ液で満たされています。トリートメントによりリンパ液の流動性を高めることで、リンパ液にある聴覚細胞を刺激し、難聴の進行を予防します。

- 遮光ビン（30ml）（つくり置き用）
- 植物オイル30ml
- ヘリクリサム3滴＋レモン5滴＋サイプレス4滴

つくり方 植物オイルに精油を垂らす。

※ 耳の周辺にオイルを擦り込むようにトリートメントする（耳のトリートメント方法は189頁）。

144　入院中・介護に！足のトリートメント

動かない生活をしていると、体液の循環が悪くなりむくみやすくなります。やさしくなでるように足のトリートメントをするだけでも、とても楽になります。圧は入れすぎないようにします。主治医の許可を得てからやりましょう。

- 植物オイル10ml（1回分）
- グレープフルーツ2滴＋ラベンダー1滴

つくり方 植物オイルに精油を垂らす。

17 家庭の空間

住む人の心の安らぎとなる生活空間、その空間を心地よくするには掃除が欠かせません。水回りの汚れや嫌な臭いを一瞬にしてスッキリとさせてくれる方法があったら、毎日の掃除が楽しくなりますね。精油には汚れを落としたり、抗菌、抗真菌、防カビ、防ダニ、デオドラント作用などが含まれるものが多くあります。ナチュラル系の素材と組みあわせることで、住んでいる人に心地よく、地球にもやさしいエコでナチュラルな掃除グッズができあがります。

掃除に役立つ精油と基材

ナチュラル系素材

合成香料を天然香料の精油へ、合成界面活性剤をナチュラル系の素材へ変更することで、自然環境を汚染しないだけでなく、楽しく心地よく掃除をすることができます。つくり置きができ、何度でも使用できるのでとても便利です。

◆ そろえておくと便利なもの

名称	働きと使い方
重曹	主にクレンザーとして使用し、こびりついたしつこい汚れを研磨し、匂いを吸着する力がすぐれている
	作用 研磨、消臭、中和、発泡作用 **用途** キッチンのこびりついた汚れ、シンク、浴槽の水アカなど **方法** 粉のまま、またはアルコールに希釈してスプレーにする **注意** 木製やアルミ製品は傷がつき、変色してしまうため使用は避ける
クエン酸・酢	主に洗剤として使用し、カップの内側についた茶渋、ポットなどのカルキ汚れや湯アカなどを溶解する力がすぐれている
	作用 溶解、中和、消臭、抗菌作用 **用途** カップの茶渋、お皿のしつこい汚れ、ポット・コーヒーメーカーの水アカ、トイレ掃除など **方法** アルコールに希釈してスプレーにする。重曹と一緒に使用するとしつこい汚れを落としやすくなる **注意** 大理石、鉄、木製への使用、塩素系洗剤との併用は厳禁

家庭の空間

掃除

天然の香りを掃除に取り入れることで、気持ちよく、楽しく、快適で心地いい生活空間をつくり出すことができます。また天然素材と精油を使用するので、家中のほとんどの所が掃除できます。住んでいる人の身体にやさしく、生活汚水を減らし、地球環境にも配慮した暮らしをはじめましょう。

【お勧めの精油】
抗菌、抗真菌、溶解、防虫作用のある精油

オレンジ・スイート、クローブ、グレープフルーツ、シダーウッド、ゼラニウム、サンダルウッド、ティトゥリー、レモン、レモングラス、ライム、ベルガモット、パチュリー、青森ヒバ、クスノキ、ヒノキなど

145 O-157 予防！キッチンスプレー

抗菌、抗真菌作用の高いペパーミントを希釈したもので、大腸菌 O-157 を殺菌することがわかっています。キッチン周辺、特にまな板や包丁などにスプレーすることで O-157 を予防できます。

- スプレー容器(30ml)（つくり置き用)
- アルコール水（無水エタノール 3ml ＋精製水 27ml)
- ペパーミント 5 滴＋レモン 8 滴

つくり方 アルコール水に精油を垂らす。

※ 使用前に必ずよく振る。
※ 高濃度のため、皮膚につかないように注意する。
※ キッチン周辺だけでなく、冷蔵庫やシンク回りの拭き掃除にもお勧め。
※ シールに用途・作成日を記載し、容器に貼っておく。

146 しつこい汚れに！❶ クレンザー

油汚れを中和、研磨する重曹をクレンザーとして使用します。油汚れなどしつこい汚れがあるコンロ回りやフライパン、魚焼きグリルなどに便利です！

- フタの閉まる容器
- 重曹 100g
- オレンジ・スイート（またはレモン）5 滴＋ペパーミント 3 滴＋クローブ 2 滴

つくり方 重曹に精油を垂らす。

※ シールに用途・作成日を記載し容器に貼っておく。

147 しつこい汚れに！❷ 重曹入りスプレー

重曹と液体洗剤のダブル使用は、洗浄力がアップします。手軽に使用できるスプレーで油汚れをこまめに掃除しましょう。カップや急須についた茶渋落としにもお勧めです。重曹の代わりに酢を使ってもかまいません。

- スプレー容器 (200ml)
- 重曹 150g ＋無添加液体せっけん 50g（または、無添加液体せっけん 30g ＋酢 20g)
- オレンジ・スイート（またはレモン）10 滴＋ティトゥリー 5 滴＋ヒノキ 2 滴

つくり方 重曹と無添加液体せっけんをよくブレンドして精油を垂らす。

※ シールに用途・作成日を記載し容器に貼っておく。

家庭の空間

148 浴室・トイレに便利！クエン酸スプレー

クエン酸はアルカリ性の汚れを中和、溶解するので、浴室の湯あか、トイレ掃除に便利です。ポットやコーヒーメーカーの湯あか落としにもお勧めです。

- ・スプレー容器（200ml）
- ・精製水200ml＋クエン酸小さじ2杯
- ・ペパーミント5滴＋ライム10滴

つくり方 精製水とクエン酸をよくブレンドして、精油を垂らす。

※ 使用前に必ずよく振る。
※ シールに用途・作成日を記載し容器に貼っておく。

149 排水口のイヤな匂いに！クリーナー

148のクエン酸スプレーと重曹を使い、炭酸の泡によって匂いや汚れの分解をしていきます。排水口に重曹を大さじ2杯ほどかけ、クエン酸スプレー200mlを流し込みましょう。5～10分放置し、熱湯または蛇口からの湯で洗い流します。

- ・148のクエン酸スプレー（精油入り）200ml
- ・重曹大さじ2～3杯

※ クエン酸スプレーに精油を入れない場合、重曹にペパーミントやティトゥリー5～10滴をブレンドする。
※ シールに用途・作成日を記載し容器に貼っておく。

150 ゴキブリを寄せつけない！ドライハーブ

ゴキブリが苦手なクローブを使います。お皿にハーブティー用のドライのペパーミントにドライのクローブを入れて設置します。

- ・小皿
- ・ドライ・ペパーミント大さじ1杯＋ドライ・クローブ1杯

つくり方 小皿にペパーミントとクローブを入れる。

151 洗濯物の香りづけ

洗剤を入れる前に重曹と精油を先に水に入れて溶かしておくと、洗濯物を室内干ししたときのイヤな匂いを防げると同時に、心地いい香りづけをすることができます。

- ・重曹50g（1回分）
- ・ペパーミント10滴（またはラベンダー、ティトゥリー、ローズマリー）

つくり方 重曹に精油を垂らす。

※ 洗剤を入れる前に、精油入りの重曹を入れて水に溶かしておく。あとは通常より少なめの洗剤を入れて普通に洗濯する。

152 掃除機がけも心地よく！ティッシュ芳香

掃除機から出るイヤな匂いが気になるときは、ティッシュに1滴精油を垂らし、掃除機に吸い込ませます。ほこりっぽさや嫌な匂いが気にならなくなります。

- ・ティッシュ1滴
- ・ペパーミント1滴（または柑橘系のさわやかな香りの精油）

応急手当・外出時・災害時

18 応急手当・外出時・災害時

転んですり傷を負ってしまった！ グキッと捻挫してしまった！ やけどをしてしまった！ など、日常生活では何かとハプニングがつきものです。精油は薬ではありませんが、痛みや炎症をやわらげる鎮痛、抗炎症、傷の消毒や殺菌をしたり、傷痕の治癒を促進する作用などがあり、困ったときの応急手当に役立ちます。また突然の災害時も、病院に行くほどではないケガや症状なら、アロマセラピーで心と体の対応が臨機応変にできます。使用頻度の高い精油を中心にした応急手当、災害時の利用方法を見ていきます。

精油の救急箱

一家にひと箱ある救急箱。その救急箱の中身を精油に置き換えてみませんか。すり傷には抗菌作用、痛みには鎮痛や抗炎症作用、呼吸器系には抗ウイルスや鎮咳作用、精神的ショックには精神強壮作用のある精油をそろえておくと安心でしょう。一時的な応急手当のためのものなので、病院の診察が必要な場合は早めに受診しましょう。

◆ 備えておくと便利なアロマ救急箱

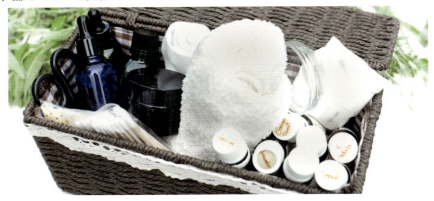

精油 ティトゥリー、ラベンダー、ペパーミント、レモン、ユーカリ・ラディアタ、ラヴィンサラ、オレンジ・スイート
キャリア ホホバオイル30ml×2本、市販のアロエジェル、クレイ30g、芳香蒸留水100ml
つくり置きクラフト ミツロウクリーム（乾燥用）
そのほか コットン、ティッシュ、綿棒、滅菌ガーゼ、マスク、ハサミ、小皿2枚

応急手当

日常生活で起こる小さなトラブルに、抗菌、鎮痛、抗炎症、抗ウイルス、鎮咳、精神強壮、免疫強壮作用などのある精油をそろえておくと、さまざまなシーンで精油が大活躍します。しかし、あくまでも病院へ行くまでの応急処置や、診察を受診する必要のない不調などに備えてのものだということを心得ておきましょう。

【お勧めの精油】

抗菌、抗真菌、鎮痛、抗炎症、抗ウィルス、鎮咳、精神強壮、免疫強壮、健胃作用のある精油

オレンジ・スイート、カモミール・ローマン、グレープフルーツ、ティトゥリー、ペパーミント、ユーカリ・ラディアタ、ラヴィンサラ、ラベンダー、レモン

153 ちょっとしたすり傷用スプレー

転んで擦りむいた場合、広い範囲にすり傷を負った場合などに便利です。

- ・スプレー容器（30ml）
- ・芳香蒸留水またはアルコール水（無水エタノール3ml＋精製水27ml）
- ・ティトゥリー5滴＋ラベンダー7滴

つくり方 蒸留水（またはアルコール水）に精油を垂らす。

※ 使用前に必ずよく振る。
※ 子どもに利用する場合は、精油の滴数を半分にする。

154 傷口の止血スプレー

レモンには止血作用があります。緊急のとき、狭い範囲なら傷口に原液塗布しても大丈夫ですが、光毒性があるので日中の使用に注意しましょう。

- ・スプレー容器（30ml）
- ・アルコール水（無水エタノール3ml＋精製水27ml）
- ・レモン5滴＋ティトゥリー4滴＋ラベンダー3滴

つくり方 アルコール水に精油を垂らす。

※ 使用前に必ずよく振る。
※ 子どもに利用する場合は、精油の滴数を半分にする。

155 急な歯の痛みに！原液塗布

歯の痛みは、思いがけず急に襲ってくるものです。歯医者さんに行くまでの間、綿棒に精油をつけ、痛みのある歯の歯茎に綿棒で精油を塗布します。口の皮膚につかないように細心の注意を払いましょう。

- ・綿棒
- ・ペパーミント原液塗布

※ 綿棒にペパーミントをつけ、歯茎に塗布する。

応急手当・外出時・災害時

156 蚊に刺されてかゆい！原液塗布&オイル

蚊に刺されてかゆいとき、あっという間にかゆみが治まるのがティトゥリーの原液塗布とオイルです。

- ・遮光ビン（5ml）
- ・4.5ml植物オイル
- ・ティトゥリー3滴

※ 狭い範囲ならティトゥリー原液塗布、広い範囲なら遮光ビンに植物オイルと精油を入れてオイルをつくる。

157 洋服の上からできる！虫よけスプレー

まずは蚊や虫に刺されない対策が必要です。虫よけ効果の期待できる精油は、皮膚刺激が強いものが多いため、皮膚に塗布するタイプよりも洋服の上から塗布できるものを使いましょう。

- ・スプレー容器（30ml）
- ・アルコール水（無水エタノール3ml＋精製水27ml）
- ・ゼラニウム8滴＋レモングラス4滴＋ラベンダー5滴＋ペパーミント3滴

つくり方 アルコール水に精油を垂らす。
※ 使用前に必ずよく振る。
※ 高濃度なため皮膚に塗布するのは避け、洋服の上からスプレーする。
※ 幼児に使用する際は、濃度を半分以下にする。

158 ちょっとしたやけどに！すぐ原液塗布&オイル

やけどをしたら、すぐに流水で患部の熱を感じなくなるくらいまで冷やします。そして、ラベンダーの原液を塗布します。こうすることで水疱ができにくくなります。そのあと、様子を見ながら、オイルをこまめに塗布しましょう。96のレシピもお勧め。

- ・遮光ビン5ml
- ・ラベンダー1〜3滴
- ・オリーブオイル4.5ml

つくり方 植物オイルに精油を垂らす。
※ 狭い範囲なら原液を塗布し、広い範囲や熱の痛みが軽減したらオイルを塗布する。
※ 水泡ができたら、ティトゥリーの原液を塗布する。
※ 小さなやけどのみ対応し、大きなやけどは医師の診断を受ける。

159 捻挫と打撲に冷湿布

捻挫や打撲したらすぐに冷やします。冷湿布をするか、足首などは冷たい水で足浴をします。

- ・冷湿布（つくり方は174頁）
- ・ペパーミント2〜3滴

※ 冷湿布を患部に塗布する。
※ 冷たい水での足浴には、ペパーミントを2〜3滴入れる。

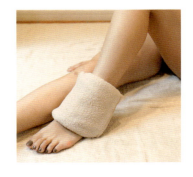

応急手当・外出時・災害時

外出時

旅先や出張先では、環境の変化や時差などの影響で、体内時計が狂って体調を崩しやすくなります。そのため、時差ボケ、不眠、食欲不振、めまいといった症状が起こりがちです。精油を上手に利用して、体内時計をもとに戻して、旅行や出張を元気に楽しみましょう。

【お勧めの精油】
制吐、鎮静、鎮痛、健胃、体液循環促進、うっ滞除去、抗凝血作用のある精油

レモン、ペパーミント、ラベンダー、ローズウッド、フランキンセンス、イランイラン、オレンジ（スイート）、グレープフルーツ、ユズ、ライム、ゲットウ、ジュニパー、ローズマリー（シネオール、カンファー）、サイプレス、クローブ、ブラックペッパー、シナモン（芳香のみ）など

160 乗り物酔い防止！芳香浴

乗り物酔いしやすいタイプの人は、制吐作用のある精油をティッシュに垂らして芳香浴をします。

・ティッシュ
・レモン1滴＋ペパーミント1滴

つくり方 ティッシュに精油を垂らす。

161 長時間のフライトも快適！スプレー

長時間のフライトは、座ったままの体勢が続くこと、気圧の変化、狭い空間などの影響で血行が悪くなり、ふくらはぎや太ももの静脈に血栓ができて血管が詰まると、エコノミークラス症候群になりやすくなります。足首のストレッチをするとともに、香りで気分転換をして、エコノミークラス症候群予防をします。

・スプレー容器（30ml）
・アルコール水（無水エタノール3ml＋精製水27ml）
・ペパーミント4滴＋レモン3滴＋グレープフルーツ3滴

つくり方 アルコール水に精油を垂らす。
※ 使用前によく振る。
※ ふくらはぎに直接塗布できる。

162 いつもの私に戻る！時差ボケ解消芳香浴

体内時計を戻し、いつもの自分に戻ります。まずは到着地の時計に体を適応させることが大切です。1日のリズムにあわせるため、朝と夜に使用する精油を変えて、体内時計を戻します。外出先ではできるだけ簡単に香りを取り入れることがポイントです。

【現地に朝到着の場合・朝の香り】
・ティッシュ
・ローズマリー・カンファー1滴＋ジュニパー1滴＋レモン1滴

【現地に夜到着の場合・夜の香り】
・ティッシュ
・ラベンダー1滴＋フランキンセンス1滴＋オレンジ・スイート1滴
・イランイラン1滴＋グレープフルーツ1滴

※ ティッシュに精油を垂らして芳香を楽しむ。
※ 睡眠前に枕元に置いておく。

応急手当・外出時・災害時

災害時

平常心を失い、途方にくれてしまう予期せぬ災害被害。不安や孤独、悲しみなどの心のケアと同時に、感染症予防をすることで体の健康を保つことが大切です。香りとタッチングで、言葉だけではカバーしきれないケアをしましょう。

【お勧めの精油】

体 抗菌、抗真菌、抗ウィルス、免疫強壮、鎮静、鎮痛、健胃、体液循環促進、うっ滞除去、抗凝血作用のある精油

レモン、ペパーミント、ラベンダー、ローズウッド、フランキンセンス、イランイラン、オレンジ・スイート、グレープフルーツ、ユズ、ライム、ゲットウ、ジュニパー、ローズマリー（シネオール、カンファー）、サイプレス、クローブ、ブラックペッパー、シナモン（芳香のみ）、カモミール・ローマン、ニアウリ、ティトゥリー、ラヴィンサラなど

心 鎮静、鎮痛、精神強壮、健胃作用のある精油

オレンジ（スイート、ビター）、イランイラン、クローブ、コパイバ、コリアンダー、サンダルウッド、ジュニパー、ジャスミン、ゼラニウム、プチグレン、フランキンセンス、ペパーミント、ベルガモット、マンダリン、ライム、ユーカリ・ラディアタ、ラベンダー、ローレル、ユズ、ハッカなど

163 体・周囲を清潔に保つ！スプレー

断水で水が使えないとき、抗菌、抗真菌作用のあるスプレーで手の消毒だけでなく、体や身の回りを清潔に保ちましょう。

・スプレー容器（30ml）
・アルコール水（無水エタノール3ml＋精製水27ml）
・ティトゥリー 10滴

つくり方 アルコール水に精油を垂らす。
※ 使用前によく振る。

164 シャワーに入れないとき・清拭

入浴できないときは、さわやかな香りの精油を使い体を拭くだけでも、体や心がサッパリして気持ちがいいものです。

・ホットタオル
・湯または水
・ラベンダー 5滴

※ お年寄りなどの体を拭く場合、心臓の方向に向かうよう手や足を拭く。

165 孤独と不安に寄り添う芳香浴タッチング

他者の孤独や不安は言葉ではなかなか癒すことができません。そんなときには、リラックス作用や明るく前向きな作用のある精油で芳香浴をしながら肩や背中のタッチングをしてみましょう。手から伝わる温かいぬくもりと心地いい香りは、心の奥底に届くかもしれません。

・ティッシュ
・オレンジ・スイート1滴＋ラベンダー1滴（またはペパーミント）

※ ティッシュに精油を垂らし、香りを漂わせながら、相手の肩や背中に両手を置く。肩、背中をゆったりとしたスピードで、手のひらを密着させながら撫でる。

Chapter 8

あなたの魅力をさらに高める！「脳内神経伝達物質とアロマセラピー」

香りを使い分けるということは、脳内を上手にコントロールするということ。新たな一歩を踏み出す勇気が出て、行動をあと押ししてくれます。毎日のモチベーションを香りで変化させ、あなたの才能を引き出しましょう。

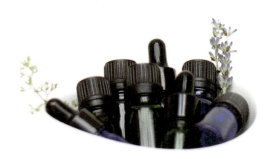

01 香りで脳内神経伝達物質をコントロール

「やる気がみなぎり仕事や勉強に集中できる」「注意力が散漫になる」といった気分や活動を左右するのは、神経細胞（ニューロン）がつくり出す脳内神経伝達物質の分泌量によるものです。脳と密接な関係のある「香り」を上手に利用して、モチベーションを上げてビジネスで活躍する！ あなたの魅力をさらに高める！ 癒しや健康にいいだけではない、さらに賢いアロマセラピーの使い方を見ていきましょう。

脳の機能を120％香りで引き出そう！

🌿 モチベーションは科学的根拠のある「香り」で変えよう！

　少しおさらいしておきましょう。天然の香りを嗅ぐと、リラックスしたり昔の記憶を思い出したりするなど、嗅覚が大脳辺縁系の海馬や扁桃体を刺激することで、私たちの感情や記憶が変化するということがわかりました（23頁参照）。また、精油は薬理成分の集合体であり、成分分析の結果から含まれている化学物質もわかっています。含まれている化学物質の作用によって香りを分類することができるので、香りが脳に与える影響や脳が心身へおよぼす影響も把握することができます。「ラベンダーの香りを嗅ぐとリラックスする」というのは、数人だけが経験したというような感覚に頼っている話ではありません。近年の科学の進歩によって「嗅覚と脳」の関係が研究され、理論的に解明されていることなのです。

　五感の実験の中では、嗅覚に関する実験は遅れているといわれていますが、近年になって、香りが「やる気」「集中力」「学習力」「記憶力」「作業効率」といった気分や活動、人間の能力を高めることや、それらを高めるためには脳のどの部分がどのように関係しているのかといった、さまざまなことが判明してきています。

　ところで、私たちの気分や感情をコントロールしているのは脳であり、脳内には60種類以上もの神経伝達物質が存在し、それらは気分や運動、内臓の活動といったさまざまな機能の調整役として働き、体全体に大きな影響を与えています。たとえば、ドーパミンという神経伝達物質が分泌されると意欲が増し、モチベーションがアップします。

では、すでに解明されている脳内神経伝達物質の基本的な働きと香りを結びつけてみましょう。「脳と密接な関係があって、科学的根拠のある精油」を使用することで、ごく普通のビジネスマンや主婦が仕事や時間効率を大きくアップさせることができるのです。心地いい香りを嗅ぎながら脳を刺激し、気分や感情を上手にコントロールすることで、苦しいと感じる仕事やごく平凡な生活が楽しくなるよう変換できるようになります。さあ科学的根拠のある精油を使って、脳の機能を120％引き出してみましょう。今すぐあなたのモチベーションを変化させ、充実した日々をすごしましょう。

「心」は脳の中にある

　あなたが好意を持っている相手に、「私はあなたのことが大好きです」と伝えるとします。そんな風にちょっとドキドキすると、無意識のうちに心臓のある部分を手で押さえていませんか？　内に秘めた心の想いを伝えるときによく見かける無意識のジェスチャーです。緊張しているとき、心が高ぶっているときに心拍数が早くなり、心臓がドキドキします。心臓の中に「心」があるかと思い、ドキドキする左胸を押さえてしまうのです。しかし脳の研究が進むにつれ、心は心臓にあるのではなく、脳がコントロールしているということがわかってきました。ドイツの哲学者テーテンスは、心の働きは「知」「情」「意」の３つに分けられるとしています。

◆脳の中にある３つの心

脳の中の心	働き
知	知能のこと。「考えて判断する」「高度な精神活動」など、大脳皮質の特に前頭連合野が中心となりコントロールする
情	感情のこと。快・不快、好き・嫌いといった喜怒哀楽を、大脳辺縁系がコントロールする
意	意思や意欲のこと。生きる意欲などを間脳の視床、視床下部、脳下垂体、脳幹がコントロールする

　「知」「情」「意」の３つの心の働きは、「効率よく仕事をすること」「楽しく幸せな時間をすごすこと」「やる気に満ちて目標に進むこと」など、日々生きていくうえでのモチベーションになるものともいえます。これらをコントロールしているのは脳そのものということからも、私たちの心やモチベーションの在りかは脳の中だといえます。

◆ 心と脳

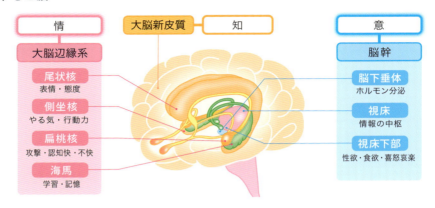

体全体に大きな影響を与えている脳内神経伝達物質とは?

脳内神経伝達物質でつくられている「感情」

　私たちの脳内には約140億個の神経細胞があり、脳内で数個から数万個が互いに手をつなぎながら情報を伝えあっています。その手のつなぎ方はとても複雑で、情報は1個の神経細胞の中で電気信号として伝えられます。ところが、となりの神経細胞をつなぐ「シナプス」間にはほんのわずかな距離があるため、電気信号をそのまま伝えることができません。そこでシナプス間の隙間は、「神経伝達物質」という化学物質を使って情報が伝わります。どの脳内神経伝達物質をどのように分泌させるかで、神経の手のつなぎ方が変わってきます。脳内物質は気分や運動機能、内臓の活動など、さまざまな機能の調整役として働き、体全体に大きな影響を与えています。それだけに、脳内神経伝達物質についての知識を深めたり役割を知ることで、感情や意欲が変わってくるのです。

◆ シナプス間でやり取りされる神経伝達物質

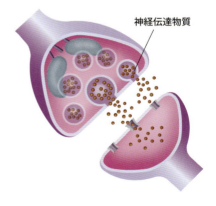

🌿 興奮系と抑制系に分かれる神経伝達物質と種類

　脳の神経細胞は鎮静、覚醒、快感などをもたらし、その数は60種類以上にものぼります。感情や意欲だけでなく内臓の働きにも影響を与えるため、体全体に大きく影響する物質です。作用は大きく分けると神経細胞を「==興奮させるもの==」と「==抑制させるもの==」の2タイプがあります。興奮作用のあるものは、ドーパミンとノルアドレナリン、抑制作用があるものはセロトニンです。その中でもアロマセラピーと関係の深い脳内神経伝達物質を見ていきます。

◆ 興奮系と抑制系の主な脳内神経伝達物質と働き

脳内神経伝達物質名		働き
興奮系	アセチルコリン	神経を興奮させる作用があり、認知機能、記憶・学習・レム睡眠、ひらめきに関係する
	ノルアドレナリン	不安や恐怖、記憶・集中・覚醒に作用する
	ドーパミン	行動を起こすときのモチベーション、快楽、喜び、意欲の感覚を引き起こす
抑制系	セロトニン	ドーパミンやノルアドレナリンの働きをコントロールし、精神を安定化させる
	βエンドルフィン	脳内麻酔とも呼ばれ、多幸感や快感、強い鎮静作用がある
	オキシトシン	脳の疲れを癒し、気分を安定させ、人に対する信頼感が増す

香りが「感情」に与える影響

🌿 心を一瞬で変化させる香りの力

　私たちはコミュニケーションを取るうえで、相手の表情から感情を読み取って理解するということを無意識のうちにしています。これには大脳辺縁系の働きが大きくかかわっています。大脳辺縁系の「扁桃体」は、快・不快を判断し、喜怒哀楽の感情をコントロールしている部位です。日常生活の中では、楽しいこと、幸せといったポジティブな感情のほかに、つまらないこと、不快な感情などのネガティブな感情を抱きます。ネガティブな感情は、表情を暗くし相手に不快な印象を与えることになります。

すぐに気持ちの切り替えができればいいのですが、1度ネガティブな感情を抱いてしまうと、簡単に気持ちを切り替えることができる人は少ないでしょう。

私たちは、天然の香りを嗅いだとき、香りの情報は嗅神経を通じて大脳辺縁系の海馬と扁桃体へと送られます（25頁）。==感情が高ぶっていても、リラックス系の香りを嗅ぎ「とっても心地いい」と感じてリラックスできるのは、扁桃体が刺激されているから==なのです。その速度は0.15秒という速さなので、香りを嗅ぐことで一瞬にして感情を変化させることができます。

🌿 香りによるリラクゼーション効果

脳内神経伝達物質が精神的、肉体的なことにさまざまな影響を与えているということがわかりました。次は、香りと脳内神経伝達物質の関係について、いくつかの実験データを見てみましょう。

香りを嗅いでリラックスしたり、穏やかで安定した気持ちになったりしているとき、脳内にはα波という脳波が流れています。香りを嗅ぐことで脳波がどのようになるか測定した実験を紹介します。

実験内容 被験者に、ろ紙に香りをつけて5分間嗅いでもらう。

結果は、ユーカリの精油を嗅ぐと頭頂葉を中心にリラックス状態を意味するα波が出ることがわかりました。下の図は、植物の香りであるユーカリと、動物性の香りであるムスクの香りを用いた実験結果の比較になります。

◆ユーカリとムスクの香りを嗅いだときのα波の状態

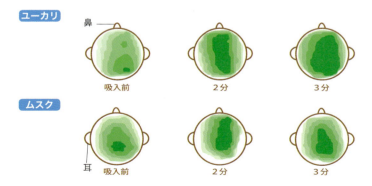

ユーカリ精油とムスクの香りの吸入前途におけるα波分布の図
出典 「香りの生理心理学」（フレグランスジャーナル社）

香りが呼び起こす記憶と感情の変化

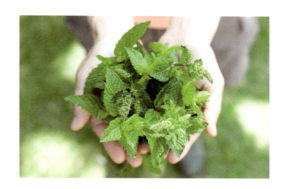

アメリカ東部・マサチューセッツ州に住んでいる大学生のアリスは、自宅を離れ大学の寮に住んでいます。しかし寮での生活がスタートしたとたん、なかなか眠ることができなくなったり、ホームシックで寂しくなったりと、気持ちが不安定になることが多くなりました。

ある日、アリスはペパーミントの精油を見つけ、部屋で焚くようになりました。すると自然と気持ちが穏やかになり、夜もぐっすり眠れるようになったそうです。彼女は、庭にペパーミントがたくさん生えている家で育ちました。庭では、ペパーミントの香りに囲まれて両親や兄弟と遊んだ楽しい記憶があったそうです。ペパーミントの香りが、アリスの楽しかった家庭での記憶を呼び起こし、気持ちを穏やかにしていたようです。香りが記憶と結びつき、そして感情を変化させたというアロマセラピーの特徴ともいえるケースです。

香りで左右される人の好み

催淫作用のあるイランイランと、制淫作用のあるマージョラムについての実験が行われました。イランイランとマージョラム、それぞれの香りを嗅ぎながら女性の写真を見せた場合、イランイランを嗅いだ男性のほうが、マージョラムを嗅いだ男性よりも女性に対して高得点をつけたというものです。この結果から、イランイランを嗅ぐと女性に対する好感度の判断基準が甘くなるといえるでしょう。

このようなことからも、香りを嗅いで心地よくリラックスするだけでなく、ホームシックを克服する、異性に対する好みの判断というような「心」が判定するようなことにも、香りは大きく影響していることがわかります。「心が判断する」とは、言い換えれば「脳が判断する」ということなので、香りを嗅ぐことでさまざまな脳内神経伝達物質が働いていることがわかります。

次頁の表は、香りを嗅いだときに関係する脳内神経伝達物質と、関連する症状や気分についてまとめたものです。

◆ 香りと脳内神経伝達物質の関係

脳内神経伝達物質	精神的作用	関連する症状・気分	対応する主な精油
アセチルコリン	集中力・記憶力	集中力不足、記憶力不足、精神的疲労、ひらめき、シータ波	ブラックペッパー、レモン、ペパーミント、ローズマリー、オレンジ・スイート、グレープフルーツ、ユーカリなど
ノルアドレナリン	元気・鼓舞	無気力、恐怖、不安、集中、ストレス反応、ワーキングメモリ、交感神経	カルダモン、ジュニパー、レモングラス、ローズマリーなど
ドーパミン	幸福感	落ち込み、自信喪失、幸福、快感、報酬、学習	クラリセージ、グレープフルーツ、ジャスミン、ローズなど
セロトニン	鎮静	ストレス、短気、緊張、怒り、不眠、落ち着き、平常心	カモミール・ローマン、ネロリ、マージョラム、ラベンダーなど
セロトニン、ドーパミン、ノルアドレナリンなど多数	調整	情緒不安定、意気消沈、生理前のイライラ	ゼラニウム、フランキンセンス、ベルガモット、メリッサなど

香りを味方につけて、ビジネスや生活シーンに応用しよう！

　日常生活の中には、緊張やリラックス、落ち込んだり幸せを噛みしめたりと、たくさんのシチュエーションがあり、私たちはシーンごとにさまざまな感情を抱きます。前述のように、香りにより脳内神経伝達物質と感情を変化することができるため、ネガティブな感情を抱いたときなどは、香りを上手に利用し、自分自身をうまくコントロールさせましょう。健康や美容だけでなく、日々のモチベーションアップ、あなたの魅力を輝かせ、なりたい自分にもなれる！　香りは、あなたの最強の味方となります。

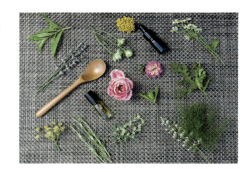

02 香りでアップする！ 3つの脳内神経伝達物質活用術

> モチベーションを高めるためには、心身のバランスをいい状態に保つことが基本です。バランスの取れた食事、適度な運動、規則正しい生活が大切なのは当然ですが、これらを行うためには脳の状態をよく保ち、正しい判断ができるようにしておくことも必要です。脳は状況に応じてバランスを取りながら、脳内神経伝達物質を分泌しています。香りでできる脳内神経伝達物質活用術もあわせて見ていきます。

達成感・快楽をもたらす！ 「ドーパミン」

　ドーパミンは、「楽しみ」に関連する感情やモチベーションと深く関わる物質として知られている神経伝達物質です。ドーパミンが分泌されているのは、心がドキドキ・ワクワクして、期待感・高揚感・達成感で満ち足りているときです。たとえば、友人や家族から褒められたとき、美味しい食事を楽しんだり大好きな人と一緒にすごして幸せを感じたとき、何かを成し遂げて社会的な評価を得たり、報酬を得たときなどに、ドーパミンは多量に分泌されています。

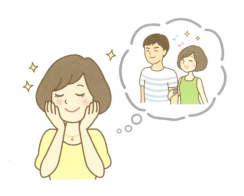

❦ ドーパミンでモチベーションをアップ！

　ドーパミンは、脳が達成感や快楽に反応して放出する物質です。ドーパミンが放出されると、脳はその達成感や快楽をもたらした行動を勝手に覚えてしまいます。実は、この記憶は海馬に蓄えられます。次に同じ状況になったとき、効率よくドーパミンを分泌させるためにニューロンがつなぎ変わり、新たなシナプスができます。そして、達成感や快楽を繰り返し感じたいというモチベーションが生じるようになります。達

成感や快楽をもたらす行動を繰り返すうちにシナプスはより強化され、成功体験を導く行動を取れるように変わっていきます。

私たちは、達成感や快楽を求めてさまざまなことに挑戦していきます。ドーパミンは新しい挑戦へのモチベーションを高める役割もします。

ドーパミン不足はワーキングメモリ低下を招く

新しい刺激的なことにチャレンジするとき、「がんばるぞ！」と意欲満々、ワクワクして気持ちが高揚するとドーパミンがたくさん分泌されます。しかし、同じことを何度も繰り返すことで脳が慣れてきてしまい、ドーパミンの分泌量が低下するようになります。ドーパミンが不足し続けると意欲・興味・好奇心などが減退して無気力な状態となり、ワーキングメモリの働きも低下し、複雑な情報処理がスムーズにできなくなります。一方、ドーパミンが過剰分泌すると、脳は過度の興奮状態となり、時には攻撃的になります。たとえば、アルコール・薬物・喫煙などの「依存症」がそれです。快楽をもたらす脳の回路の「ご褒美」は、意欲的に生きるためのものですが、本来とは違う形で安易な「ご褒美」があると、依存症という落とし穴に陥ります。ドーパミンは「不足するのもダメ」「過剰に分泌するのもダメ」、バランスよく適度に分泌されるのが1番です。

「香り」で上手にドーパミンアップ！

ドーパミン分泌低下が続いたときは、もう1度ドーパミンの分泌を促して、やる気をアップさせるというのが1番の方法です。それには、「行動と達成感・快楽をセットにする」といいとされています。たとえばダイエットのために運動をすると、運動することが「楽しい！」「気持ちいい」と、行動と快感がセットで覚えられ、運動をするだけで脳が勝手に快楽を得られ、運動を続けることができるようになります。しかし、苦しい運動をしてもダイエットになかなかつながらないとなると、行動と快楽を結びつけることが難しくなってしまいます。そんなときこそ「香り」の出番です。苦手で気が進まないことに取り組むときに、ドーパミンを分泌させる香りを利用するのです。香りを嗅ぐことで勝手に脳からドーパミンが分泌されるので、「行動と達成感・快楽をセットにする」ことができます。また香りは記憶と連動しているため、香りを嗅ぐだけで、香りと連動している行動を思い出させることができます。

> **ドーパミンを分泌させる精油** クラリセージ、グレープフルーツ、ジャスミン、ローズなど
> **使用方法** これらの精油を単体やブレンドをして使用（使用方法はChapter 7参照）

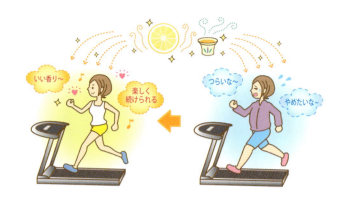

グレープフルーツの香りを嗅ぎながらドーパミンを分泌させて行動することで、ドーパミンの作用である達成感・快楽を行動とセットにすることができます。グレープフルーツの香りを嗅ぐだけで、達成感・快楽の行動を思い出させることができ、同じことを繰り返し行うことができるようになります。香りが行動を起こすことのモチベーションを高めることにもつながります

精神を安定させる「セロトニン」

　セロトニンとは、「平常心の維持に役立ち」「冷静な目覚め」「交感神経の適度な興奮」「痛みの軽減」「精神を安定させる」働きのある神経伝達物質です。「平常心を維持できている状態」とは、ドーパミンやノルアドレナリン（293頁）による興奮を抑え、適度にコントロールできていて、喜怒哀楽は感じるが自分を冷静に眺めることができる状態です。「冷静な目覚め」とは、大脳皮質の活動を適度に抑えながら、その働きを高いレベルで維持することで、脳にとって理想的な覚醒状態となります。セロトニンのサイクルにあわせて変化するのが「交感神経の適度な興奮」です。そして、セロトニンは「活性化される痛みの伝導」を抑えることができます。ドーパミンが「目標を掲げてがんばって報酬を得る」ことを目指しているのに対して、セロトニンは「本来の素の自分」というような、あるがままの「穏やかな充足感」を満たしてくれます。

❦ セロトニンで感情コントロールが上手になる！

　セロトニンが十分に放出され冷静な脳と安定した心を保つことで、「感情のコントロール」が上手になり、ストレスに対して上手に対応することができるようになります。喜怒哀楽などの情動は大脳辺縁系で生じ、ストレスを受け止めているのは、大脳皮質の前頭連合野です。この前頭連合野の働きは、ドーパミン、セロトニン、ノルアドレナリンにより調整されています。セロトニンはドーパミンとノルアドレナリンの分泌をコントロールして、それぞれが暴走するのを防ぐ働きをしています。セロトニ

ンが分泌されることで、ドーパミンの「快楽」と「意欲」、ノルアドレナリンの「危機に対する興奮」と「怒り」などのバランスが取れることで、他人の言葉や行動から傷つきにくい心、怒りを上手にコントロールすることができるようになり、結果としてストレスにうまく対応することができるようになります。

🌿 セロトニン不足は片頭痛やうつ病を招く！

脳のさまざまな機能を支えているセロトニンが不足することで、冷静な覚醒、平常心の維持が難しくなり、片頭痛やうつ病を招くとされています。片頭痛の原因は、脳血管とそれを取り巻く三叉神経が関係しているといわれています。セロトニン不足になると、三叉神経が刺激されて炎症を起こす物質が分泌され、血管が拡張して炎症を起こし片頭痛が起きます。このほかには意欲や好奇心、思考力や自信の低下、また不眠や食欲不振など心身の不調を招きます。

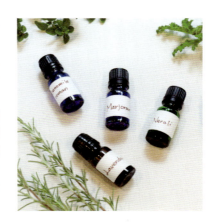

🌿 「香り」で上手にセロトニンアップ！

セロトニンは、睡眠と目覚めのサイクルに関わっています。セロトニンは、活動しているときは一定の濃度で分泌されていますが、レム睡眠時には分泌されていません。目が覚めるとセロトニンの分泌がはじまります。また自律神経の働きもセロトニンによって調整されています。

セロトニンを分泌する精油は、主に鎮静、鎮痛作用が多く含まれているものが多く、香りを嗅ぐだけでも呼吸をゆったりとさせ、自律神経のバランスが整うことで内臓の働きを正常に戻し、血管を拡張する働きがあります。セロトニン不足になっているときは睡眠リズムが乱れるので、鎮静・鎮痛作用のある精油を利用して、質のいい睡眠を確保し、朝目覚めたときからセロトニンが分泌できるようにしていくのが理想的です。

セロトニンを分泌させる精油　カモミール・ローマン、ネロリ、マージョラム、ラベンダーなど
使用方法　これらの精油を単体やブレンドをして使用（使用方法は、Chapter 7 参照）

闘志をみなぎらせる「ノルアドレナリン」

ノルアドレナリンとは？

ノルアドレナリンとは、脳を興奮させる神経伝達物質です。「怒り」や「危険に対する興奮」をもたらします。生命の危機にさらされているときや腹を立てているときにノルアドレナリンが多量に分泌され、脳が興奮します。セロトニンとは反対に、脳全体を興奮状態にして闘志をみなぎらせます。脳全体に広く分布しているノルアドレナリン回路は、状況を分析し経験と照らしあわせることで最良の行動を選択する「危機管理センター」のような働きをします。

ノルアドレナリンで仕事効率をアップ！

ノルアドレナリンの作用は脳全体におよぶため、適量のノルアドレナリンが分泌されることで脳をほどよく緊張させることができ、ワーキングメモリの働きをスムーズにします。学習と記憶、不安、痛み、気分、注意など、ノルアドレナリンはさまざまな脳の機能に関わっていますが、これらを調整する役目があります。ノルアドレナリンはドーパミンが少し変形したもので、副腎から血液中に分泌されます。ストレスを受けると交感神経が優位になって脈拍が早まり、血圧が上昇すると体が危機的な状況に対応するための準備をはじめます。ノルアドレナリンが分泌されると、ストレスに反応して脳は興奮状態となり、ストレスに打ち勝つための闘志をみなぎらせ、仕事効率もアップするのです。

ノルアドレナリン不足は脳の暴走と精神疾患を招く！

ほどよいストレス状態のときノルアドレナリンは適量で分泌されますが、過度なストレス状態が長期間続くと脳も緊張状態が続き、ワーキングメモリが動かなくなって集中力や情報処理能力が下がり、生産性が低下します。この症状がさらに進むと脳のコントロールができなくなってしまい、脳が暴走してしまうこともあります。これが、無気力になるといったうつ病、動悸や発汗、めまいなどのパニック障害といった精神疾患を招きます。

🌿「香り」で上手にノルアドレナリンアップ！

ノルアドレナリンは過剰分泌しても不足しても、さまざまな精神疾患につながります。うつ病の原因は解明されていませんが、ノルアドレナリンとセロトニンの分泌不足が関連すると考えられています。また特定の状況で起こる突然の呼吸器発作や動悸・発汗といった「パニック障害」は、ノルアドレナリン作動性ニューロンが集まる部位で異常が起きることによって引き起こされます。ほかにも、カギをかけたか心配になり何度も確認をするというような

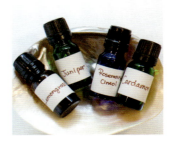

「強迫性障害」は、視床や大脳基底核を結ぶ回路での異常が原因だとわかっています。
「ノルアドレナリン不足にはノルアドレナリンを含む精油を使用してノルアドレナリンの分泌を高める」、「ノルアドレナリンが過剰なときにはセロトニンを含む精油を使用して落ち着きを取り戻す」ことが大切です。

> **ノルアドレナリンを分泌させる精油** カルダモン、ジュニパー、レモングラス、ローズマリーなど
> **セロトニンを分泌させる精油** カモミール・ローマン、ネロリ、マージョラム、ラベンダーなど
> **使用方法** これらの精油を単体やブレンドをして使用（使用方法は、Chapter 7 参照）

脳のパフォーマンスを高めるドーパミン、ノルアドレナリン、セロトニンのバランス

ドーパミン、ノルアドレナリン、セロトニンは脳の主要な機能を担っています。ドーパミンは、脳を興奮させて「快楽」と「意欲」をもたらします。目標を掲げて、それを達成した自分へのご褒美を約束することにより、目標達成への意欲をかき立てます。一方、ノルアドレナリンは脳を興奮させますが、もたらすのは「怒り」や「危機に対する緊張」です。適量に分泌されると注意力と判断力が高まり、仕事の効率を上げることができます。セロトニンは、脳の働きを抑制し、ドーパミンやノルアドレナリンによる過剰な興奮を抑えて暴走を防ぐ働きがあります。ドーパミンは「快」を求め、ノルアドレナリンは「不快」を避け、セロトニンはその2つのバランスを調整しているような役割となるわけです。脳はバランスが崩れてしまうとうまく働くことが

できないので、脳内神経伝達物質そのものがバランスを維持しようと働いています。ドーパミン分泌が過剰になれば「依存症」を招き、ノルアドレナリンは過剰分泌しても不足しても「精神疾患」を招きます。ドーパミン、ノルアドレナリン、セロトニンのバランスが取れた状態こそが、最も脳のパフォーマンスが高まります。

◆ドーパミン、ノルアドレナリン、セロトニンの役割

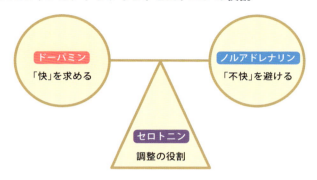

◆ドーパミン、ノルアドレナリン、セロトニンの役割と対応する精油

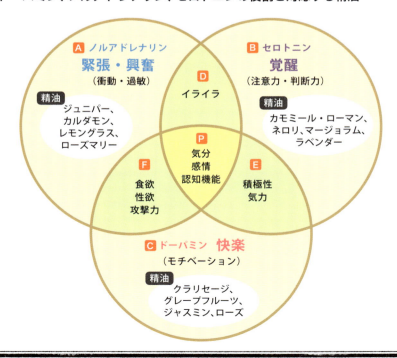

ドーパミン・ノルアドレナリン・セロトニンのバランスを保つ！　15のシーン別アロマレシピ

🌿 ビジネスにも役立ち、あなたの魅力をさらに高める！

　あなたの日常生活のビジネスや家庭でのシーンにあてはめて、前頁の「ドーパミン、ノルアドレナリン、セロトニンの役割と対応する精油」の図から精油を選んで使い分けてみましょう。強化したいウィークポイントを香りで克服し、3つの神経伝達物質がバランスよく保てるようにします。図の中心部分の 🅟 はパーフェクト（Perfect）の意味です。ここでご紹介するレシピは、想定できるシーンをアロマセラピーで対応できるようにしてあります。3つの脳内神経伝達物質を調整する作用が含まれているゼラニウム、フランキンセンス、ベルガモット、メリッサなども含まれています。

● 緊張・興奮を高めるノルアドレナリンを分泌する（図 🅐 ）

シーン：会議でプレゼンをする勝負のとき

❶ やる気マックスで成功オーラを出す「香水」

使用方法 ロールオン
精　油 ジュニパー1滴 ＋ レモングラス1滴 ＋ ローズ（またはゼラニウム）1滴
つくり方 ロールオン容器（5ml）に、植物オイル4.5mlと上記の精油を入れる
❗ 会議の前に耳の後ろや手首などにつけて、深呼吸をしながら香りを体に取り入れる

❷ ゆとりのできる「香水」

使用方法 香水またはロールオン
精　油　**女性** レモングラス ＋ ジュニパー ＋ ローズマリー・シネオール ＋ ラベンダー ＋ ローズ（またはゼラニウム） ＋ グレープフルーツ
　　　　　男性 ジュニパー ＋ カルダモン ＋ ローズマリー・シネオール ＋ マージョラム ＋ フランキンセンス ＋ ローレル
つくり方 香水の場合は、容器（5ml）に4.5mlの90％アルコール水を入れ、その中に上記の精油を好みの滴数で合計20滴入れる（香水のつくり方は76頁）
　　　　　ロールオンタイプの場合は、ロールオン容器（5ml）に植物オイル4.5mlと好みの精油を合計3滴入れる
❗ 会議の前に耳の後ろや手首などにつけて、深呼吸をしながら香りを体に取り入れる

● 冷静な覚醒、安定な心へ導く「セロトニン」を分泌する（図 🅑 ）

シーン：周囲の人の視線が気になって不安定な気持ちになるとき

❸ 睡眠サイクルを安定させる「胸骨トリートメント」

使用方法 トリートメント

精油 ラベンダー5滴 + ネロリ滴2 + ローズウッド3滴
つくり方 遮光ビン（30ml）に植物オイル30mlと上記の精油を入れる
！ 寝る前に胸骨の部分をトリートメントする

❹ 自分に集中できる！ 明るく前向きな気持ちになり行動力がアップする「芳香浴」
使用方法 芳香浴
精油 マージョラム + ラベンダー + ベルガモット
！ ディフューザーやアロマポットで部屋の芳香浴をする。滴数は部屋の広さで調整する

● 快楽や意欲をアップするドーパミンを分泌する（図 C ）
シーン：目標を高く！ さらに自分を高めて行動したいとき

❺ 嫌なことでも楽しみながら継続できるようになる「芳香浴」
使用方法 芳香浴
精油 グレープフルーツ + ユーカリ（ラディアタ、グロブルス） + ジャスミン（またはクラリセージ）
！ ディフューザーやアロマポットで部屋の芳香浴をする。滴数は部屋の広さで調整する

❻ 目標達成の喜びを脳に刻み込んでキレイになる「ご褒美フェイシャル」
使用方法 フェイシャルトリートメント
精油 ローズ1滴 + グレープフルーツ1滴 + フランキンセンス1滴（1回分の使用量）
つくり方 植物オイル5mlと上記の精油を小皿に入れ、フェイシャルトリートメントをする（トリートメント方法は187頁）

● 不安やイライラをやわらげる（図 D ）
シーン：どうしても苦手なことをやらなくてはいけないとき

❼ 過去の失敗やトラウマからの不安をやわらげ、未来に進むことができる「ヘッドトリートメント」
使用方法 ヘッドトリートメント
精油 ローズマリー1滴 + ジュニパー1滴 + カモミール・ローマン1滴
つくり方 5～10mlの植物オイルに上記の精油を小皿に入れ、ヘッドトリートメントをする（トリートメント方法は194頁）

❽ 緊張感をゆるめながら落ち着いて物事に取り組みたい「ハンドトリートメント」
使用方法 ハンドトリートメント
精油 マージョラム1滴 + カルダモン1滴
つくり方 植物オイル5mlと上記の精油を小皿に入れ、ひじから下をトリートメントする（トリートメント方法は190頁）

● 積極性・気力をアップする（図 E ）
シーン：会社や親せきの苦手な人たちとコミュニケーションを取らなくてはいけないとき

❾ オープンマインドで社交的になる「香水」

使用方法 香水、ロールオンタイプ
精油 ネロリ ＋ ローズ ＋ ラベンダー ＋ レモングラス ＋ ベルガモット
つくり方 香水の場合は、容器（5ml）に 4.5ml の 90％アルコール水を入れ、その中に上記の精油を好みの滴数で合計 20 滴入れる。ロールオンタイプの場合、容器（5ml）に 4.5ml の植物オイルを入れ、好みの精油を合計 5 滴入れる

❿ 素敵な笑顔で人々を魅了する「フェイシャルトリートメント」

使用方法 フェイシャルトリートメント
精油 ジャスミン（またはローズ）3 滴 ＋ グレープフルーツ 4 滴 ＋ ラベンダー 5 滴
つくり方 遮光ビン（30ml）に植物オイル 30ml と上記の精油を入れ、フェイシャルトリートメントをする。夜の使用のみ。つくり置きができる

● 食欲・性欲・活動力をアップする（図 F）

シーン：自然と幸せを引き寄せる魅力的な女性（男性）になろうと決めたとき

⓫ 食欲を上手にコントロールして食べすぎ防止「芳香浴」

使用方法 空腹時に芳香浴、ロールオンで香りを楽しむ
精油 ローズマリー（1 滴）＋ レモングラス（1 滴）＋ ジュニパー（1 滴）
つくり方 芳香浴の場合は、空腹時に部屋の広さに応じて、上記の精油をディフューザーやアロマポットに滴数入れて使用する。ロールオンの場合、容器（5ml）に植物オイル 4.5ml と上記の精油をカッコ内の滴数入れる

⓬ 体内のアンチエイジング「デトックストリートメント」

使用方法 ボディトリートメント
精油 ジュニパー 1 滴 ＋ グレープフルーツ 1 滴 ＋ ローズマリー 1 滴
つくり方 植物オイル 5 〜 10ml と上記の精油を小皿に入れ、気になるボディの部位をトリートメントする（1 回分の使用量）※植物オイルの使用量は個人差あり

⓭ 女性性（男性性）をアップ「フェイシャル＆デコルテトリートメント」

使用方法 フェイシャル＆デコルテトリートメント
精油 **女性** ローズ（またはゼラニウム）1 滴 ＋ ローズマリー 1 滴（1 回分の使用量）
男性 ジュニパー 1 滴 ＋ ネロリ 1 滴
つくり方 5 〜 10ml の植物オイルと上記の精油を小皿に入れ、フェイシャル、首、デコルテをトリートメントする

⓮ 行動力がアップする！ 朝の「芳香浴」

使用方法 芳香浴
精油 ローズマリー ＋ カルダモン ＋ グレープフルーツ
つくり方 ディフューザーかアロマポットを使用し、部屋の広さに応じた滴数を入れる

⓯ 直感を働かせ判断力や行動力をアップする！「瞑想芳香浴」

使用方法 芳香浴
精油 マージョラム ＋ ラベンダー ＋ レモングラス
つくり方 部屋の広さに応じて、上記の精油をディフューザーやアロマポットに滴数入れて使用する。静かな部屋で目を閉じ、香りを楽しみながら自分の呼吸に集中する時間を持つ

索引

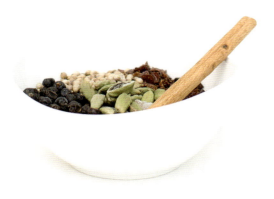

索引

記号・数字・欧字

α-テルピネン 042
α波 044, 143
α-ピネン 042, 047, 143
α-リノレン酸 153
βエンドルフィン 283
β波 044
β-ピネン 042
γ-テルピネン 042
γ-リノレン酸 153, 160
1,8シネオール 042, 131, 138
1価不飽和脂肪酸 152
2価不飽和脂肪酸 152
3価不飽和脂肪酸 152
4体液説 032
C触感繊維 179

あ

アーユルヴェーダ 108, 159
アイブライト 061
アヴィケンナ 033
青森ヒバ 141
赤ちゃん・子どものケア 269
麻 160
足・足裏トリートメント
　（セルフ）
　.. 191
足のトリートメント
　（他者）
　.. 197
アセチルコリン 041, 283, 286
アセチルコリンエステラーゼ
　.. 041, 042
アセチルコリンエステラーゼ
　活性抑制
　............ 083, 126, 132, 137, 147
あせも 270
圧搾法 059
圧迫法（プレッシング）........... 186
あはき法 166
アプリコットカーネル油 155
アボカド油 155
アルガン油 156
アルデヒド類 066

アルニカ油 163
アロスタシス 179
アロマオイル 049, 050
アロマスプレー 216
アロマトリートメント
　.. 178, 184, 185
アンドロゲン 264

い

医師法 166
イソプレン 064
痛みのゲートコントロール
　.. 182, 183
胃痛 223
イブニングプリムローズオイル
　.. 159
イモーテル 115
イランイラン
　.......................... 076, 079, 097, 285
インドメリッサ 133
インフューズドオイル 163
インフルエンザ 205

う

ウィートジャーム 156
ウィルス性疾患 206
ウィンターグリーン 080
うがい 175, 205, 233, 255
ウコン 081
ウサギギク 163
薄毛 252
うっ滞除去 147
腕・ハンドトリートメント
　（セルフ）
　.. 190

え

エキュエル法 059
エステル類 067, 086
エストロゲン 208, 256, 258
エンケファリン 097

お

オイリー肌 245
応急手当 275, 276
黄体ホルモン 256

オーラ 078
オキサイド類 066, 084
オキシトシン
　.......... 180, 181, 182, 195, 283
お腹のトリートメント
　（セルフ）
　.. 193
お腹のトリートメント
　（他者）
　.. 198
オリーブ油 157
オリバナム 112
オレイン酸 153, 154
オレガノ 082, 118
オレンジ・スイート 083
オレンジ・ビター
　........................ 060, 083, 110
温湿布 217, 223, 225, 237, 250

か

外出時 275, 278
海綿法 059
香りのノート 072
加温 147
風邪 205
家族のケア 269
肩こり 207, 209
花粉症 232, 233
カマズレン 084
カメリア（ツバキ）油 157
カモミール・ジャーマン 084
カモミール・ローマン
　.. 063, 085
カルダモン 086
カレンデュラ油 164
関節 208
関節痛 210
肝臓 225, 226, 227, 234
肝臓強壮 147
官能基 064
カンファー 049

き

気管支炎 204
ぎっくり腰 211
キフィ 029

キャベッジローズ 134	ゲットウ 142	サンダルウッド 076, 094
キャリアオイル 150, 154	解毒 147	
キャロットシード 087	ケトン類 067	**し**
嗅覚 018	ケモタイプ 049	シアバター 162
吸入 175, 204, 234	健胃 147	ジェル 173, 211, 249
強擦法（フリクション）...... 186	健康寿命 038, 039	時差ボケ 278
去痰 147	腱鞘炎 210	四十肩・五十肩
キンセンカ 164		...... 106, 124, 209
筋肉弛緩 147	**こ**	シダーウッド 030, 050
筋肉痛 207, 209	抗アレルギー 147	シダーウッド・アトラス
	抗ウィルス 147	 095
く	抗うつ 147	湿布 174
クスノキ 127, 141, 146	抗炎症 147	ジテルペンアルコール類 066
薬を内服中 055	抗搔痒 147	シナモン 096
唇 249	抗潰瘍 147	シネオール 049
駆虫 147	抗カタル 147	脂肪酸 151
首・鎖骨下のトリートメント	硬化肌 245	しみ 247
（セルフ）...... 187	交感神経 183, 212	ジャスミン 076, 097, 265
グラウディング 091, 107, 113	抗菌 147	ジャン・バルネ 036
クラフト 071, 167	口腔ケア 255	シャンプー 174, 253
クラリセージ 088	高血圧 054	集中したいとき 055
クレイパック 171	抗血栓 147	揉捏法（ペトリサージュ）
グレープシード油 158	抗酸化 147	 186
グレープフルーツ 089	抗真菌 147	収斂 148
クレンザー 273	口唇ヘルペス 206	出産 262
クローブ 090	香水 074, 294, 296	ジュニパー 098
クロモジ 142	合成香料 049	授乳中 054
薫香 117	更年期 093, 097, 122, 134	手浴 216
	...... 135, 144, 263	循環器 212
け	抗ヒスタミン 148	純合成香料 049
軽擦法（エフルラージュ）...... 186	呼吸が浅い 238	消化器 220
計測容器 167	呼吸器 203	消化促進 148
血圧 216	ココナッツ油 162	消化不良 222
血圧降下 147	コパイバ 091	静脈強壮 148
血圧上昇 147	こむらがえり 209	静脈瘤 107, 215
血液循環 213	コリアンダー 092	植物油 154
血液循環促進 147	コルチゾール 180, 181	食欲過多 222
血液浄化 147		食欲増進 148
血管拡張 147	**さ**	食欲調整 148
月経 256	サーカディアンリズム	食欲不振 222
月経過多 054	...... 039, 042	女性ホルモン 256
月桂樹 140	催淫 148	女性ホルモン調整 148
月経痛 259	災害時 275, 279	白髪 252
月経不順 260	サイプレス 093	自律神経 212, 237
月経前症候群（PMS）...... 261	細胞成長促進 148	自律神経調整 148
血小板活性抑制 147	産後 262	自律神経の乱れ
結石溶解 147	サンショウ 143	...... 099, 100, 105, 224

シルバー世代 271	造血作用 122	ディオスコリデス 033
しわ 243	掃除 176, 273	ティトゥリー 035, 103
腎盂炎 219	ソープ 244	ディフューザー 176
ジンジャー 099		手・腕（ひじ下）のトリートメント（他者）..................199
腎臓 218	**た**	テストステロン 264
腎臓疾患 055	ターメリック 081	テルピネン-4-オール 042
靭帯・筋肉損傷 211	ダイエット 229, 230, 231	テルペン 063
	体脂肪 229	てんかん 055
す	帯状疱疹 206	天然香料 049
スイートアーモンド油 158	大脳辺縁系 020, 021, 023, 024, 283	
スイートローレル 140	タイム 049	**と**
水蒸気蒸留法 033, 056, 057	タイム・リナロール 102	動悸 216
睡眠時無呼吸症候群 112	多価不飽和脂肪酸 152	頭皮 251
スギ 143	他者へのケア 195, 202	頭皮のトリートメント（セルフ）..................194
スクラレオール 088	タチジャコウソウ 102	頭皮のトリートメント（他者）..................200
頭痛 217, 240	タッチング 178, 179, 180, 182, 184, 279	ドーパミン 089, 097, 131, 283 286, 287, 288, 289, 292, 294
ステアリン酸 152	打撲 211, 277	特徴類似説 061
ストレス 230, 235, 236	ダマスクローズ 134, 135	トップノート 072
頭脳明晰 148	タムシバ 144	トドマツ 144
スプレー 176	ダメージ髪 252	トリートメント 182
すり傷 276	多量月経 054	
	だるさ 217	**な**
せ	痰 204	夏バテ 081, 086, 090, 096 106, 133, 142, 143
制淫 148	胆汁分泌 148	
生活習慣病 226, 227	単純疱疹 206	**に**
制汗 148	男性ホルモン 264	
精油 046, 049, 050	単離香料 049	ニアウリ 265
精油の禁忌 054, 202		ニアウリ・シネオール 104
咳 204	**ち**	ニオイコブシ 144
セサミ油 159	チャクラ 078	ニキビ 246
セスキテルペンアルコール類 066, 084	中耳炎 270	二次代謝産物 047, 048
セスキテルペン炭化水素類 065	調合香料 049	乳香 029, 031, 112
背中・腰のトリートメント（他者）..................196	超臨界流体抽出法 059	乳幼児 270
ゼラニウム 100, 294	鎮咳 148	妊活 260
セルフケア 187	鎮痙 148	妊娠中 054
セルライト 095, 228, 231	鎮静 148	認知症 037, 040, 041, 137
セロトニン 164, 236, 283 286, 289, 290, 292, 294	鎮痛 148	
セロリ 101		**ね**
蠕動運動 099, 221	**つ**	ネロリ 060, 083, 105, 110, 265
セントジョンズワートオイル 164	通経 148	ネロリドール 265
	月見草油 159	捻挫 211, 277
そ	ツバキ 157	粘膜溶解 148
造血 148	**て**	
	手洗い 205	

の

脳内神経伝達物質 280, 282, 287
のどの痛み 204, 234
ノルアドレナリン
　...098, 283, 286, 291, 292, 294

は

パーコレーション法 056
ハーバルソープ 172
ハーブ 046
ハイペリカムオイル 164
排便 224
白癬 100, 102
バジル・メチルチャビコール ...106
バスソルト 173, 219, 260, 268
パチュリー 107
ハッカ 145
発汗 148
パック 245, 248, 249
発熱 206
鼻づまり 234
パルマローザ 108
パルミチン酸 152
パルミトレイン酸
　..........................153, 154, 161
ハンガリーウォーター
　................................034, 139
瘢痕形成 148

ひ

冷え性 214
光感作 055
光毒性 054, 055
膝 210
肘 210
皮脂分泌調整 148
ヒスタミン 213
ヒソップ 109
必須脂肪酸 153
泌尿器系 218
ヒノキ 145
美白 089, 247
皮膚 241
皮膚再生 148
皮膚刺激 054
皮膚弾力回復 148

皮膚軟化 148
疲弊 237
ヒポクラテス 032, 178
白檀 094
日焼け 249
疲労感 217
敏感肌 244
貧血 111, 122, 138
頻脈 216

ふ

フェイシャルオイル 169
フェイシャルトリートメント
　..................................217
フェイシャルトリートメント
　（セルフ） 187
フェノールエーテル類 067
フェノール類 067
副交感神経 183, 212
節々の痛み 206
プチグレン 060, 076, 083, 110
二日酔い 225
フットバス 259
不飽和脂肪酸 152
ブラックペッパー 111
フランキンセンス
　..........029, 030, 031, 112, 294
フレグランス 074, 175
フレグランスオイル 050
フレンチラベンダー 130
フレンチローズ 134
ブレンドファクター（B・F）
　..................................069
プロゲステロン 256
プロスタグランジン 259

へ

平滑筋 221
ベイリーフ 140
ベースノート 072, 094
ペットへの利用 053
ベティバー 113
ベティバー・ブルボン 113
ペパーミント 114
ヘリクリサム 115
ベルガモット 116, 294
ベルベノン 049

変形性膝関節炎 039, 124
ベンゾイン 117
便秘 224
ヘンプシード油 160

ほ

膀胱炎 094, 219
芳香蒸留水 056
芳香成分 056
芳香浴 205, 228, 238, 239
　　　　　　250, 262, 267, 268
　　　　　　278, 279, 295, 296
ホウショウ 127, 141, 146
防虫 148
飽和脂肪酸 152
保存容器 167
ホットフラッシュ 263
ボディオイル 169
ボディソープ 174, 266
ホホバ油 163
ホメオスターシス 179
ボリジ 160
ホルモン分泌調整作用 093

ま

マージョラム 285
マージョラム・スイート
　..................................118
マイルドマージョラム 118
マウスウォッシュ 266, 268
マウススプレー 204, 205
マカダミアナッツ油
　..............................154, 161
麻酔 148
マスク 175, 204
マタニティブルー
　......................088, 097, 136
マヌカ 103
マリーゴールド 164
マンダリン 119

み

水虫 100, 102
身だしなみ 266
ミツロウクリーム
　................170, 234, 238, 244
ミドルノート 072
ミリスチン酸 152

む

ミルラ 029, 030, 120

むくみ
　　............095, 130, 136, 210, 215
無月経 260
虫よけ 277
ムスク 284

め

目の疲れ 250
目箒 106
メマツヨイグサ 159
メリッサ 121, 294
免疫 203
メンタル 267

も

没薬 029, 120
モノテルペンアルコール類
　　...066
モノテルペン炭化水素類
　　......................................065, 105

や

薬事法 166
薬草書 033
やけど 277
ヤロウ 122

ゆ

ユーカリ 284
ユーカリ・グロブルス 123
ユーカリ・シトリオドラ
　　...124
ユーカリ・ラディアタ 125
有機溶剤法 059
癒傷 148
ユズ 146

よ

腰痛 207, 209

ら

ライム 126
ラヴィンサラ 127, 141
ラウリン酸 152
ラクトン類 067

ラクトン類のフロクマリン
　　...............................055, 069, 101
ラバンサラ 127
ラバンジン 128
ラベンサラ 127
ラベンダー
　　......042, 048, 050, 062, 063, 129
ラベンダー水 034
ラベンダー・ストエカス
　　...130
ラベンダー・スパイク 131
卵胞ホルモン 256, 258

り

リウマチ 210
リナロール 042, 092, 131
利尿 148
リノール酸 153
リモネン 042
リンパ循環 214

る

ルネ＝モーリス・ガットフォセ
　　...035
ルリジサ 160

れ

冷湿布 206, 211, 277
冷浸法（アンフルラージュ法）
　　...058
レバノンシダー 095
レモン 132
レモングラス 133
レモンバーム 121
レモンプチグレン 110

ろ

老化肌 248
ローション
　　.................168, 245, 247, 266
ローズ・アブゾリュート
　　...134
ローズウッド 042, 136
ローズ・オットー 135
ローズヒップ 161
ローズマリー 049
ローズマリー・カンファー
　　.......................042, 049, 137

ローズマリー・シネオール
　　......................................049, 138
ローズマリー・ベルベノン
　　......................................049, 139
ローリエ 140
ロールオン
　　.................261, 267, 294, 296
ローレル 140
ロバート・ティスランド
　　...036

わ

ワニナシ 155

🌿 あとがき

　たくさんの本の中から、本書を手にとっていただきましてありがとうございます。

　本書は、証明されている精油のデータや研究、そして、私の数十年のアロマセラピーの経験をもとに書かせていただきました。精油（植物）はそれぞれに個性があります。その個性を理解し、正しい使い方をしていくこと、そして基本となる知識をしっかりとマスターすれば、あなたなりの精油をアレンジすることができるようになります。

　まずは、ピン！　ときたレシピを見ながら、実際に精油を手に取り、香りを試し、使ってみてください。実経験を積み重ねることで、あなたは植物との関係を深めていくことができます。それは、あなたの人生を潤し、豊かさをプラスすることにつながります。

　==大自然の恵みがたっぷり詰まっている精油は、あなたが辛く苦しくなったとき、あなたを大きくやさしく包み込む力を持っています。人生の中であなたが何かのサポートを必要とするとき、精油はあなたのすばらしい協力者となります。==

　香りの組みあわせは無限大です。直接脳へと働きかける精油を使い分けることは、脳が支配している心、精神、体、肌を上手にコントロールすることです。日常生活に香りを取り入れる……それは、香りの組みあわせと同様にあなたの可能性も無限大に広がるということです。本書を通じ、香りとともに、あなたの秘めた可能性が無限大に広がると信じています。

　本書を書くにあたり応援し協力してくださったみなさん、そして、ソーテック社の福田清峰さんはじめスタッフのみなさん、デザイナーの清水佳子さん、イラストレーターの佐とうわこさん、モデルの引地裕美さん、お世話になった先生方のご協力があり、本書を書きあげることができたこと、心より感謝申しあげます。そして、天国で見守ってくれている父、植物好きの母にも感謝の気持ちでいっぱいです。

　そして、何よりも本書を手に取ってくれたあなたへ、心より感謝申しあげます。
　あなたがいつも笑顔で幸福でありますように。
　そして、あなたの周囲の人々にも幸福の波動が広がり、日本中が豊かさと幸福で満たされますように。

小 野 江 里 子

小野 江里子 Ono Eriko

アロマエキスパート、株式会社イシス代表取締役、アロマスクール、サロン主宰。

「人生に潤いと豊かさをプラスするアロマ」の普及に自らの命を注ぐ。現在、専門知識と実力を兼ね備えるアロマエキスパート®の育成、自分自身で不調を解消し、キレイを磨くセルフケアプログラム「Jibunでアロマ」をオンラインにて開催。そのほか、YouTube「植物の力」、アロマ製品のプロデュース、コンサル、執筆など幅広く活動中。日本最大の見本美容市「ビューティーワールドジャパン」メインステージセミナーに2018、2019年2年連続登。
著書に「薬に頼らないアロマ的セルフケアレシピ」(ソシム)がある。
● アロマスクール イシス　http://www.isisaroma.com/

Model	Yuumi Hikichi
Illustration	Wako Sato
Book Design	Yoshiko Shimizu (smz′)
Special Thanks	Sumiko Garden
	Katahira rakuno club
	Hiromitsu Makishima

最新！アロマセラピーのすべてがわかる本

2016年10月31日　初版第1刷発行
2022年 5月31日　初版第5刷発行

著　者　小野江里子
発行人　柳澤淳一
編集人　久保田賢二
発行所　株式会社ソーテック社
〒102-0072
東京都千代田区飯田橋4-9-5　スギタビル4F
TEL：注文専用 03-3262-5320
FAX：03-3262-5326

印刷所　図書印刷株式会社

本書の全部または一部を、株式会社ソーテック社および著者の承諾を得ずに無断で複写（コピー）することは、著作権法上での例外を除き禁じられています。
製本には十分注意をしておりますが、万一、乱丁・落丁などの不良品がございましたら「販売部」宛にお送りください。送料は小社負担にてお取り替えいたします。

©ERIKO ONO & WAKO SATO 2016, Printed in Japan
ISBN978-4-8007-3001-5